Emergências

o que fazer antes da chegada
do socorro especializado?

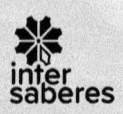

inter
saberes

Emergências

o que fazer antes da chegada do socorro especializado?

Cristiano Caveião, Juliana Helena Montezeli, Pedro Henrique de Almeida e Vanessa Bertoglio Comassetto Antunes de Oliveira

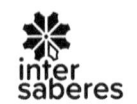

Rua Clara Vendramin, 58 . Mossunguê . CEP 81200-170
Curitiba . PR . Brasil . Fone: (41) 2106-4170
www.intersaberes.com . editora@intersaberes.com

Conselho editorial
Dr. Alexandre Coutinho Pagliarini
Drª Elena Godoy
Dr. Neri dos Santos
Dr. Ulf Gregor Baranow

Editora-chefe
Lindsay Azambuja

Gerente editorial
Ariadne Nunes Wenger

Assistente editorial
Daniela Viroli Pereira Pinto

Preparação de originais
Palavra Arteira Edição e Revisão de Textos

Edição de texto
Caroline Rabelo Gomes
Letra & Língua Ltda. - ME

Capa
Charles L. da Silva (*design*)
Platoo Fotography/Shutterstock (imagem)

Projeto gráfico e diagramação
Charles L. da Silva (*design*)
Smileus e dibrova/Shutterstock (imagens)

Designer responsável
Charles L. da Silva

Iconografia
Regina Claudia Cruz Prestes
Sandra Lopis da Silveira

Dados Internacionais de Catalogação na Publicação (CIP)
(Câmara Brasileira do Livro, SP, Brasil)

Emergências: o que fazer antes da chegada do socorro especializado?/Cristiano Caveião... [et al.]. Curitiba, PR: InterSaberes, 2022.

Outros autores: Juliana Helena Montezeli, Pedro Henrique de Almeida e Vanessa Bertoglio Comassetto Antunes de Oliveira.

Bibliografia.
ISBN 978-65-5517-254-6

1. Emergências médicas 2. Primeiros socorros – Manuais, guias, etc. I. Caveião, Cristiano. II. Montezeli, Juliana Helena. III. Almeida, Pedro Henrique de. IV. Oliveira, Vanessa Bertoglio Comassetto Antunes de.

22-99355   CDD-616.0252   NLM-WA 292

Índices para catálogo sistemático:
1. Primeiros socorros: Emergências médicas   616.0252

Eliete Marques da Silva – Bibliotecária – CRB-8/9380

1ª edição, 2022.
Foi feito o depósito legal.

Informamos que é de inteira responsabilidade dos autores a emissão de conceitos.

Nenhuma parte desta publicação poderá ser reproduzida por qualquer meio ou forma sem a prévia autorização da Editora InterSaberes.

A violação dos direitos autorais é crime estabelecido na Lei n. 9.610/1998 e punido pelo art. 184 do Código Penal.

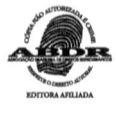

Sumário

13	*Agradecimentos*
15	*Prefácio*
17	*Apresentação*
19	*Como aproveitar ao máximo este livro*

Capítulo 1
23 Introdução aos primeiros socorros
25	1.1 Contextualização, definição e importância
27	1.2 Aspectos históricos e ético-legais
30	1.3 Emergência intra e extra-hospitalar
32	1.4 Rede de atenção às urgências
36	1.5 Sistema de avaliação nos primeiros socorros

Capítulo 2
61 Lesões e traumatismos
64	2.1 Lesões de partes moles
83	2.2 Lesões de face, olhos e garganta
106	2.3 Lesões de tórax, abdome e genitália
126	2.4 Lesões musculoesqueléticas
152	2.5 Traumatismo craniano e lesões medulares
158	2.5.2 Lesões medulares

Capítulo 3
173 Principais emergências: parte I
175	3.1 Emergências neurológicas
188	3.2 Emergências respiratórias

202	3.3 Emergências circulatórias
209	3.4 Emergências abdominais: abdome agudo e situações relacionadas

Capítulo 4

217 Principais emergências: parte II – metabólicas, exógenas, por mordeduras, geriátricas e de parto

220	4.1 Emergências metabólicas
229	4.2 Intoxicações exógenas
237	4.3 Emergências relacionadas a mordeduras e picaduras
241	4.4 Emergências geriátricas
248	4.5 Emergências pediátricas
259	4.6 Emergências relacionadas ao parto (obstétricas)

Capítulo 5

271 Principais emergências: parte III – queimaduras

275	5.1 Conceito e epidemiologia das queimaduras
278	5.2 Classificação das queimaduras
291	5.3 Primeiros socorros nos diferentes tipos de queimaduras
298	5.4 Primeiros socorros nas queimaduras por agentes químicos
301	5.5 Primeiros socorros nas queimaduras por agentes biológicos
304	5.6 Emergências relacionadas a extremos de temperatura ambiental
308	5.7 Exposição excessiva ao calor

Capítulo 6

319 Principais emergências: parte IV – parada cardiorrespiratória e suporte básico de vida

324	6.1 Anatomia e fisiologia do sistema cardiovascular
329	6.2 SBV no adulto
343	6.3 SBV em pediatria

359 *Considerações finais*
361 *Referências*
375 *Respostas*
385 *Sobre os autores*

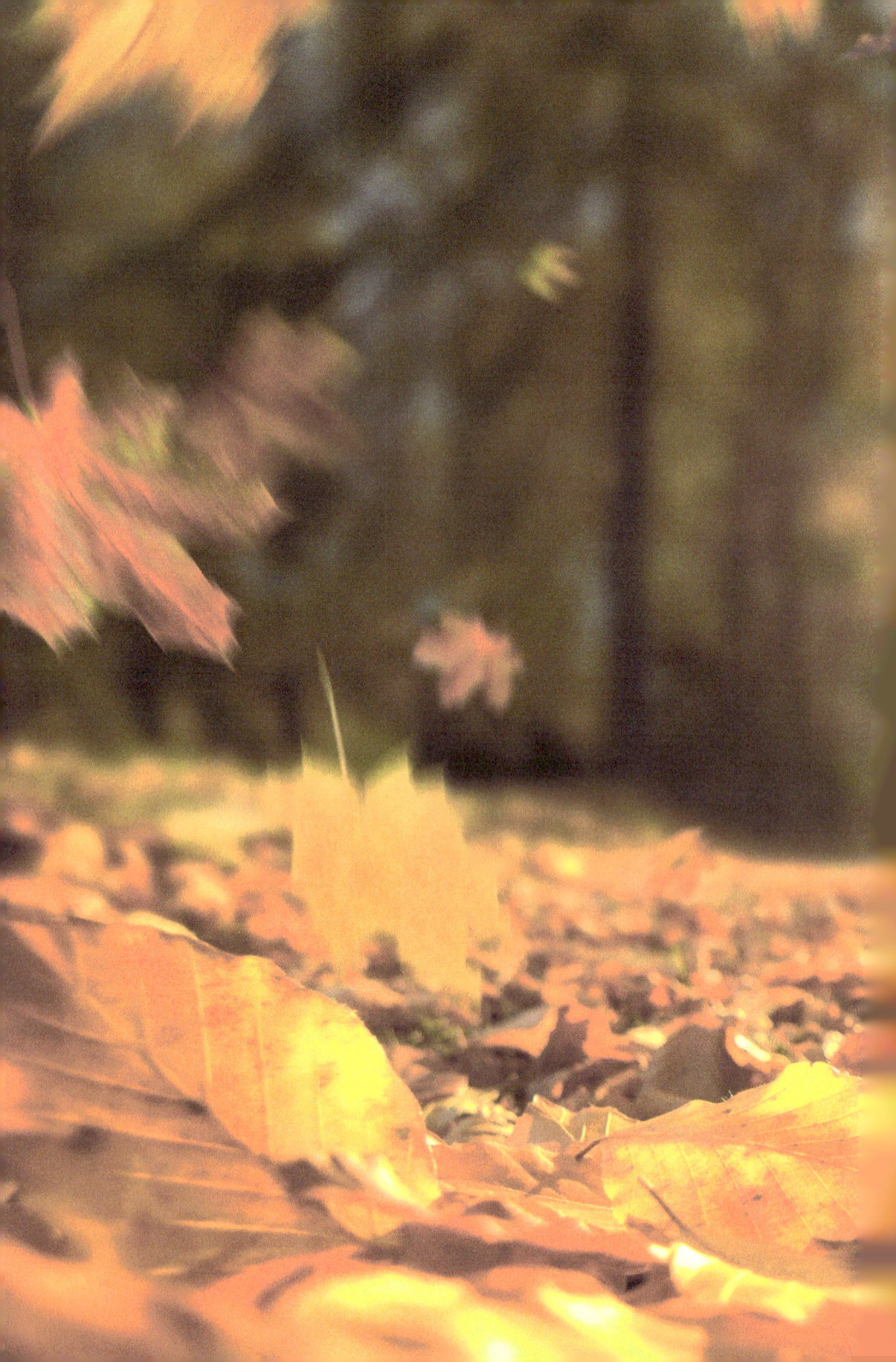

Cristiano Caveião

Dedico esta importante obra a todos os profissionais e aos futuros profissionais que gostam da área de primeiros socorros.

Aos colegas autores desta obra, pois juntos podemos levar o conhecimento aos que amam a área.

Juliana Helena Montezeli

Este livro é dedicado a todo cidadão cônscio de sua importância na prestação dos cuidados básicos iniciais às vítimas em situação de emergência, nos mais diferentes cenários, que buscam fugir do empirismo, de modo a ofertar primeiros socorros pautados em protocolos com comprovação científica.

Pedro Henrique de Almeida
Esta obra é dedicada a todas as pessoas que têm a ajuda ao próximo como missão, especialmente os que a fazem por meio do socorrismo, em uma das mais belas traduções práticas do dito popular "fazer o bem sem olhar a quem!".

Vanessa Bertoglio Comassetto Antunes de Oliveira

Dedico a obra a todos interessados em promover o socorro imediato e que se esforçam incansavelmente para adquirir conhecimentos para salvar vidas.

Agradecimentos

Cristiano Caveião
Ao chanceler do Centro Universitário Internacional Uninter, professor Wilson Picler, ao magnífico reitor professor doutor Benhur Etelberto Gaio, ao professor doutor Jorge Bernardi e ao diretor da Escola Superior de Saúde, Biociências, Meio Ambiente e Humanidades, professor doutor Rodrigo Berté, por acreditar em meu potencial profissional e permitir o desenvolvimento dele em sua maravilhosa equipe.

Aos professores com quem convivi durante minha graduação, que incentivaram a cada dia a realização de um sonho: ser professor. Também a todos os professores que estiveram junto comigo na trajetória da vida.

Aos colegas de profissão da área da enfermagem, que fazem dessa nobre profissão o cuidado ao próximo.

Enfim, agradeço à equipe dedicada da Editora InterSaberes, sobretudo à nossa querida editora-chefe, Lindsay Azambuja.

Juliana Helena Montezeli
Aos mestres que tive em minha trajetória até aqui; a todos os pacientes aos quais pude ofertar cuidado como emergencista ou, de modo indireto, atuando em outras frentes da área da saúde, pois eles contribuíram sobremaneira para edificar minha identidade profissional; e a todos os membros das equipes multiprofissionais em saúde e alunos com quem tive a oportunidade de aprender, dividir e construir conhecimento durante estas décadas de profissão.

Pedro Henrique de Almeida
A concretização desta obra não seria possível sem o apoio de familiares e amigos. Meus sinceros agradecimentos a Mateus Migotto, por sua incondicional dedicação durante as horas de pesquisas e escrita. Agradeço também aos professores Cristiano Caveião e Willian Barbosa Sales, por compartilhar toda *expertise* e experiência na nobre arte de lecionar.

Vanessa Bertoglio Comassetto Antunes de Oliveira
Aos docentes e demais profissionais que me inspiraram a seguir na trajetória do ensino da prática do cuidado.

À minha família, com quem divido todos os meus momentos, inclusive momentos como este de plena satisfação profissional. Em especial ao meu esposo, Junior, e ao meu filho, Benício, que estiveram comigo no período de isolamento, estudo e escrita desta obra.

Prefácio

Com o passar dos anos, houve um crescente número de vítimas de trauma no mundo todo, o que se tornou um problema de saúde pública. Isso leva a um grande impacto no índice de morbimortalidade da população mundial, gerando indicadores econômicos e sociais preocupantes, além dos danos emocionais e sociais para as vítimas e seus familiares.

Grandes avanços no atendimento pré-hospitalar brasileiro puderam ser observados, entretanto, ainda há inúmeras dificuldades que impedem a melhor efetividade da resolução dos agravos à saúde, insuficientes recursos, inúmeras centrais de atendimento ao usuário, escassez da qualificação dos profissionais que atuam diretamente ou indiretamente no serviço, falta de ações e campanhas para o amplo conhecimento da população.

Saber o que fazer ou não em um momento tão delicado, angustiante e, diga-se de passagem, decisório, muitas vezes para a vida daqueles que se encontram em uma condição de emergência, pode ser determinante quanto ao desfecho de cada caso.

Não são raras as vezes que nos deparamos com familiares que perguntam: Será que eu poderia ter feito algo a mais e será que esse algo a mais teria feito a diferença?

Esta obra traz aos leitores um direcionamento para realizar uma prática ativa e aplicar as estratégias de atendimento inicial às vítimas antes da chegada do socorro especializado, acadêmicos ou não, abrangendo conhecimentos para agir de modo responsável e consciente.

Com uma leitura leve, contemporânea e dinâmica, enriquece o aprendizado e propõe reflexões críticas sobre como realizar um atendimento eficaz desde o primeiro momento das emergências.

Os capítulos trazem uma trajetória do atendimento pré-hospitalar às emergências, possibilitando um processo de aprendizagem motivador.

Uma referência ao trabalho de abnegados profissionais, incansáveis na dedicação à sua profissão e à vida de todos!!!

Michelle Taverna
Enfermeira de voo
Especialista em urgência e emergência
Doutora em Terapia Intensiva
1º Tenente da Força Aérea Brasileira
Presidente e Fundadora da Associação Brasileira de
Enfermagem Aeroespacial (Abraero)

Apresentação

Entre os principais problemas de saúde mais críticos e que são completamente visíveis, estão as catástrofes, as doenças graves e os consequentes casos de invalidez e/ou morte súbita. Em muitas situações corriqueiras do cotidiano, as pessoas se perguntam o que fazer antes da chegada do socorro especializado. O período decorrente entre a identificação de uma situação até que a vítima receba um atendimento adequado costuma ser longo, o que poderá ocasionar o óbito se o primeiro atendimento não for adequado.

O primeiro atendimento a ser realizado antes da chegada do socorro especializado são os primeiros socorros, que se referem ao atendimento temporário e imediato de uma vítima que está ferida ou que adoece repentinamente.

Esta obra é destinada a leitores interessados nos conhecimentos sobre os primeiros socorros em situações de emergências até a chegada do socorro especializado.

Abordamos, aqui, as principais situações que levam a essa necessidade de atendimento. Cada um dos capítulos foi estruturado para que o leitor possa compreender o passo a passo de todas as ações a serem executadas.

No primeiro capítulo, contextualizamos historicamente os aspectos éticos e legais, o atendimento intra ou extra-hospitalar, o funcionamento da rede de urgência e emergência e a sistemática de avaliação (avaliação inicial, primeira tomada de decisão, sinais e sintomas, reavaliações).

No segundo capítulo, analisamos o atendimento às lesões e ao traumatismo, com destaque para as lesões de partes moles (abertas e fechadas), lesões de face, olhos e garganta, lesões no tórax, abdome, genitália, musculoesqueléticas (entorses, luxações, distensões, câimbras, lesões ósseas, imobilizações).

Por sua vez, no terceiro capítulo, abordamos o atendimento pré-hospitalar nas situações de emergências neurológicas, respiratórias, circulatórias e abdominais. Já no quarto capítulo, contemplamos as emergências metabólicas, de intoxicações exógenas, de mordeduras, geriátricas, pediátricas e de parto e o atendimento às queimaduras.

No quinto capítulo, apresentamos o atendimento às situações de queimaduras térmicas, elétricas, químicas e às relacionadas aos extremos de temperatura.

E, no sexto capítulo, para finalizar esta obra, examinamos o atendimento à parada cardiorrespiratória, evidenciando a identificação, os passos de atendimento, a avaliação de vias aéreas, a ventilação, a compressão e as ações após a reversão.

Cada um dos capítulos foi estruturado para que seja possível abrir o leque de conteúdos, de modo a permitir a compreensão das ações a serem realizadas antes da chegada do socorro especializado

Bons estudos!

Como aproveitar ao máximo este livro

Empregamos nesta obra recursos que visam enriquecer seu aprendizado, facilitar a compreensão dos conteúdos e tornar a leitura mais dinâmica. Conheça a seguir cada uma dessas ferramentas e saiba como elas estão distribuídas no decorrer deste livro para bem aproveitá-las.

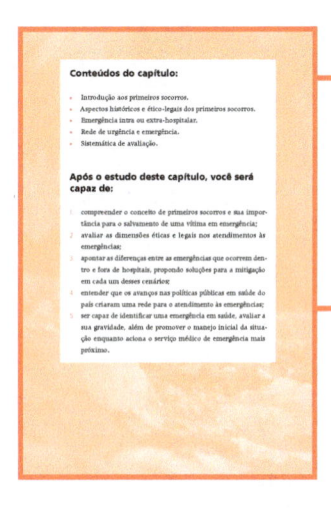

Conteúdos do capítulo:

Logo na abertura do capítulo, relacionamos os conteúdos que nele serão abordados.

Após o estudo deste capítulo, você será capaz de:

Antes de iniciarmos nossa abordagem, listamos as habilidades trabalhadas no capítulo e os conhecimentos que você assimilará no decorrer do texto.

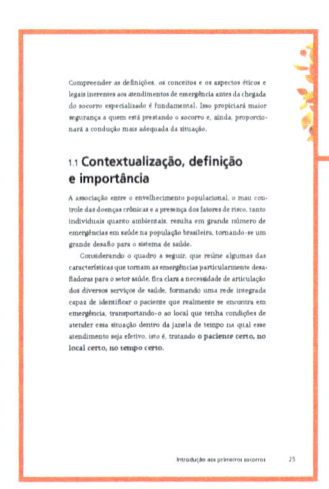

Introdução do capítulo

Logo na abertura do capítulo, informamos os temas de estudo e os objetivos de aprendizagem que serão nele abrangidos, fazendo considerações preliminares sobre as temáticas em foco.

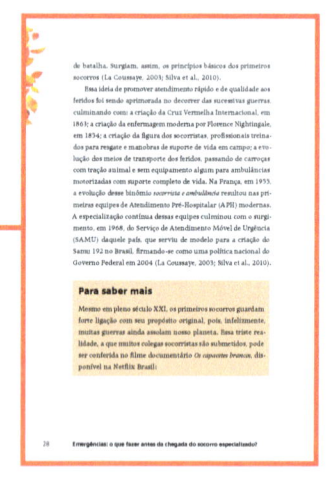

Para saber mais

Sugerimos a leitura de diferentes conteúdos digitais e impressos para que você aprofunde sua aprendizagem e siga buscando conhecimento.

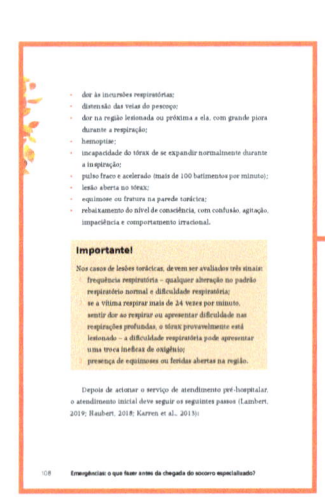

Importante!

Algumas das informações centrais para a compreensão da obra aparecem nesta seção. Aproveite para refletir sobre os conteúdos apresentados.

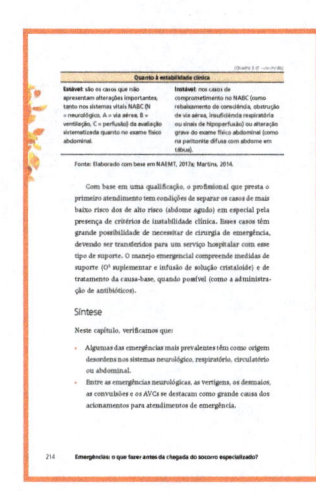

Síntese

Ao final de cada capítulo, relacionamos as principais informações nele abordadas a fim de que você avalie as conclusões a que chegou, confirmando-as ou redefinindo-as.

Questões para revisão

Ao realizar estas atividades, você poderá rever os principais conceitos analisados. Ao final do livro, disponibilizamos as respostas às questões para a verificação de sua aprendizagem.

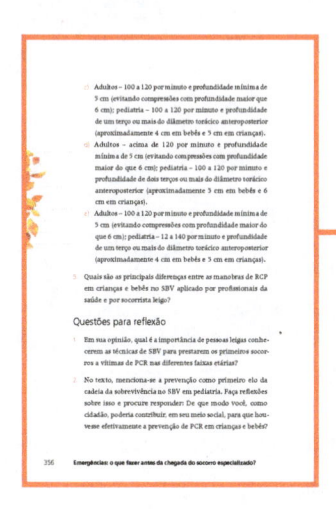

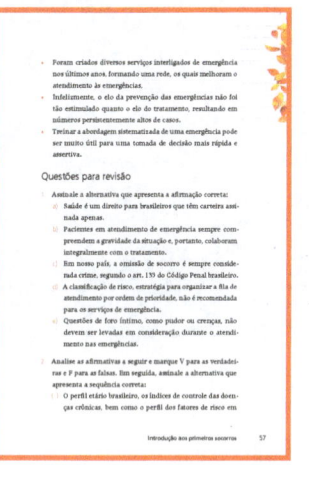

Questões para reflexão

Ao propor estas questões, pretendemos estimular sua reflexão crítica sobre temas que ampliam a discussão dos conteúdos tratados no capítulo, contemplando ideias e experiências que podem ser compartilhadas com seus pares.

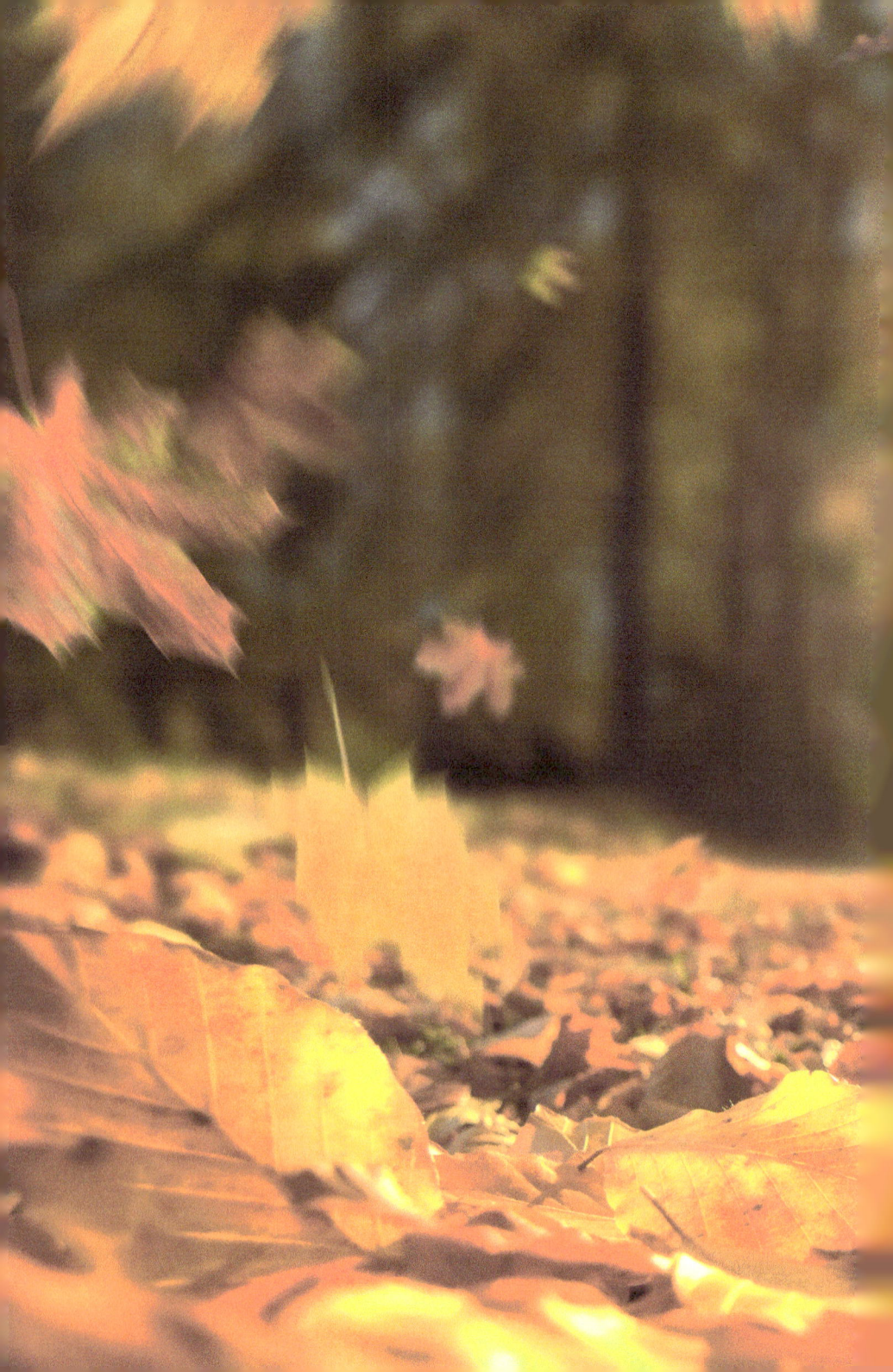

Capítulo 1
Introdução aos primeiros socorros

Pedro Henrique de Almeida

Conteúdos do capítulo:

- Introdução aos primeiros socorros.
- Aspectos históricos e ético-legais dos primeiros socorros.
- Emergência intra ou extra-hospitalar.
- Rede de urgência e emergência.
- Sistemática de avaliação.

Após o estudo deste capítulo, você será capaz de:

1. compreender o conceito de primeiros socorros e sua importância para o salvamento de uma vítima em emergência;
2. avaliar as dimensões éticas e legais nos atendimentos às emergências;
3. apontar as diferenças entre as emergências que ocorrem dentro e fora de hospitais, propondo soluções para a mitigação em cada um desses cenários;
4. entender que os avanços nas políticas públicas em saúde do país criaram uma rede para o atendimento às emergências;
5. ser capaz de identificar uma emergência em saúde, avaliar a sua gravidade, além de promover o manejo inicial da situação enquanto aciona o serviço médico de emergência mais próximo.

Compreender as definições, os conceitos e os aspectos éticos e legais inerentes aos atendimentos de emergência antes da chegada do socorro especializado é fundamental. Isso propiciará maior segurança a quem está prestando o socorro e, ainda, proporcionará a condução mais adequada da situação.

1.1 Contextualização, definição e importância

A associação entre o envelhecimento populacional, o mau controle das doenças crônicas e a presença dos fatores de risco, tanto individuais quanto ambientais, resulta em grande número de emergências em saúde na população brasileira, tornando-se um grande desafio para o sistema de saúde.

Considerando o Quadro 1.1, a seguir, que reúne algumas das características que tornam as emergências particularmente desafiadoras para o setor saúde, fica clara a necessidade de articulação dos diversos serviços de saúde, formando uma rede integrada capaz de identificar o paciente que realmente se encontra em emergência, transportando-o ao local que tenha condições de atender essa situação dentro da janela de tempo na qual esse atendimento seja efetivo, isto é, tratando **o paciente certo, no local certo, no tempo certo.**

Quadro 1.1 – Desafios das emergências ao sistema de saúde

1	As emergências podem ocorrer a qualquer hora (dia, noite, final de semana, feriados) e em qualquer local (domicílio, trabalho, espaço público).
2	Muitas situações só poderão ser revertidas em ambientes preparados para esse atendimento, geralmente no setor de emergência dos hospitais.
3	Algumas vítimas podem não ser capazes de perceber por si só a gravidade da situação em se encontram, atrasando o atendimento.
4	Vítimas podem não conseguir deslocar-se por conta própria aos serviços de emergências, necessitando de apoio logístico.
5	A rapidez no atendimento inicial das emergências pode determinar o sucesso de sua reversão.

Nesse contexto, os primeiros socorros podem ser definidos como o conjunto de ações imediatas e temporárias, ofertadas a uma pessoa repentinamente adoecida ou ferida, objetivando estratificar o grau da emergência, ao mesmo tempo que realiza a manutenção dos sinais vitais até que essa pessoa possa receber o tratamento definitivo (Hafen; Karren; Frandsen, 2002). Logo, os primeiros socorros não têm o objetivo de substituir o tratamento definitivo de equipes especializadas, mas sim o contrário: os profissionais socorristas devem ter em mente que seu principal papel é identificar, estabilizar e transportar uma vítima em emergência até o local onde estão essas equipes especializadas para o atendimento definitivo. Portanto, os primeiros socorros são "procedimentos-ponte" entre a vítima e o tratamento definitivo de sua emergência.

Com esse entendimento, fica evidente a grande importância que os primeiros socorros têm para o sistema de atendimento às emergências, pois, além de identificar, ele desencadeia todas as demais etapas do salvamento. Como a maioria das pessoas são acometidas por emergência em suas casas, locais de trabalho, locais públicos, ou seja, longe dos locais do tratamento definitivo, os profissionais dos primeiros socorros (socorristas) também servem de elo entre esses dois pontos. Sem os primeiros socorros, as chances de as vítimas chegarem ao destino adequado no tempo certo são mínimas. Na Figura 1.1, podemos observar o papel central que os primeiros socorros desempenham no atendimento às vítimas:

Figura 1.1 – Elo entre a vítima e o tratamento definitivo

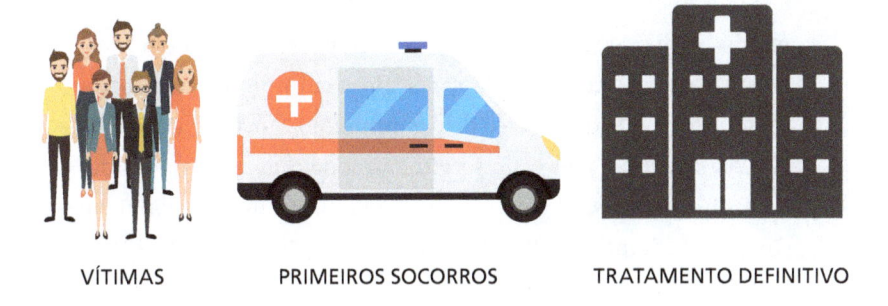

VÍTIMAS — PRIMEIROS SOCORROS — TRATAMENTO DEFINITIVO

FelizDiseno, White Wolf e musmellow/Shutterstock

1.2 Aspectos históricos e ético-legais

Apesar da importância no cotidiano das pessoas atualmente, os primeiros socorros tiveram sua origem em um contexto bem menos nobre. Foi durante as guerras napoleônicas, no século XVIII, que o Barão Dominique Jean Larrey percebeu que retirar os soldados feridos do campo de batalha e levar rapidamente para um local seguro a fim de obter atendimento adequado era melhor do que tentar realizar o atendimento no próprio *front* de batalha. Surgiam, assim, os princípios básicos dos primeiros socorros (La Coussaye, 2003; Silva et al., 2010).

Essa ideia de promover atendimento rápido e de qualidade aos feridos foi sendo aprimorada no decorrer das sucessivas guerras, culminando com: a criação da Cruz Vermelha Internacional, em 1863; a criação da enfermagem moderna por Florence Nightingale, em 1854; a criação da figura dos socorristas, profissionais treinados para resgate e manobras de suporte de vida em campo; a evolução dos meios de transporte dos feridos, passando de carroças com tração animal e sem equipamento algum para ambulâncias motorizadas com suporte completo de vida. Na França, em 1955, a evolução desse binômio *socorrista e ambulância* resultou nas primeiras equipes de Atendimento Pré-Hospitalar (APH) modernas. A especialização contínua dessas equipes culminou com o surgimento, em 1968, do Serviço de Atendimento Móvel de Urgência (SAMU) daquele país, que serviu de modelo para a criação do Samu 192 no Brasil, firmando-se como uma política nacional do Governo Federal em 2004 (La Coussaye, 2003; Silva et al., 2010).

> **Para saber mais**
>
> Mesmo em pleno século XXI, os primeiros socorros guardam forte ligação com seu propósito original, pois, infelizmente, muitas guerras ainda assolam nosso planeta. Essa triste realidade, a que muitos colegas socorristas são submetidos, pode ser conferida no filme documentário *Os capacetes brancos*, disponível na Netflix Brasil:

> OS CAPACETES brancos. Direção: Orlando von Einsiedel. Reino Unido: Netflix, 2016. 40 min. Documentário. Disponível em: <https://www.netflix.com/br/title/80101827>. Acesso em: 10 fev. 2022.

Atender pessoas sempre permeia questões éticas. Isso é especialmente verdadeiro na saúde, pois envolve decisões que podem afetam o futuro do paciente. No contexto dos primeiros socorros, a necessidade de rápida tomada de decisão e de condutas tornam os aspectos éticos-legais ainda mais complexos. Entre esses aspectos, destacamos alguns principais no Quadro 1.2.

Quadro 1.2 – Principais aspectos ético-legais

1	A omissão de socorro é crime no Brasil, segundo o art. 135 do Código Penal, Decreto-Lei n. 2.848, de 7 de dezembro de 1940 (Brasil, 1940), mesmo para as pessoas leigas.
2	A Constituição Federal (Brasil, 1988), em seu art. 196, reconhece a saúde como direito universal; não pode haver discriminação de nenhuma natureza.
3	O paciente muitas vezes é levado para o atendimento contra sua vontade. Isso ocorre porque, mesmo estando em perfeitas condições cognitivas, ele é leigo no tema *saúde*, logo, não compreende o risco de sua condição.
4	É frequente o atendimento à pessoa incapaz de tomar decisões por conta própria, seja pela situação atual, seja por condições prévias, ou mesmo por não ter idade para isso.
5	Pode ser necessário atender a vários pacientes ao mesmo tempo, sendo então imprescindível estabelecer estratégias para definir quem deve ser atendido primeiro e quem deve esperar.

(continua)

(Quadro 1.2 – conclusão)

6	A relação profissional-paciente nunca é ideal, pois usualmente ela ocorre em encontros esporádicos e em uma situação estressante para ambos, o que pode levar a situações conflituosas.
5	Nem toda prática realizada em emergências é bem aceita por toda sociedade. Questões relacionadas a credo ou crença podem trazer levantes éticos extras ao atendimento das vítimas.

1.3 Emergência intra e extra-hospitalar

As emergências ocorrem onde as pessoas estão, inclusive dentro de instituições de saúde, como hospitais, Unidades de Pronto Atendimento (UPAs) e similares. Para simplificar, todos esses locais que prestam assistência em saúde serão referidos como *hospitais* no decorrer do capítulo.

Inferindo que as pessoas que se encontram nessas instituições já estão enfermas, a chance de ocorrer uma emergência nesses locais é proporcionalmente maior do que fora deles. No entanto, como o quantitativo de pessoas hospitalizadas é imensamente menor que o de não hospitalizadas, há mais emergências acontecendo fora dos hospitais que dentro deles. É importante pontuar que, pelas características distintas da população desses locais (enfermos e não enfermos), os motivos que deflagram as emergências também diferem, como mostrado no Quadro 1.3.

Quadro 1.3 – Causas de emergências intra e extra-hospitalares

INTRA	Geralmente ocorrem ou pelo agravamento da doença de base durante o internamento ou em decorrência da própria assistência em saúde ofertada, por exemplo, uma anafilaxia em virtude do contraste para exame de imagem. Portanto, as emergências intra-hospitalares ou se instalam com o tempo, podendo ser aferido na piora progressiva dos parâmetros do paciente, ou têm um risco potencial de acontecer estabelecido, que pode ser gerenciado e, até mesmo, evitado.
EXTRA	Geralmente ocorre ou em decorrência de agudizações das condições crônicas prévias do indivíduo (por exemplo, uma crise hipertensiva), ou por acidentes. Portanto, só sendo identificáveis no momento que se instalam.

veronchick_84 e musmellow/Shutterstock

Em razão da diferença de causas entre emergências intra e extra-hospitalares, bem como pelo fato de haver grande variação nos recursos disponíveis para seu atendimento, tanto humano quanto de equipamentos, há a necessidade de haver estratégias distintas para o enfrentamento dessas situações. O conjunto dessas estratégias são chamadas de *cadeias de salvamento*, podendo ser conferidas nos Quadros 1.4 e 1.5.

Quadro 1.4 – Cadeia de salvamento intra-hospitalar

INTRA			
	Primeiros socorros	Time de resposta rápida	Tratamento definitivo
	A	B	C
A	Todo profissional da instituição deve ser capaz de realizar os primeiros socorros, isto é, identificar a emergência, acionar equipe de apoio com o carrinho de emergência e realizar as manobras básicas de suporte de vida.		

popular business, Nenad Leskov e GoodStudio/ Golden Sikorka/Shutterstock

(continua)

Introdução aos primeiros socorros

(Quadro 1.4 – conclusão)

B	Em muitos hospitais, as equipes de apoio volante são conhecidas por Time de Resposta Rápida (TRR), que tem a função de complementar o atendimento inicial ainda no local onde o paciente se encontra.
C	Após a estabilização no local, o paciente deve ser removido para o tratamento definitivo, podendo ser o centro cirúrgico, a hemodinâmica ou mesmo a Unidade de Terapia Intensiva (UTI), dependendo do caso.

Quadro 1.5 – Cadeia de salvamento extra-hospitalar

EXTRA		
	Primeiros socorros	Atendimento pré-hospitalar	Tratamento definitivo
	A	B	C
A	Idealmente, todo cidadão, mesmo sendo leigo (não profissional de saúde), deveria ser treinado em primeiros socorros, sendo capaz de identificar uma emergência e acionar o Serviço Médico de Emergência (SME) de sua localidade (como o Samu 192), além de realizar alguma manobra de suporte de vida.
B	Ao chegar ao local, a equipe do SME deve qualificar a situação, estabelecendo o diagnóstico sindrômico e estabilizando o quadro no local onde o paciente se encontra.
C	Após atingir alguma estabilidade mínima, a equipe do SME deve remover a vítima até o destino indicado pela sua Regulação de Emergências (por exemplo a Regulação do Samu 192), onde o paciente receberá o tratamento definitivo.

1.4 Rede de atenção às urgências

Atender uma emergência extra-hospitalar sozinho e sem recursos adequados não é algo fácil, mesmo para um profissional de saúde bem treinado. Por esse motivo, o Ministério da Saúde publicou, em 2011, a nova Política Nacional de Atenção às Urgências

(PNAU), Portaria nº 1.600, de 7 de julho de 2011 (Brasil, 2011), instituindo a Rede de Atenção às Urgências (RAU) como estratégia para um melhor enfrentamento das emergências, especialmente as que ocorrem fora dos hospitais. Essa rede tem como objetivo articular os diferentes serviços de saúde de uma região, de modo a oferecer todo suporte necessário a uma pessoa em emergência, onde quer que ela esteja, desde os primeiros socorros até seu atendimento definitivo. No Quadro 1.6, estão relacionados os principais serviços de saúde que devem articular entre si, formando a RAU de uma região.

Quadro 1.6 – Rede de Atenção às Urgências (RAU)

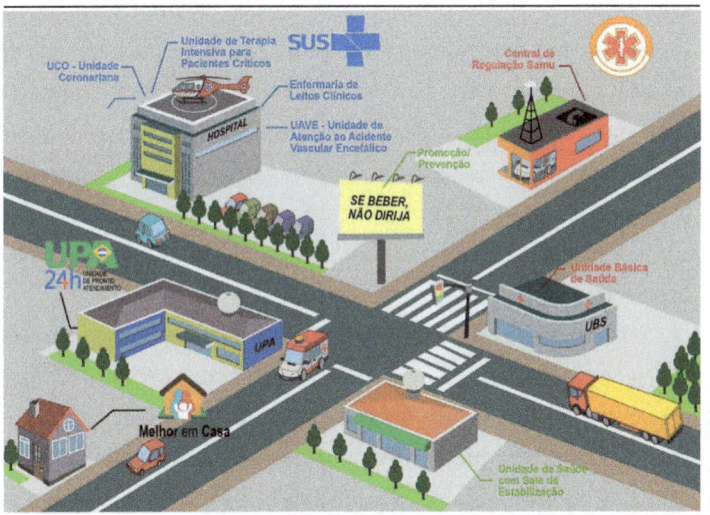

1. Promoção, prevenção e vigilância	6. Atenção domiciliar (melhor em casa)
2. Atenção primária à saúde	7. Telemedicina (teleconsulta e telediagnóstico)
3. Pré-hospitalar móvel (Samu)	8. Linhas de cuidados especiais (cardiologia, neurologia, traumatologia etc.)
4. Pré-hospitalar fixo (UPA)	9. Central de Regulação (Central 192)
5. Hospitais (pronto-socorro + leitos de internação)	

Uma maneira de entender melhor o papel da RAU é por meio do lema, já citado no início do capítulo: **"O paciente certo, no local certo, no tempo certo"**. Isso significa que uma rede bem-estruturada deve, dentro de sua área de abrangência, ser capaz de identificar uma pessoa em situação de emergência (paciente certo), articular um ou mais serviços (Samu, UPA, hospitais etc.) para ofertar tanto o atendimento inicial quanto o definitivo (local certo), o mais breve possível (tempo certo). Para isso, a RAU deve contar com uma estrutura que funcione 24 horas por dia, para acolher os pedidos de socorro e fornecer a melhor resposta para cada caso, chamada de Central de Regulação de Urgência (CRU), que geralmente atende pelo número de telefone 192.

Assim, todo cidadão (profissional da saúde ou não) que se deparar com uma emergência em um ambiente extra-hospitalar, sabe que terá ajuda garantida se acessar um desses pontos da RAU, geralmente deslocando a vítima até a UPA mais próxima ou, na impossibilidade do deslocamento da vítima, acionando o Samu 192 para que uma ambulância se desloque até o local da ocorrência para prestar os primeiros socorros.

A melhoria assistencial conquistada pela organização dos serviços de emergência em rede é inegável, porém, devemos ter em mente que nunca ocorrerá taxa de 100% de sucesso nos casos atendidos, o que significa que muitos pacientes terão danos, sequelas ou mesmo falecerão, causando grande impacto para as famílias e a sociedade, além de grande custo para o sistema de saúde. Logo, a RAU só terá verdadeiro sucesso se também investir na prevenção das ocorrências de emergências, conforme podemos observar na Figura 1.2.

Figura 1.2 – Prevenção impede ocorrências de emergências

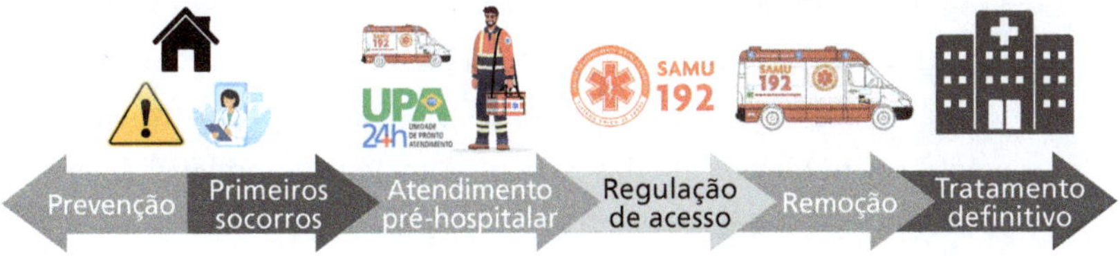

Prevenção → Primeiros socorros → Atendimento pré-hospitalar → Regulação de acesso → Remoção → Tratamento definitivo

veronchick_84, bsd studio e musmellow/Shutterstock

Como vimos anteriormente, as emergências no âmbito intra-hospitalar estão relacionadas ou com a progressão da própria doença de base ou com o emprego de terapêuticas médicas sem o adequado gerenciamento do risco envolvido. Então, para evitar emergências intra-hospitalares, é fundamental que as instituições de saúde implantem estratégias para a segurança assistencial ao paciente, como as relacionadas no Quadro 1.7.

Quadro 1.7 – Estratégias para evitar emergências intra-hospitalares

1	Visita multiprofissional à beira de leito para a discussão conjunta do plano terapêutico, de periodicidade mínima diária.
2	Realização, em intervalos regulares, de anamnese, exame físico e aferição dos sinais vitais, de acordo com a competência de cada integrante da equipe assistencial multiprofissional, com registro adequado em prontuário.
3	Identificação e gerenciamento dos riscos potenciais de cada paciente, como quedas, alergias, lesões em pele etc.
4	Instituir o TRR, acionando-o sempre que perceber algum sinal de alerta, por exemplo, alterações não previstas nos sinais vitais ou ainda um relato de sintoma de potencial risco, como dor torácica.
5	Incentivar a cultura de segurança do paciente, treinando continuamente os colaboradores, em razão da alta rotatividade dos profissionais.

Já as emergências em ambiente extra-hospitalar usualmente são decorrentes de acidentes, traumas ou, ainda, de mal súbito, notadamente os de origem cardiocerebrovascular. Então, como medidas eficazes para prevenir essas ocorrências, a instituição de políticas públicas voltadas para uma sociedade saudável deve ser encorajada, como as listadas no Quadro 1.8.

Quadro 1.8 – Estratégias para evitar emergências extra-hospitalares

1	Adoção de estilo de vida saudável, incluindo alimentação, atividade física, sono de qualidade e bem-estar geral, evitando assim o adoecimento.
2	Combate aos fatores de risco de doenças prevalentes, como obesidade, tabagismo, sedentarismo, colesterol alto, estresse etc.
3	Controle das doenças crônicas, notadamente a hipertensão arterial e o *diabetes mellitus*, inclusive com medicamentos quando indicado.
4	Promoção de campanhas populacionais de educação para a saúde sobre prevenção de acidentes, violências, automedicação, populações vulneráveis etc.
5	Expansão da cobertura da Atenção Primária à Saúde (APS), especialmente sob Estratégia da Saúde da Família (ESF), para atingir metas e indicadores de saúde, como cobertura vacinal, acompanhamento pré-natal, consultas de enfermagem e médicas etc.

1.5 Sistema de avaliação nos primeiros socorros

A rapidez no atendimento é uma das principais características no sucesso do tratamento às emergências. No entanto, fatores como o pouco conhecimento teórico, a pouca experiência prática, a não disponibilidade de recursos e equipamentos adequados, além do medo de errar, podem fazer com que o profissional socorrista não atinja esse objetivo como o esperado.

Pensando em minimizar esse problema, é preconizada a abordagem das emergências de maneira sistematizada, guiando o profissional de saúde de primeiros socorros nesse momento de muita tensão, ajudando-o a resgatar todo o seu conhecimento prévio de maneira intuitiva, para tomadas de decisão mais acertadas e em menor tempo, como é destacado na Figura 1.3.

Figura 1.3 – Abordagem sistematizada para uma melhor decisão

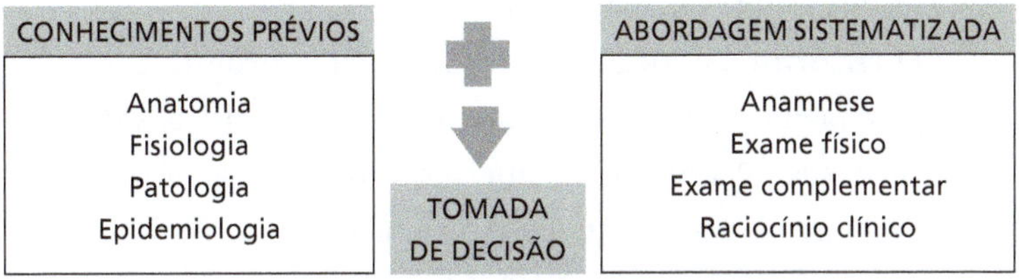

CONHECIMENTOS PRÉVIOS		ABORDAGEM SISTEMATIZADA
Anatomia Fisiologia Patologia Epidemiologia	TOMADA DE DECISÃO	Anamnese Exame físico Exame complementar Raciocínio clínico

Por abordagem sistematizada, podemos entender a organização das ações de modo lógico e sequenciado, configurando um verdadeiro "passo a passo", pois mesmo os profissionais mais experientes podem ter dificuldades com as diversas situações que se encontram diante deles. Didaticamente, a sequência de avaliação nos primeiros socorros é dividida em cinco passos: 1) avaliação primária; 2) primeira tomada de decisão; 3) avaliação secundária; 4) segunda tomada de decisão; 5) reavaliação contínua, como mostrado na Figura 1.4.

Figura 1.4 – Os cinco passos da abordagem sistematizada

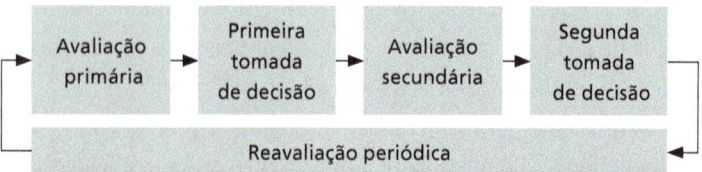

Avaliação primária → Primeira tomada de decisão → Avaliação secundária → Segunda tomada de decisão

Reavaliação periódica

1.5.1 Avaliação primária

Avaliação primária é o conjunto de ações que devem ser realizadas em primeiro lugar durante o atendimento de primeiros socorros, abordando dois importantes aspectos: 1) o entorno; 2) a avaliação inicial do paciente.

O **entorno** é o local onde o paciente se encontra e, muito provavelmente, onde as manobras iniciais dos primeiros socorros vão acontecer. Pode ser uma enfermaria de hospital, um quarto de uma casa de repouso ou mesmo ambientes externos, como as vias públicas. Como o profissional socorrista terá contato com o entorno antes mesmo do contato com o paciente em si, avaliar esse espaço é o primeiro ato que deve ser realizado, especialmente nos atendimentos extra-hospitalares, pois, diferentemente do que acontece dentro de hospitais, geralmente não se tem um ambiente controlado. Dois quesitos devem ser observados quando se avalia o entorno: 1) a segurança; 2) a ambiência.

A **segurança** é item fundamental para que se inicie um atendimento, evitando que ocorra o aumento do número de vítimas, uma vez que a própria equipe de primeiros socorros pode vir a se tornar uma vítima quando o entorno oferece riscos. Por isso todo socorrista deve ter como lema: "**A segurança em primeiro lugar!**" É importante que sejam observados os potenciais riscos advindos de animais, pessoas, descargas elétricas, incêndios, desabamentos etc. Se o entorno não estiver seguro, um agente público de segurança deve ser acionado para garantir a segurança do local, que, dependendo do caso, pode ser a polícia, a guarda municipal, de trânsito ou, ainda, o bombeiro. Além disso, é obrigatório o uso de **Equipamentos de Proteção Individual (EPIs)** condizentes com cada situação (luvas, óculos, máscaras etc.).

Na avaliação da **ambiência** são colhidas informações que o ambiente fornece sobre o caso, antes mesmo de se ter contato com a vítima, como qual o estado de conservação e higiene do local, se há medicamentos ou equipamentos de saúde nesse recinto, além da presença de odores patológicos, secreções ou mesmo sangue.

Já com o entorno seguro e com informações básicas do ambiente, é hora de proceder a **avaliação inicial do paciente**. Essa etapa é dividida em três quesitos: 1) estado geral; 2) queixa principal; 3) sistemas vitais.

O **estado geral** é a avaliação do doente realizada assim que o socorrista o tenha sob o campo de visão: observa-se sua expressão facial e corporal, bem como suas vestes e os estados de higiene e nutricional. Com base nessa avaliação, o paciente pode ser classificado subjetivamente em bom estado geral (BEG), regular estado geral (REG) ou mau estado geral (MEG). Também nesse momento de contato visual se avalia a **reação do paciente** ao ver o socorrista, que pode ser de reação alguma (está inconsciente?), reação de indiferença ou agressividade (consciente, mas desorientado?), reação de alívio ou felicidade (consciente e orientado?). No caso de perceber agressividade, o socorrista deve ter cuidado na aproximação, sendo recomendado, primeiramente, contato verbal à distância para avaliar o risco de agressão.

A **queixa principal** é o que o paciente (ou seu acompanhante) relata como o problema principal. É importante salientar que esse problema principal é baseado na subjetividade do relator (isto é, como o paciente sente), e não necessariamente é condizente com o que o avaliador pensa da situação (isto é, o que o socorrista acredita que está acontecendo). Para ajudar a extrair a queixa principal de paciente prolixos, o socorrista deve realizar questionamentos de maneira clara e aberta, por exemplo: "Qual o motivo de ter procurado hoje esta UPA?" ou, ainda, "Qual o motivo do chamado?". O profissional deve ter em mente que nem sempre conseguirá obter uma resposta clara por parte do paciente/acompanhante, devendo, então, alocar essa situação em grupos genéricos de problemas com a linguagem do paciente, por exemplo "falta de ar", "dores no peito", "mal-estar", "fraqueza", mas nunca traduzindo as expressões para termos médicos como "dispneia", "angina", "astenia".

Tendo obtido a situação-problema do paciente, o profissional deve realizar a avaliação inicial dos **sistemas vitais**. Esta fase é extremamente importante, pois rapidamente fornece ao avaliador uma ideia do grau de comprometimento de sistemas vitais básicos que podem levar rapidamente o paciente ao óbito. Didaticamente, esses sistemas vitais básicos podem ser lembrados pela sequência **NABC**, em que **N** significa **N**eurológico, **A** significa vias aéreas (*Airwais*), **B** significa respiração (*Breathing*) e **C** significa **C**irculatório. Na prática, os itens A (via aérea) e B (respiração) são avaliados conjuntamente como sistema ventilatório, como mostramos a seguir.

- **N – sistema neurológico**: assim que se aproxima, o profissional avalia rapidamente como está a consciência do paciente pela regra do **AVDN** (**A**lerta, responsivo à estímulo **V**erbal, responsivo à **D**or, **N**ão responsivo).

- **A/B – sistema ventilatório**: o profissional avalia conjuntamente a permeabilidade das vias aéreas e o padrão respiratório. Isso pode ser feito facilmente enquanto o paciente fornece a queixa principal: se está falando normalmente, é porque tanto vias aéreas quanto respiração estão normais. Incapacidade de gerar sons adequados ou presença de falas entrecortadas demonstram comprometimento desse sistema. Se não houver passagem de ar em vias aéreas nem movimentos torácicos, significa uma situação de parada respiratória.
- **C – sistema circulatório**: enquanto ouve do paciente a queixa principal, o profissional avalia por dez segundos a presença de pulso radial, significando que a pressão arterial sistólica (PAS) está > 90 mmHg. Se o pulso radial estiver ausente, deve ser avaliado em carótida, significando um PAS no mínimo de 60 mmHg. É importante perceber a qualidade do pulso (cheio ou não) e o ritmo (regular ou não), além do tempo de enchimento capilar (TEC) em leito ungueal, para avaliar a microperfusão (normal < 3 segundos). Caso não haja pulso perceptível em carótidas, significa uma PAS muito baixa (choque) ou até mesmo uma parada cardíaca (caso a vítima esteja também inconsciente).

Os itens relativos ao 1º passo (avaliação primária) estão sintetizados no Quadro 1.9.

Quadro 1.9 – Avaliação primária

1) ENTORNO	SEGURANÇA	• avaliar potenciais riscos ou ameaças; • acionar agente de segurança se necessário; • sempre utilizar as precauções padrão e os EPIs.
	AMBIÊNCIA	• estado de conservação geral do local; • presença de medicamentos ou equipamentos; • presença de odores ou secreções patológicas.
2) PACIENTE	ESTADO GERAL	• avaliação ao entrar em contato visual; • classificar o estado em bom, regular ou mau estado. • observar a reação do paciente ao ver o profissional.
	QUEIXA PRINCIPAL	• problema principal relatado subjetivamente; • pelo paciente ou pelo acompanhante; • nem sempre é possível estabelecer o problema
	SISTEMAS VITAIS	• N – neurológico: grau de consciência (AVDN); • AB – ventilatório: via aérea e respiração; • C – circulatório: pulsos e perfusão.

Fonte: Elaborado com base em NAEMT, 2017a.

1.5.2 Primeira tomada de decisão

Com a avaliação primária, o profissional que está prestando os primeiros socorros obtém dados fundamentais sobre o entorno e sobre o paciente, o que lhe permite realizar a primeira tomada de decisão, que é definir se o paciente está em uma situação de

emergência ou não, ou seja, em uma situação que demande uma intervenção médica imediata ou não.

Caso a resposta seja sim, significa que o paciente **está em emergência** e, então, o socorrista deve agir imediatamente:

- acionar, caso ainda não o tenha feito, o TRR (se intra-hospitalar) ou o SME disponível (se extra-hospitalar);
- identificar as lesões ameaçadoras à vida;
- iniciar o manejo dessas lesões, utilizando-se dos algoritmos específicos, quando existentes, por exemplo, o da reanimação cardiorrespiratória (RCP) para os casos de parada cardiorrespiratória (PCR);
- providenciar a remoção do paciente para o local de atendimento definitivo.

São exemplos de situações que configuram emergência e que, portanto, devem ter uma conduta imediata do socorrista como primeira tomada de decisão:

- alterações graves do nível de consciência, como o coma: a conduta imediata é aferir a glicemia capilar e fazer exame neurológico dirigido, buscando alterações que indiquem o grau e tipo do comprometimento do sistema nervoso central (SNC), indicando até mesmo a necessidade de proteção de via aérea;
- obstrução de vias aéreas (tanto superior quanto inferior) ou parada ventilatória: as condutas imediatas são, respectivamente, as manobras de desobstrução de vias aéreas, ofertando O_2 (oxigênio) suplementar, e a realização de ventilação assistida com dispositivos como bolsa-válvula-máscara;
- sangramentos ativos, especialmente os que pulsam (arteriais e mais graves): a conduta imediata é estancar mecanicamente

o sangramento por compressão local ou torniquete acima da lesão, quando possível;
- choque circulatório ou sinais claros de má perfusão: a conduta imediata é iniciar reposição de volume intravascular, por meio de acesso venoso de grosso calibre (agulha tamanho 14 ou 16) em veia proximal ou via intraóssea, da solução cristaloide disponível, de preferência aquecida.

Caso a resposta para a definição se o paciente está em uma situação de emergência seja não, significa que o paciente **não está em emergência** e pode prosseguir para a próxima etapa da avaliação, mas não sem antes o socorrista estabelecer uma **hipótese sindrômica** para a situação, isto é, dar nome para o que ele objetivamente está vendo acontecer. A hipótese sindrômica não necessariamente tem de coincidir com o que o paciente mencionou na queixa principal, como quando alguém procura atendimento dizendo sentir falta de ar (queixa principal) e os exames sugerem ser uma insuficiência cardíaca descompensada (hipótese sindrômica). São exemplos de diagnósticos sindrômicos: estado confusional agudo; insuficiência respiratória aguda; insuficiência cardíaca aguda; insuficiência renal aguda; síndrome coronariana aguda; síndrome de abdome agudo; síndrome infecciosa aguda etc.

Devemos lembrar que fazer diagnóstico sindrômico é um ato comum a todas as carreiras da saúde, e não a prerrogativa de uma carreira específica. É importante anotar, ao lado do diagnóstico sindrômico, a lista das **possíveis causas** (etiologias), da mais provável para a menos provável. Por exemplo, uma síndrome de estado confusional agudo pode ser causada por intoxicação, por infecção, por acidente vascular cerebral (AVC), por trauma, ou mesmo ter etiologia psiquiátrica. Se um profissional médico estiver presente, ele pode avançar nesse ponto e tentar estabelecer um **diagnóstico etiológico** para a situação, isto é, estabelecer qual a causa desencadeante da emergência.

As ações relativas ao 2º passo (primeira tomada de decisão) encontram-se descritas no Quadro 1.10.

Quadro 1.10 – Primeira tomada de decisão

É UMA EMERGÊNCIA?	A) SIM	<ul><li>pedir ajuda, acionando o SME ou o TRR;</li><li>identificar as lesões ameaçadoras à vida;</li><li>iniciar o manejo emergencial dessas lesões;</li><li>utilizar algoritmos específicos, quando existentes;</li><li>transferir o paciente para atendimento definitivo.</li></ul>
	B) NÃO	<ul><li>estabelecer uma hipótese sindrômica;</li><li>listar as possíveis causas;</li><li>ordenar decrescentemente por probabilidade;</li><li>médicos podem fazer diagnóstico etiológico.</li></ul>

Fonte: Elaborado com base em NAEMT, 2017a.

1.5.3 Avaliação secundária

Uma vez tendo sido excluída a possibilidade de se tratar de uma emergência, é seguro realizar uma avaliação mais detalhada do quadro. Esse passo no qual são extraídas informações com mais detalhes é chamado de *avaliação secundária* e conta com três etapas: 1) anamnese estruturada; 2) exame físico direcionado; 3) testes complementares.

Anamnese estruturada é a técnica de obtenção de informações por meio de entrevista. Contudo, se não for direcionada, pode tornar-se um processo demorado e pouco eficiente. Portanto, ela dever seguir uma sequência básica visando qualificar dois aspectos da história do paciente: a história da **doença atual** e a história das **doenças pregressas**. A primeira nada mais é que a história da queixa principal referida anteriormente pelo paciente, mas agora com informações extraídas pelo avaliador, logo, saber perguntar corretamente é fundamental para uma boa coleta de informações. Já a segunda é o histórico de saúde do paciente e de seus familiares, cujas informações ajudarão o examinador a decidir se há ou não correlação com a situação atual. As perguntas importantes para qualificar a doença atual podem ser memorizadas pela regra da sequência do alfabeto **OPQRST**, como descrito no Quadro 1.11.

Quadro 1.11 – Sequência mnemônica: história da doença atual

O	O que estava fazendo quando houve **O** início dos sintomas?
P	Há fatores que **P**ioram ou aliviam os sintomas?
Q	Como você descreve as **Q**ualidades / características desses sintomas?
R	Qual a **R**egião do corpo acometida? Há i**R**radiação desses sintomas?
S	Qual a **S**everidade / intensidade dos sintomas? (usar escala de dor)
T	Qual o **T**empo de duração dos sintomas? (minutos, horas, dias)

Fonte: Elaborado com base em NAEMT, 2017a.

Já para o profissional conhecer, de maneira rápida e assertiva, tanto as doenças pregressas quanto as condições associadas do paciente, pode ser utilizada a regra mnemônica conhecida por **SAMPLER**, como demonstrado no Quadro 1.12.

Quadro 1.12 – Sequência mnemônica: história da doença pregressa

S	Sentiu outros **S**intomas em seu dia a dia diferente desse que está sentindo hoje?
A	Tem alguma **A**lergia? (medicamentos, comida, fatores ambientais)
M	Quais **M**edicamentos e respectivas dosagens de que faz uso? (contínuos ou esporádicos)
P	Tem algum **P**assado de problemas de saúde ou de doenças?
L	Quando ingeriu **L**íquidos ou alimentos pela última vez?
E	Tem algum **E**vento de saúde marcante? (internamentos, cirurgias, crises)
R	Tem algum fator de **R**isco? (citar os principais de acordo com o caso)

Fonte: Elaborado com base em NAEMT, 2017a.

O **exame físico dirigido** é a técnica de obtenção de informações por meio da observação, da aferição ou mesmo de testes no corpo do paciente. Por envolver contato corporal, as questões éticas devem ser observadas, sendo importante comunicar ao paciente ou aos familiares quais os procedimentos que serão realizados. Com o objetivo de ganhar tempo, parte dessa etapa pode ser realizada durante a anamnese descrita na etapa anterior. Também aqui, se as ações não forem estruturadas, pode gerar demora e ineficiência, por isso sugere-se que o exame físico seja direcionado, realizado em uma sequência lógica e de fácil compreensão, conforme indicamos a seguir.

- **aferição dos sinais vitais**: pressão arterial (PA), frequência de pulso (FP) ou frequência cardíaca (FC), frequência respiratória (FR), saturação de oxigênio (SpO_2), temperatura (T) e glicemia capilar (Gli);

- **exame segmentar**: inspeção e palpação de crânio para caudal (cabeça, pescoço, tórax, abdome, pelve, membros superiores e membros inferiores) para evitar que ocorram lesões secundárias no caso de necessidade de mobilização, especialmente nos traumas;
- **avaliação por sistemas vitais**: neurológico, ventilatório, circulatório, abdominal e musculoesquelético, incluindo ausculta, percussão ou testes específicos para cada um desses sistemas;

Mesmo após a entrevista e o exame físico, algumas lacunas de informações podem ainda persistir. Preenchê-las por meio de **testes complementares** pode ser útil para afastar ou confirmar hipóteses, mas, infelizmente, eles nem sempre estão disponíveis para a realização no momento da abordagem à vítima. Logo, é sábio que o profissional pergunte se o paciente já tem algum exame complementar consigo ou que possa ser buscado em um segundo momento, para comparação com os exames que poderão vir a ser solicitados no decorrer do atendimento. São exemplos de testes complementares:

- **exames de laboratório**: são todos os de análises clínicas realizadas em laboratórios, como hemograma, bioquímica, urina, culturas etc.; geralmente, os resultados demoram, mas, hoje em dia, existem muitos *kits* para teste rápido que podem ser realizados no local onde o paciente está;
- **exames de imagem**: são todos os que obtêm imagens de órgãos internos do paciente, como raio-X (RX), tomografia, ecografia etc.;
- **exames/monitores à beira de leito**: são os aparelhos utilizados no local onde o paciente se encontra, sem necessidade de deslocamento para sua realização, como o eletrocardiograma

(ECG), o oxímetro, o glicosímetro ou, ainda, o medidor de pico de fluxo expiratório;

- **escores ou escalas de probabilidades**: são testes padronizados que indicam a chance de certo evento, como, por exemplo, a Escala de Cincinatti para o AVC, ou o Escore de Wells para o tromboembolismo pulmonar (TEP).

As medidas que devem ser adotadas no 3º passo (avaliação secundária) encontram-se dispostas no Quadro 1.13.

Quadro 1.13 – Avaliação secundária

Anamnese estruturada	• **História da doença atual**: regra mnemônica OPQRST • **História da doença pregressa**: regra mnemônica SAMPLER
Exame físico direcionado	• **Sinais vitais**: PA / FP/ FR / SAT / T/ Gli • **Exame segmentar**: inspeção e palpação craniocaudal • **Avaliação de sistemas**: neurológico/ cardiocirculatório / pulmonar / abdominal / musculoesquelético
Testes complementares	• **Exames de laboratório**: hemograma / bioquímica / gasometria etc. • **Exames de imagem**: RX / tomografia / ecografia etc. • **Monitores de beira de leito**: ECG / capnógrafo / oxímetro etc. • **Testes padronizados de probabilidade**: AVC / TEP etc.

Fonte: Elaborado com base em NAEMT, 2017a.

1.5.4 Segunda tomada de decisão

Ao término da avaliação secundária, o socorrista dispõe de dados mais detalhados sobre a situação, tendo, então, condições de realizar a segunda tomada de decisão, que é decidir se o paciente está em risco de vida ou não, ou seja, se ainda se encontra em uma situação em que haja alterações importantes nos sistemas vitais que demandem intervenção médica imediata.

Caso a resposta seja sim, então significa que o paciente **ainda corre risco de vida**, portanto, o profissional de saúde deve:

- acionar imediatamente, caso ainda não tenha feito, o SME ou o TRR;
- identificar alterações no exame físico e complementar, de risco de vida;
- iniciar o manejo, sempre utilizando os algoritmos de atendimento quando existentes, como o suporte básico de vida (BLS) para a PCR;
- providenciar a remoção do paciente para um local que possa fornecer o tratamento definitivo.

São exemplos de alterações encontradas na avaliação secundária que podem constituir em risco de vida para o paciente:

- alterações neurológicas focais como plegia, anisocoria, afasia;
- alterações ventilatórias, como hipóxia, taquidispneia, ruídos pulmonares anormais, hipertimpanismo, macicez, dor ventilatório-dependente;
- alterações perfusionais, como palidez mucosa-cutânea, sudorese fria, pulso rápido e fino, hipotensão;
- alterações abdominais, como dor intensa, rigidez, distensão, sons abdominais anormais;

- alterações em exames complementares, como o supradesnivelamento do segmento ST[1] no ECG.

Se a resposta for não, significa que o paciente **não está em risco de vida no momento**, o que não necessariamente afasta uma condição de potencial gravidade. Aqui, a hipótese sindrômica anteriormente pensada deve ser reavaliada, confirmando-a ou, então, elaborando uma nova, caso os achados encontrados nas etapas anteriores não a sustentem. Depois de reavaliar a hipótese sindrômica, deve-se decidir se é uma situação de potencial criticidade ou não. Em caso afirmativo, o atendimento de emergência deve prosseguir.

Por exemplo, se um paciente com múltiplos fatores de risco para doença isquêmica do coração é atendido em razão de dor torácica, mas não apresenta alteração no exame físico, nos dados vitais, ou mesmo no ECG, não significa que um infarto agudo do miocárdio (IAM) possa ser completamente descartado. Então, mesmo que, no momento, o paciente não apresente sinais de risco de vida iminente, por estar com todos os dados vitais estáveis, a situação continua sendo potencialmente grave, devendo ser mantido o atendimento de emergência, com solicitação de remoção imediata para uma retaguarda com suporte cardiológico. Por outro lado, se o diagnóstico sindrômico é de baixa criticidade, como em uma infecção de vias aéreas superiores (resfriado comum), o paciente pode ser deslocado para o atendimento de baixo risco da instituição, saindo do eixo vermelho (emergência) para o eixo azul (consultórios), desafogando o setor de emergência da instituição. Se o atendimento ocorrer em um ambiente extra-hospitalar, é adequado o regulador concordar em

---

1 É o segmento do traçado do eletrocardiograma, compreendido entre o ponto "S" até o ponto "T", por isso é denominado *segmento ST*.

encerrar o atendimento de emergência, orientando o paciente a comparecer para consulta médica ambulatorial na unidade de referência da localidade onde mora.

Os itens relativos ao 4º passo (segunda tomada de decisão) estão sintetizados no Quadro 1.14.

Quadro 1.14 – Segunda tomada de decisão

HÁ RISCO À VIDA?	A) SIM	<ul><li>pedir ajuda do SME ou do TRR, caso isso não tenha sido feito;</li><li>identificar as alterações que indicam risco de vida;</li><li>manejar emergencialmente essas alterações;</li><li>utilizar algoritmos específicos, quando existentes;</li><li>transferir o paciente para atendimento definitivo;</li></ul>
	B) NÃO	<ul><li>revisar a hipótese sindrômica pensada no passo 2;</li><li>se alto risco: prosseguir atendimento de emergência;</li><li>se baixo risco: liberar o paciente do setor de emergência e orientar acompanhamento ambulatorial.</li></ul>

Fonte: Elaborado com base em NAEMT, 2017a.

1.5.5 Reavaliação periódica e remoção

Como dissemos anteriormente, os primeiros socorros não têm o papel de substituir o tratamento definitivo de uma emergência, então, quando o paciente for considerado crítico ou de risco potencial em qualquer uma das etapas anteriores, deve ser transferido para um local capaz de lhe prestar esse tratamento definitivo, evitando as chances de sequelas ou mesmo morte.

Infelizmente, em nosso país, o tempo para conseguir a autorização de transferência para um serviço de referência pode ser um tanto quanto demorado, na ordem de horas ou mesmo dias. Além disso, o deslocamento em si pode demorar de algumas dezenas de minutos até horas, dependendo da localidade. Compreendendo que é papel dos primeiros socorros promover o manejo inicial da vítima, com manutenção dos sinais vitais, até que ela chegue ao serviço de referência, fica fácil entender por que o passo da **reavaliação periódica** é fundamental.

Para os pacientes instáveis, isto é, com alterações nos sinais vitais ou comprometimento de algum sistema vital, o ideal é que a avaliação dos sinais vitais seja realizada a cada 5 minutos, o que é um tanto quanto desafiador na prática diária em virtude da escassez de recursos humanos. Nesse sentido, é útil o emprego de equipamentos para monitorização contínua, como o da pressão arterial não invasiva (PNI), o de saturação contínua de oxigênio (SpO_2), o de ECG contínuo etc. É importante frisar, porém, que esses equipamentos não substituem a vigilância do profissional junto ao paciente, devendo estar os alarmes sempre ligados, em alto volume e com valores adequados. Já os pacientes considerados estáveis podem ter seus sinais vitais checados em intervalos maiores, muitas vezes dispensando o uso dessa monitorização contínua.

Caso haja piora dos sinais vitais ou comprometimento de sistemas vitais, o paciente deve ser completamente reavaliado, ou seja, deve-se refazer todo o 1º passo (avaliação primária), combinado com a etapa do exame físico dirigido, descrito no 3º passo (avaliação secundária). É bem-vinda, também, a revisão da anamnese e dos testes complementares se a situação assim permitir, pois é frequente que haja novos elementos com a evolução do quadro, chegando a um novo diagnóstico sindrômico ou mesmo etiológico do caso. Além disso, por serem obtidos dados novos a cada período de monitoramento, é possível que o profissional tenha uma ideia da progressão do quadro, pois pode comparar um dado com o anterior, determinando uma tendência de piora ou de melhora do paciente.

Formulando uma hipótese sindrômica robusta e traçando a tendência na evolução, é possível inferir a efetividade do tratamento instituído. Caso a resposta seja afirmativa, convém manter o tratamento. No entanto, se a resposta for negativa, é fundamental fazer correções, como, por exemplo, passar a fornecer oxigênio suplementar nos casos de hipóxia ou administrar soluções intravenosas nos casos de hipotensão.

A cada ajuste feito no tratamento, deve-se monitorar a resposta terapêutica, mantendo ciclos de reavaliação até que o paciente seja entregue no destino para o tratamento definitivo. A responsabilidade do profissional que está realizando os primeiros socorros só termina quando ele passa o caso para a equipe assistencial do destino, colhendo a assinatura do profissional médico ou enfermeiro que receber o paciente.

Para a remoção, diversos meios de transporte podem ser empregados, como o terrestre, o aéreo ou mesmo o fluvial, dependendo da situação. O mais comum é o meio **terrestre**, representado principalmente pelas ambulâncias. É indicado na grande maioria dos casos pela grande disponibilidade e praticidade, especialmente quando o tempo de deslocamento até o hospital é menor do que duas horas. As ambulâncias de transporte podem ser divididas em:

- **tipo A**: destinadas ao transporte de pacientes fora de riscos, não têm equipamentos nem tripulação especializada (apenas um técnico de enfermagem e um motorista comum) e são conhecidas popularmente por *ambulâncias brancas* ou *ambulâncias sanitárias*;

- **tipo B**: destinadas ao transporte de pacientes com risco baixo, contam com equipamentos e equipe treinada para suporte básico de vida (no mínimo, técnico de enfermagem treinado e condutor-socorrista) e são mais conhecidas pela sigla USB (unidade de suporte básico);
- **tipo D**: destinadas ao transporte de pacientes com risco alto, têm equipamentos e equipe treinada para suporte avançado de vida (um médico, um enfermeiro e um condutor-socorrista) e são mais conhecidas pela sigla USA (unidade de suporte avançado);

Já o meio **aéreo** é representado pelas aeronaves, com pouca disponibilidade na maior parte do Brasil. A indicação clássica na remoção de pacientes é quando o tempo de deslocamento até o hospital supera duas horas. A aeronaves podem ser de dois tipos: 1) asa fixa (aviões); 2) asa rotativa (helicópteros).

As aeronaves do tipo **asa fixa (aviões)** necessitam de espaços específicos para sua operação (aeródromo ou aeroporto) e têm alto custo operacional, porém, como são muito rápidas, aumentam sua relação custo-benefício proporcionalmente ao aumento da distância a ser percorrida. Os aviões podem ter cabine pressurizada, o que minimiza o efeito deletério da altitude no paciente.

As aeronaves do tipo **asa rotativa (helicópteros)** podem operar em pequenos espaços, sendo especialmente úteis para resgates. Têm custo operacional alto, mas como são versáteis, aumentam sua relação custo-benefício em médias distâncias, além de poder operar ponto a ponto, ou seja, podem embarcar o paciente diretamente do local onde ele se encontra e transportá-lo diretamente ao hospital, caso este tenha um heliponto. Geralmente, só voam em modo visual (dependendo das condições meteorológicas e de luz) e não são pressurizadas (não protegendo o paciente dos efeitos deletérios da altitude).

As ações relativas ao 5º passo (reavaliação periódica e remoção) encontram-se descritas na Figura 1.5.

Figura 1.5 – Reavaliação periódica e remoção

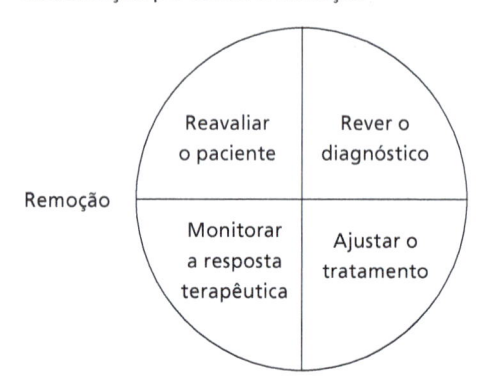

Remoção
- Reavaliar o paciente
- Rever o diagnóstico
- Monitorar a resposta terapêutica
- Ajustar o tratamento

Fonte: Elaborado com base em NAEMT, 2017a.

Síntese

No decorrer deste capítulo introdutório sobre primeiros socorros, diversos pontos-chave foram abordados, sendo os principais deles listados a seguir:

- Os primeiros socorros são o elo entre a vítima e seu tratamento definitivo.
- Por identificar, qualificar e acionar ajuda, eles iniciam a cadeia de salvamento, em ambiente tanto intra quanto extra-hospitalar.

- Foram criados diversos serviços interligados de emergência nos últimos anos, formando uma rede, os quais melhoram o atendimento às emergências.
- Infelizmente, o elo da prevenção das emergências não foi tão estimulado quanto o elo do tratamento, resultando em números persistentemente altos de casos.
- Treinar a abordagem sistematizada de uma emergência pode ser muito útil para uma tomada de decisão mais rápida e assertiva.

Questões para revisão

1. Assinale a alternativa que apresenta a afirmação correta:
    a) Saúde é um direito para brasileiros que têm carteira assinada apenas.
    b) Pacientes em atendimento de emergência sempre compreendem a gravidade da situação e, portanto, colaboram integralmente com o tratamento.
    c) Em nosso país, a omissão de socorro é sempre considerada crime, segundo o art. 135 do Código Penal brasileiro.
    d) A classificação de risco, estratégia para organizar a fila de atendimento por ordem de prioridade, não é recomendada para os serviços de emergência.
    e) Questões de foro íntimo, como pudor ou crenças, não devem ser levadas em consideração durante o atendimento nas emergências.

2. Analise as afirmativas a seguir e marque V para as verdadeiras e F para as falsas. Em seguida, assinale a alternativa que apresenta a sequência correta:
    ( ) O perfil etário brasileiro, os índices de controle das doenças crônicas, bem como o perfil dos fatores de risco em

nossa população, resultam nos baixos índices de emergências no Brasil.
( ) Emergências podem ocorrer em qualquer pessoa, hora ou local.
( ) Os primeiros socorros realizados por pessoa bem treinada substituem o tratamento médico definitivo, mesmo em casos graves.
( ) Sem os primeiros socorros, as chances de uma vítima em emergência receber o tratamento definitivo no tempo oportuno são muito reduzidas.
( ) A invenção dos primeiros socorros ajudou a acabar com as guerras no mundo.
a) V – F – V – F – V.
b) F – V – V – V – F.
c) V – V – F – V – F.
d) F – V – F – V – F.
e) F – V – V – F – F.

3. Correlacione as sentenças a seguir com as emergências intra-hospitalares (I) ou extra-hospitalares (E), assinalando a alternativa que apresenta a sequência correta:
( ) Ocorrem durante a permanência no local, pelo agravamento da condição de enfermo ou decorrente da assistência ofertada na instituição.
( ) Ocorre por acidentes domésticos ou por agudização de doenças crônicas prévias.
( ) Na maioria das vezes, não é possível prever sua ocorrência.
( ) Horas antes de a emergência acontecer, as anotações em prontuários dos sinais vitais podem indicar que algo não está indo bem.

( ) Atenção primária forte é capaz de reduzir significativamente a sua ocorrência, por reduzir os fatores de risco e promover controle das doenças crônicas.

( ) Protocolos voltados para a segurança do paciente são especialmente úteis na sua prevenção.

a) I – E – I – I – E – I.
b) E – I – E – E – I – E.
c) I – E – E – I – E – I.
d) E – I – E – I – I – I.
e) I – I – E – I – E – I.

4. Atender às emergências de modo sistematizado resulta em melhores resultados. Descreva, com suas palavras, o que é uma abordagem sistematizada de atendimento e pelo menos três vantagens.

5. No conceito de reavaliação do paciente, a monitorização contínua por equipamentos tem um importante papel. Cite pelo menos duas vantagens e três cuidados na sua utilização.

Questão para reflexão

1. Em sua opinião, um bom sistema de saúde deveria apenas focar na ampliação de serviços para o atendimento às emergências ou também atuar na educação da população para o autocuidado em saúde, o controle das doenças crônicas e a prevenção dos acidentes domésticos?

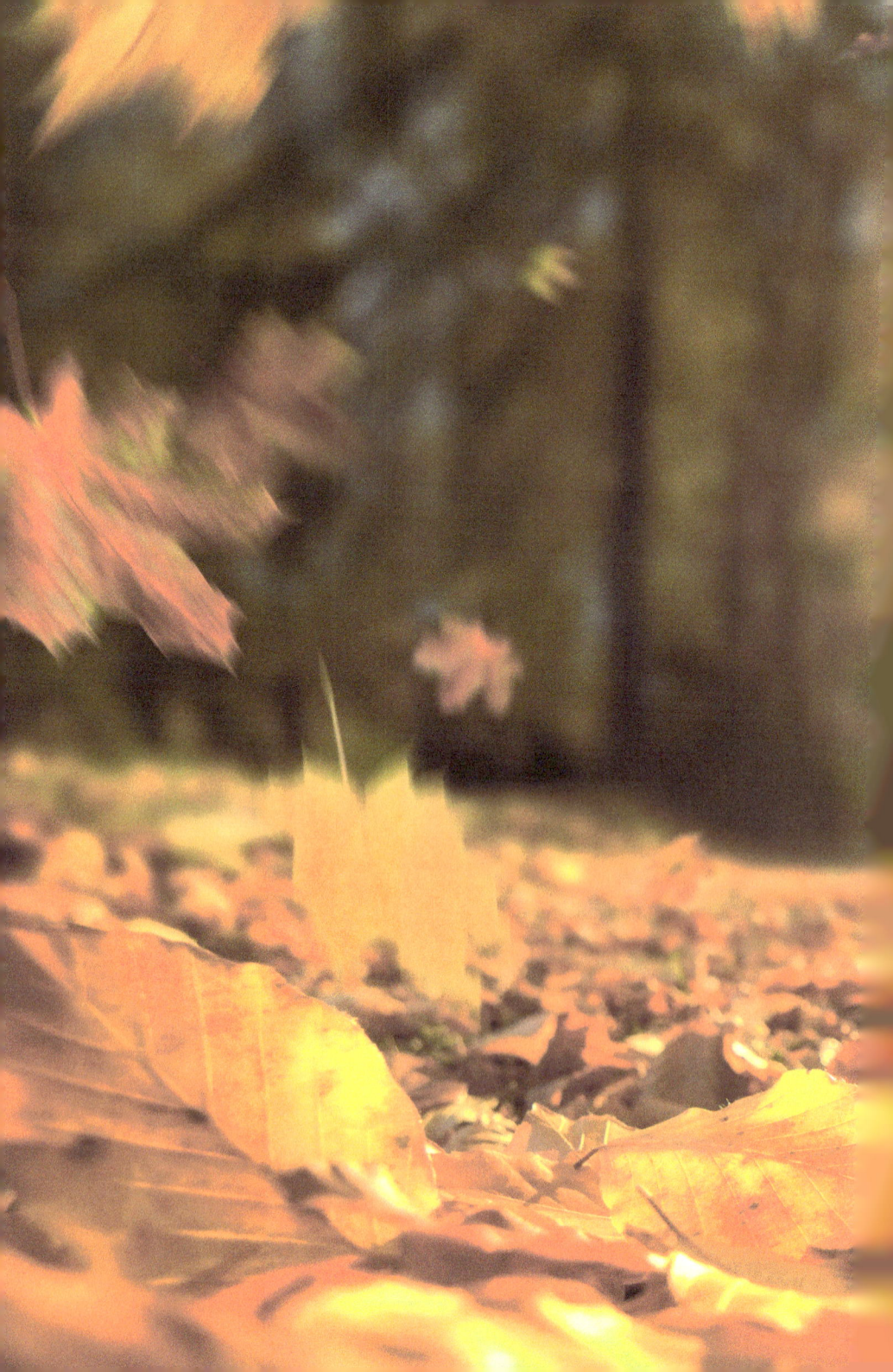

Capítulo 2
Lesões e traumatismos

Cristiano Caveião

Conteúdos do capítulo:

- Lesões de partes moles.
- Lesões fechadas.
- Lesões abertas.
- Lesões de face, olhos e garganta.
- Lesões de tórax, abdome e genitália.
- Lesões musculoesqueléticas.
- Traumatismo craniano e lesões medulares.

Após o estudo deste capítulo, você será capaz de:

1. descrever como deve ser prestado os primeiros socorros nas situações de lesões de partes moles, face, olhos, garganta, tórax, abdome, genitais, musculoesqueléticas, medulares e traumatismo craniano até a chegada do socorro especializado;
2. conceituar e relacionar os tipos de lesões nas partes moles;
3. descrever o atendimento nos casos de lesões fechadas em partes moles;
4. relacionar os tipos de lesões abertas em partes moles;
5. descrever a avaliação de lesões na face, nos olhos e na garganta;
6. identificar e reconhecer as lesões no tórax, no abdome e na genitália;
7. reconhecer lesões musculoesqueléticas;
8. identificar o traumatismo craniano e as lesões medulares.

Os ferimentos nos tecidos moles são definidos por lesões ocasionadas por agentes físicos ou químicos na pele e nos tecidos subjacentes. Elas podem ser superficiais ou profundas. Já com relação aos agentes físicos, eles podem ser considerados de natureza mecânica, térmica, elétrica e irradiante. Quanto aos agentes químicos, são ácidos ou básicos. Neste capítulo, apresentaremos as lesões de partes moles (fechadas e abertas); de face, olhos e garganta; de tórax, abdome e genitália; musculoesqueléticas (entorses, luxações, distensões, câimbras, ósseas, imobilizações), traumatismo craniano e lesões medulares. Além das conceituações, da identificação, abordaremos a realização de ações, ou seja, as condutas antes da chegada do socorro especializado.

Ao iniciar o reconhecimento avaliando o ferimento, é sempre importante observar os seguintes aspectos:

- a natureza do agente causador;
- a profundidade do ferimento;
- a complexidade (são consideradas lesões simples quando não ocorre a perda de tecido, a contaminação ou a presença de corpo estranho no ferimento, e são lesões complexas quando ocorre a perda de tecido, o esmagamento, a amputação e, até mesmo, a fixação de corpo estranho);
- o nível de contaminação.

O reconhecimento adequado de todos esses aspectos contribuirá de modo efetivo para que sejam direcionadas todas as ações dos socorristas para a realização de condutas mais precisas, eficientes e eficazes antes da chega do socorro especializado.

2.1 Lesões de partes moles

As partes moles compreendem a estrutura de três camadas: pele, gordura e os músculos, que protegem as estruturas mais internas, como órgãos e ossos. Comumente, essas lesões quase nunca são graves, exceto quando comprometem as vias aéreas ou ocasionam hemorragia intensa. Assim, é necessário realizar uma avaliação secundária minuciosa, descartando a possibilidade de outras lesões mais sérias ou condições que possam ser fatais (Karren et al., 2013; Salomone et al., 2010; Santos et al., 2005).

As lesões ocorridas na pele e na musculatura subjacentes são chamadas de *ferimentos*, ou seja, lesão causada por um trauma, que faz a interrupção do tecido, do órgão ou do osso afetado. Os ferimentos são classificados como *fechados* ou *abertos*, *simples* ou *múltiplos*. A seguir, descreveremos as ações a serem realizadas nas situações com ferimentos abertos e fechados, incluindo lesões penetrantes e compressivas, bem como de objetos cravados (Luongo, 2014; Karren et al., 2013).

2.1.1 Lesões fechadas

Nas lesões fechadas, as estruturas abaixo da pele (partes moles) é que são danificadas, mas, nesse caso, a pele continua intacta. Em outras palavras, trata-se de lesões decorrentes da colisão entre o agente causador e a vítima. São as contusões, os hematomas e o esmagamento.

Contusão, hematoma e equimose

Nas **contusões**, a epiderme permanece intacta; na derme, as células são danificadas, e os vasos sanguíneos são dilacerados (estágio 1 da Figura 2.1). As contusões apresentam dor e edema local. Se os pequenos vasos sanguíneos abaixo da pele forem rompidos, a área ficará preta e azul à medida que sangue e fluidos vazarem para o tecido danificado (estágios 2 e 3) – nesse caso, tem-se o hematoma, e, com o passar dos dias, a tonalidade torna-se amarelada (estágio 4) (Luongo, 2014; Karren et al., 2013).

Caso grandes vasos sanguíneos sejam dilacerados embaixo de uma área contundida, ocorrerá um hematoma, denominado *acúmulo de sangue embaixo da pele*. Os **hematomas** são caracterizados por um nódulo azulado (estágio 2 da Figura 2.1). O sangue de uma equimose profunda pode separar o tecido e se acumular em uma bolsa. É possível o extravasamento de mais de um litro de sangue decorrente de um hematoma (Karren et al., 2013; Salomone et al., 2010; Santos et al., 2005).

A **equimose** apresenta uma coloração arroxeada, decorrente do extravasamento de sangue pela ruptura dos capilares no tecido subcutâneo, contudo, não há a formação de coágulo e edema (Karren et al., 2013; Salomone et al., 2010; Santos et al., 2005).

Figura 2.1 – Hematoma

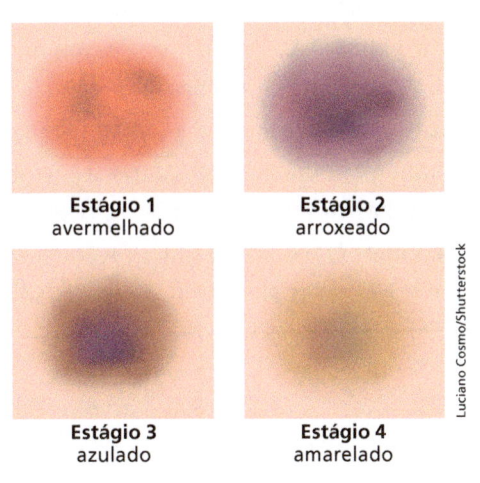

Estágio 1 avermelhado	Estágio 2 arroxeado
Estágio 3 azulado	Estágio 4 amarelado

Luciano Cosmo/Shutterstock

Lesão por esmagamento

O impacto de um golpe súbito ou trauma fechado pode causar uma lesão por esmagamento. Nessa situação, as camadas internas da pele passam por danos severos, podendo chegar ao rompimento. As lesões por esmagamento podem ser perigosas, pois as lesões internas decorrentes causam poucos ou nenhum sinal externo visível. Embora o local da lesão possa ficar dolorido, com edema ou apresentar deformação, costuma haver pouca ou nenhuma hemorragia externa. A vítima de uma lesão decorrente de esmagamento pode, a princípio, parecer bem, mas sua condição pode evoluir para piora rapidamente, resultando em um choque e/ou morte. Nesses casos, é muito importante suspeitar de danos internos ocultos em vítimas desse tipo de acidente (Martins et al., 2014; Karren et al., 2013).

2.1.2 Lesões abertas

As lesões abertas são provocadas por agentes abrasivos, cortantes, perfurantes ou contundentes, que levam ao rompimento do tecido epitelial e à exposição dos tecidos internos.

No caso de vítimas com ferimentos abertos, ocorre primeiro o rompimento da pele, e a vítima fica vulnerável para apresentar hemorragia externa, sendo possível a contaminação do ferimento. Cabe destacar que o ferimento aberto pode ser apenas uma parte da lesão da vítima, ou seja, ele pode ser a evidência superficial de uma lesão mais grave, como uma fratura (Lambert, 2019; Haubert, 2018; Karren et al., 2013). A Figura 2.2 apresenta os exemplos das lesões abertas.

Figura 2.2 – Classificação dos ferimentos abertos

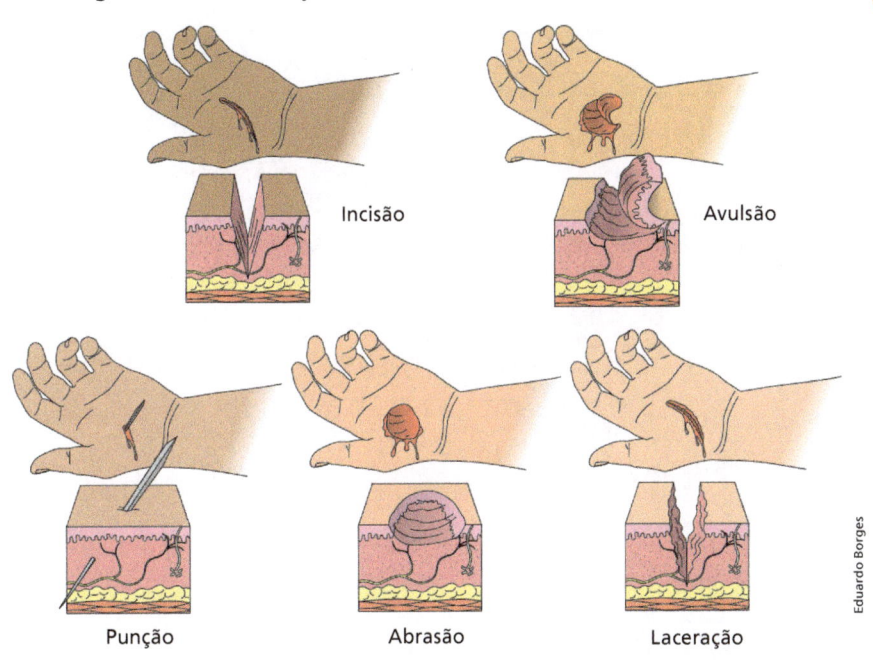

Incisão   Avulsão

Punção   Abrasão   Laceração

Abrasão

A abrasão é um ferimento superficial ocasionado por raspagem, arranhão ou cisalhamento das superfícies ásperas com a pele, conforme podemos observar na Figura 2.3. Nesse caso, a parte mais externa da pele (epiderme e derme) tem seu rompimento como barreira protetora. Qualquer abrasão, mesmo as menores, são extremamente dolorosas, em virtude das terminações nervosas que há na superfície da pele. É possível ocorrer o extravasamento de sangue em pequena quantidade da abrasão (Karren et al., 2013; Salomone et al., 2010; Santos et al., 2005).

Figura 2.3 – Abrasão

Andrii Spy_k/Shutterstock

Lesões incisas

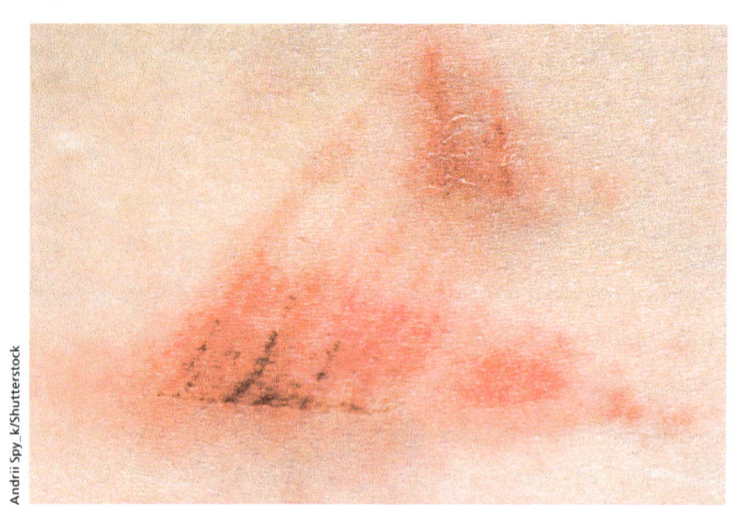

As lesões incisas são ocasionadas pela ação de um objeto cortante, que, associado à pressão e/ou por deslizamento, provoca uma lesão no tecido epitelial e subjacente. Elas são lesões de bordas simétricas, com comprimento maior do que a largura e a profundidade. Os principais agentes causadores são: facas, lâminas e bisturi (Karren et al., 2013).

Figura 2.4 – Lesão incisa

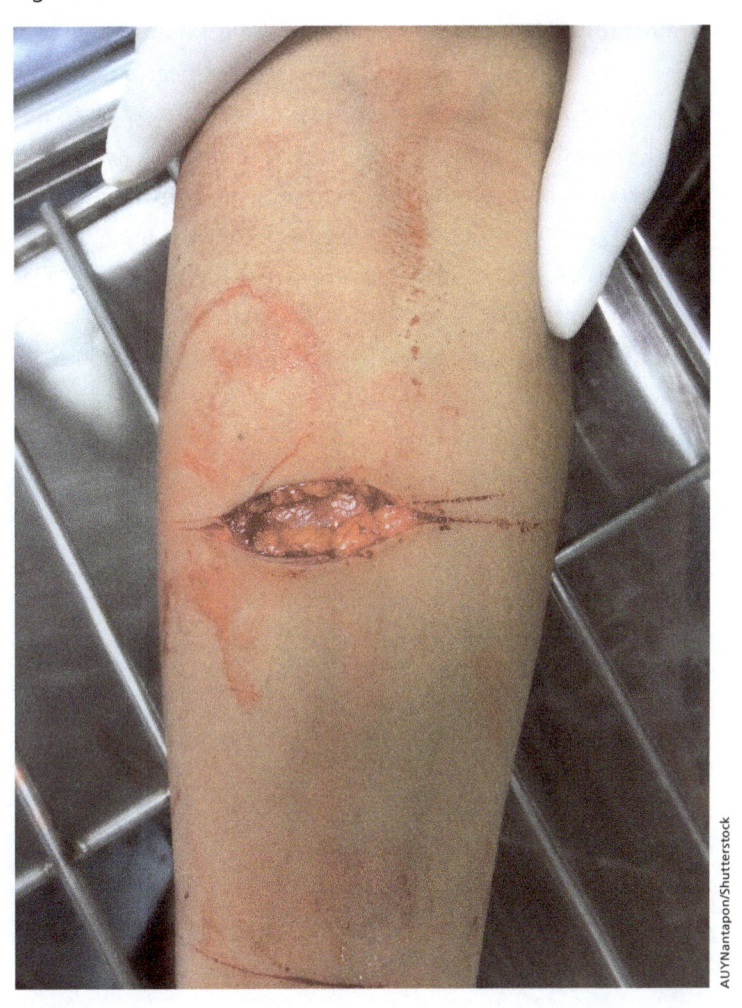

Laceração

A laceração é o rompimento da pele, com profundidades diversas, podendo ser linear (regular) ou irregular, associada ou não a outros tipos de lesões de partes moles. Ela pode ocasionar sangramento significativo se o objeto causador também romper a parede de um vaso sanguíneo. As lacerações lineares são conhecidas como *incisões por cortes penetrantes e uniformes com bordas lisas* (conforme apresentamos na Figura 2.5). São causadas por objetos cortantes pontiagudos (lâminas, facas ou vidros quebrados). Os danos aos tendões e nervos são os riscos mais preocupantes nessas lesões. As lacerações lineares têm melhor cicatrização quando comparadas às lacerações irregulares, já que as bordas do ferimento são lisas e retas (Luongo, 2014; Karren et al., 2013).

Figura 2.5 – Laceração linear

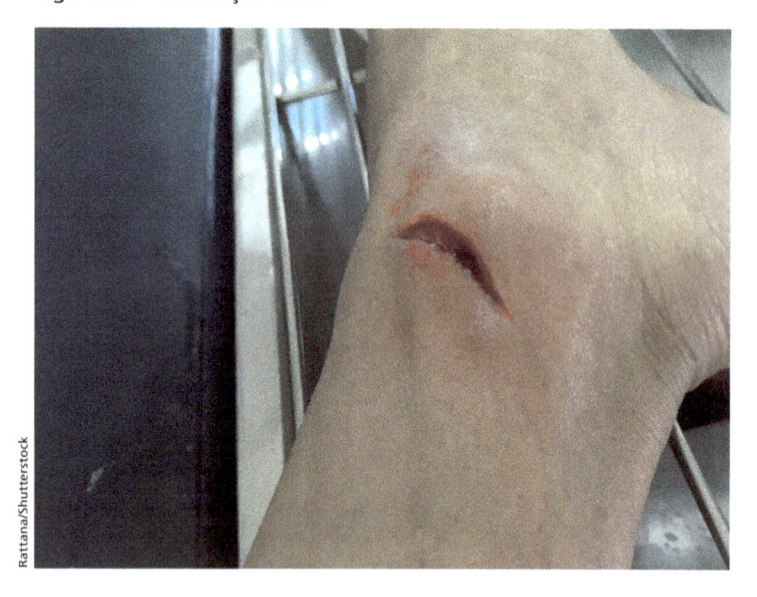

A laceração no formato estelar (irregular, conforme podemos observar na Figura 2.6), comumente, é ocasionada por um objeto irregular pontiagudo (como uma garrafa quebrada), que produzirá uma incisão áspera na superfície da pele e nos tecidos subjacentes.

Figura 2.6 – Laceração no formato estelar

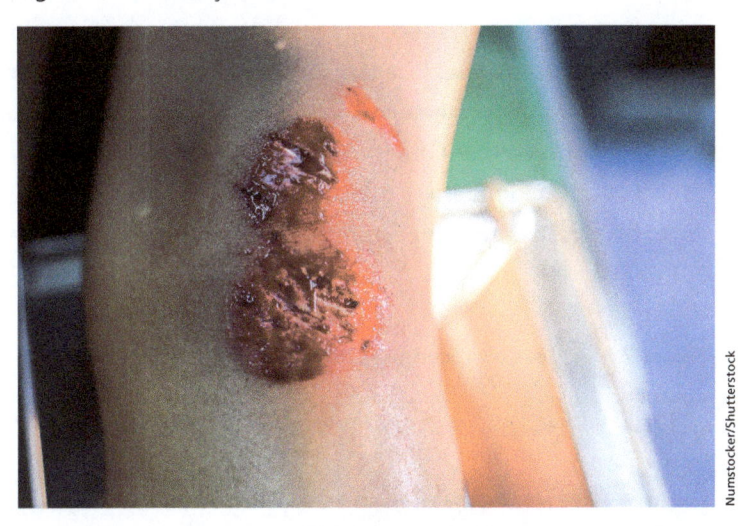

Avulsão e lesões cortocontusas

Na **avulsão** ocorre a extração de uma parte, chamado de *retalho cutâneo*, podendo ficar pendurado ou ser extraído completamente. Nesse caso, as cicatrizes deixadas pela avulsão costumam ser extensas. As avulsões apresentam tendência para sangramento profuso. Se o tecido avulsionado estiver preso por um retalho de pele e este for reposicionado no local, a circulação para o retalho poderá ficar extremamente comprometida (Barbieri; Bulgarelli, 2018; Barbieri, 2002).

A gravidade da avulsão depende do comprometimento da circulação para o retalho. Comumente, encontram-se as avulsões com maior frequência em dedos das mãos e dos pés, nas mãos e nos antebraços, nas pernas, nos pés, nas orelhas, no nariz e no pênis. As avulsões costumam ser decorrentes de acidentes automobilísticos ou industriais.

As **lesões cortocontusas** (Figura 2.7) são ocasionadas por agentes que causam pressão e atuam simultaneamente de modo cortante e contundente. Citamos como exemplo: foice, facão e machado. Se o instrumento estiver com a lâmina afiada, o ferimento pode apresentar bordas regulares e bem definidas; já nos casos em que a lâmina não esteja afiada, a lesão pode apresentar bordas irregulares com equimoses nas proximidades (Goiás, 2016).

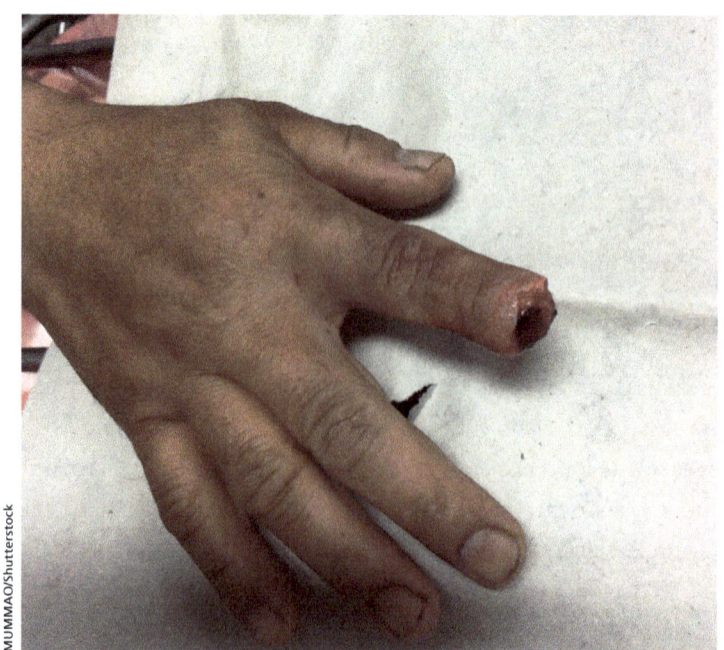

Figura 2.7 – Lesões cortocontusas

Ferimentos penetrantes e por punção

Os ferimentos causados por punção referem-se à penetração de um objeto pontiagudo na pele e nas estruturas subjacentes. O orifício causado pelo objeto pode parecer muito pequeno e provocar pouco sangramento externo, contudo, o ferimento pode ter uma profundidade relevante, com presença de hemorragia interna severa e representando uma séria ameaça de infecção. Os órgãos internos também podem ser danificados pelas punções. Em alguns casos, o objeto que causa a lesão fica cravado no ferimento, conforme podemos observar na Figura 2.8.

Figura 2.8 – Ferimentos causados por punção

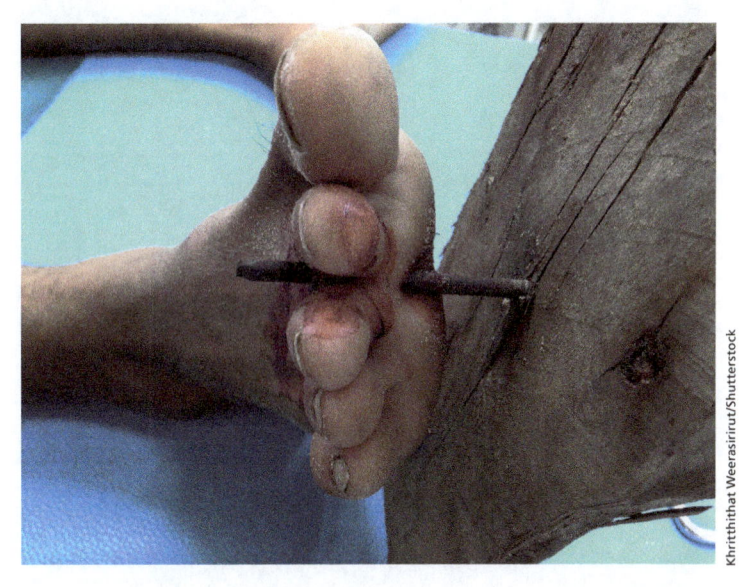

Os ferimentos por projéteis de arma de fogo (PAF) podem causar entrada e saída na vítima (conforme indicado na Figura 2.9). O ferimento de entrada acaba sendo menor do que o de saída, se este existir, e ainda há uma tendência para sangramento profuso. É comum as vítimas apresentarem ferimentos de múltiplos disparos, sendo necessário inspecionar em relação a ferimentos adicionais, principalmente nas regiões onde eles possam estar disfarçados (cobertas por cabelos ou roupas volumosas) (Karren et al., 2013).

Figura 2.9 – Ferimentos por PAF

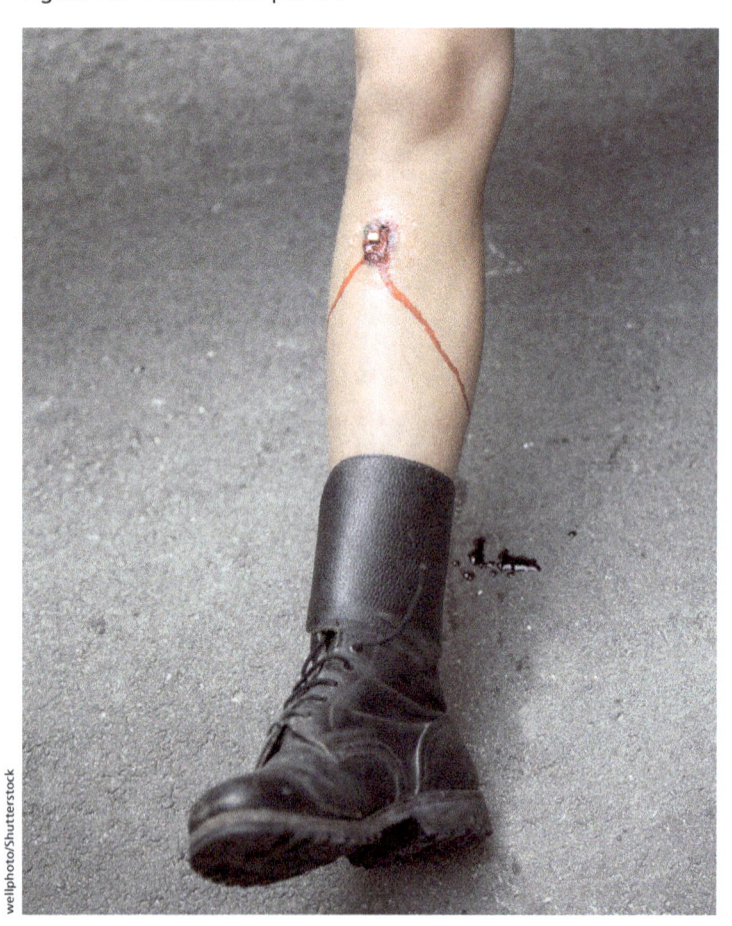

Já nos ferimentos por arma branca (FAB), tem-se as facadas e punhaladas. As facadas são perceptíveis pelo socorrista, com bastante frequência, e podem se tratar apenas de um ferimento superficial ou atingir órgãos subjacentes. Quando ocorrem lesões nos órgãos, surge uma grande preocupação em razão da fatalidade.

Figura 2.10 – Exemplo de FAB

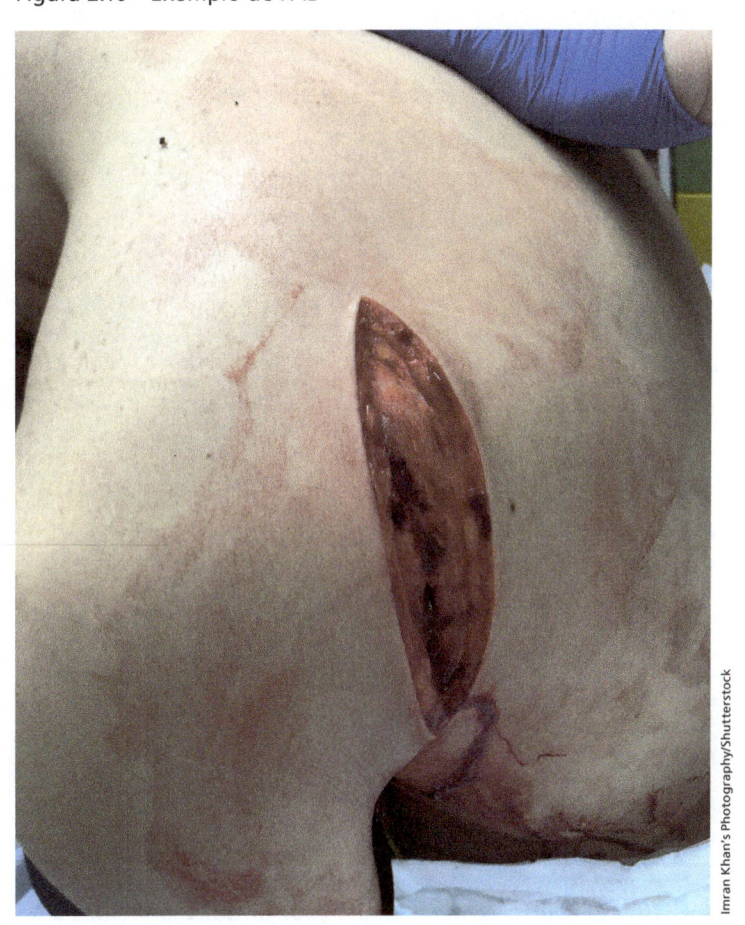

Amputações

As amputações (Figura 2.11) são ferimentos onde ocorre a remoção acidental ou cirúrgica de uma extremidade do corpo, pela utilização de agentes cortantes, por esmagamento ou por tração (Goiás, 2016). Elas são decorrentes, principalmente, dos acidentes automobilísticos e industriais. Nos casos de amputação completa, como os vasos sanguíneos têm elasticidade, eles podem sofrer espasmos e se retraírem para o tecido circunjacente; assim, podem causar perda relativamente limitada de sangue. Já nos casos de amputação parcial ou desenluvamento, as artérias laceradas continuam a sangrar profusamente, e a perda de sangue pode ser maciça, levando à morte (Lambert, 2019; Haubert, 2018; Karren et al., 2013).

Figura 2.11 – Amputação de membro

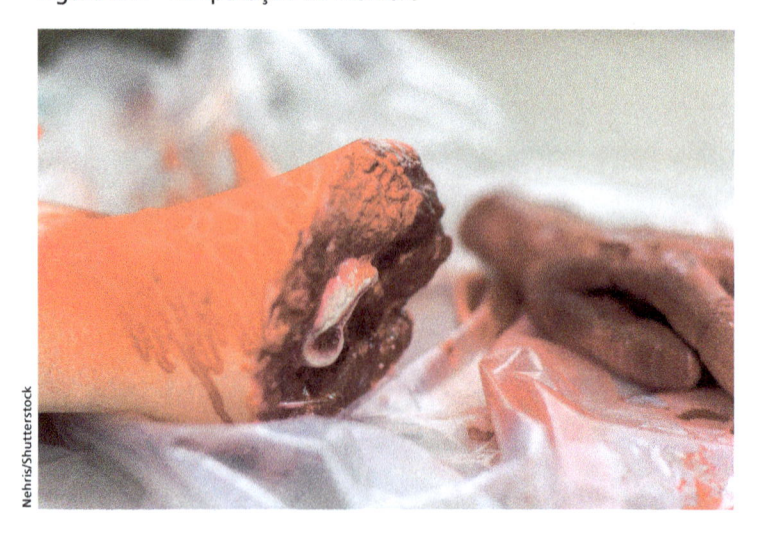

Nehris/Shutterstock

Uma das principais preocupações durante o atendimento nos casos de amputações é a execução do tratamento apropriado da parte amputada, ou seja, como ela é tratada constitui fator decisivo quanto à possibilidade ou não de ser reimplantada pelo cirurgião. Além de prestar o atendimento à vítima, é necessário procurar a(s) parte(s) amputada(s). Essa tarefa pode ser designada para alguém enquanto uma primeira pessoa está prestando o atendimento. Depois de terem sido encontradas as partes, é fundamental realizar os seguintes passos, conforme destacam ACS (2018), NAEMT (2017b) e Karren et al. (2013):

- quando possível, realizar o enxágue da parte amputada com água limpa, sem esfregar;
- envolvê-la com gaze estéril, ou pano limpo, e fixá-la com bandagem em esparadrapo;
- acondicionar a parte em um saco plástico (observar sempre o protocolo local onde estiver ocorrendo o socorro);
- colocar a parte acondicionada em um recipiente disponível para que ela possa ficar sobre uma compressa fria ou uma bolsa de gelo (não pode ser utilizado gelo seco);
- manter a parte o mais fria possível, porém, sem congelar, pois, em razão da ausência de circulação sanguínea normal, congelaria facilmente (não cobrir a parte com gelo e não mergulhar em líquidos);
- quando o serviço especializado chegar, entregar a parte amputada para que ela possa ser transportada junto da vítima;
- sempre preservar ao máximo possível a extensão do membro, por mais mutilado que esteja, pois o manejo cirúrgico pode permitir que o membro sobreviva.

Evisceração

As eviscerações são lesões traumáticas que têm origem com a passagem forçada de vísceras para o ambiente exterior por intermédio de uma abertura, conforme mostra a Figura 2.12.

Figura 2.12 – Evisceração

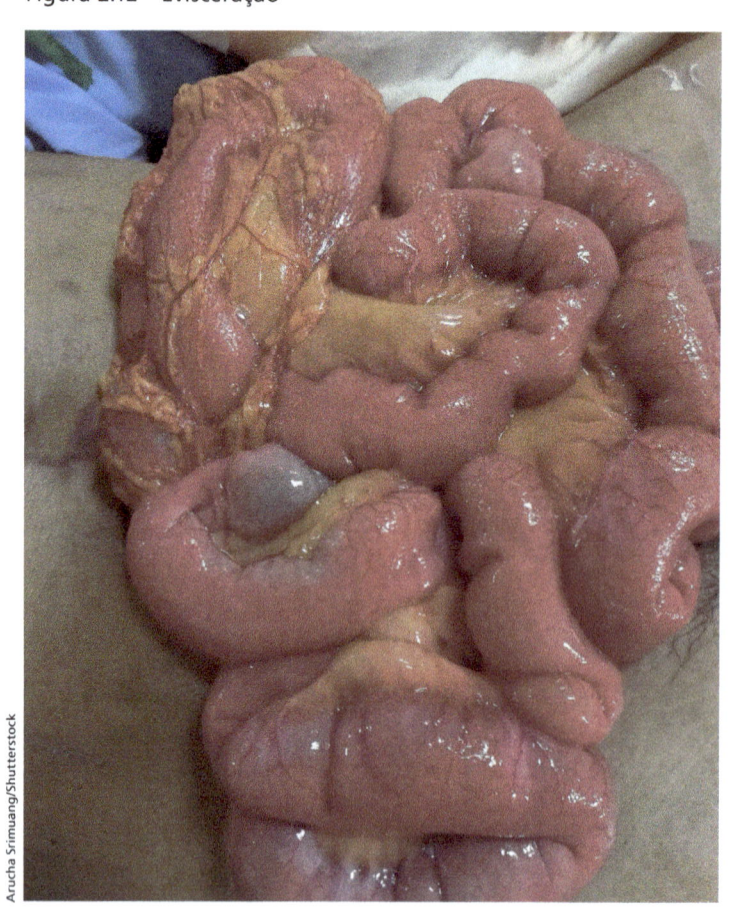

Mordidas

Comumente, as mordidas são de animais domésticos, e suas complicações estão relacionadas com infecção, celulite e tétano. As mordidas mais graves são aquelas que provocam perfuração e as que ocorrem em áreas com poucos vasos sanguíneos, conforme podemos observar na Figura 2.13.

Figura 2.13 – Mordedura de cão

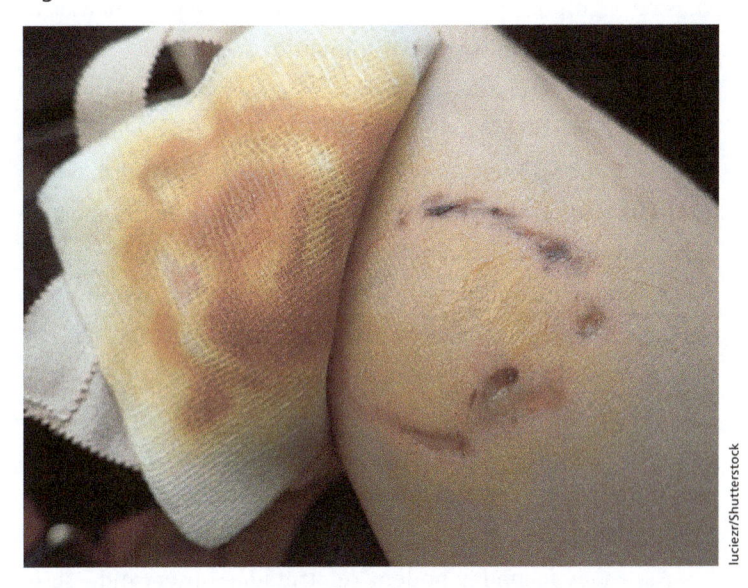

A mordida é a combinação de lesão penetrante e lesão por esmagamento. Pode envolver partes moles, órgãos internos e ossos, com ruptura de tecidos ou órgãos. A pressão da mordida de um cão pode causar uma lesão por esmagamento severa. A mordida de humanos tem uma alta taxa de infecção, pois a cavidade oral abriga milhões de bactérias, muito superior à quantidade encontrada na boca dos animais. No caso de mordida humana, esta pode resultar em contaminação maciça.

2.1.3 Atendimento e conduta nas lesões abertas e fechadas

Em qualquer tipo de ferimento, antes da realização das condutas, é necessário que o socorrista possa garantir as condições mínimas de segurança por meio da utilização dos equipamentos de proteção individual e dos procedimentos adequados.

As **lesões fechadas** podem estar relacionadas à maior ou menor complexidade, sempre alternando entre pequenas lesões no tecido subcutâneo até grandes lesões de órgãos internos. Em todos os casos, o socorrista deve realizar a avaliação levando em consideração a localização do ferimento, a proteção com a utilização de gazes, compressas ou bandagens, prevenindo também o estado de choque e fazendo o monitoramento até a chegada do socorro especializado (Martins et al., 2014; Karren et al., 2013).

As equimoses pequenas, na maior parte dos casos, não necessitam de tratamento. Contudo, as equimoses maiores e as lesões por esmagamento podem causar sérias lesões internas e a perda significativa de sangue.

As lesões fechadas podem ser tratadas observando-se os seguintes passos (ACS, 2018; NAEMT, 2017b; Karren et al., 2013):

- ao suspeitar de sangramento interno ou diante da presença de sinais e sintomas de choque, tratar o choque;
- aplicar gelo ou compressas frias para auxiliar na redução da dor e do edema – não aplicar gelo diretamente sobre a pele, sempre envolto em proteção, e não ultrapassar mais de 20 minutos ininterruptos de aplicação;

- imobilizar os membros doloridos, com edema ou com presença de deformidades, para ajudar a controlar a dor e o edema e prevenir o aparecimento de lesões adicionais;
- em caso de grandes áreas contundidas, investigar rigorosamente a presença de possíveis fraturas, em especial se houver edema ou deformidade local.

Nas lesões abertas, é sempre importante acalmar a vítima e realizar as seguintes as condutas (ACS, 2018; NAEMT, 2017b; Karren et al., 2013):

- realizar a avaliação seguindo o ABCDE[1]; nos locais onde houver sangramentos relevantes, estes já devem ser controlados: item C (controle de hemorragia);
- realizar a avalição da lesão considerando o agente causador, sua localização, o mecanismo de ação e o tempo decorrido;
- inspecionar rigorosamente, expondo a lesão, sempre buscando identificar a profundidade, a complexidade, o nível de contaminação, assim como a existência de outras lesões que possam estar associadas;
- em caso de lesões superficiais, realizar a limpeza sempre no mesmo sentido de maneira delicada, utilizando uma gaze ou compressa estéril e embebida de solução fisiológica para a remoção de detritos que estiverem soltos (nas situações de lesões profundas, não se recomenda a limpeza em virtude do risco de remoção de coágulos, o que pode resultar em sangramentos adicionais);
- não realizar a remoção de objetos transfixados – nesse caso, é necessário estabilizá-los junto à vítima;

---

1 A – vias aéreas e coluna cervical; B – respiração; C – circulação; D – avaliação; neurológica; E – exposição.

- realizar a proteção do ferimento com gaze, compressa estéril, bandagens e/ou ataduras para evitar maior contaminação;
- ao realizar a contenção de hemorragias, as gazes saturadas de sangue não devem ser retiradas, mas sim sobrepostas com novas gazes – a realização da pressão direta sobre o ferimento pode auxiliar no controle da hemorragia;
- prevenir o estado de choque;
- realizar o transporte para o socorro especializado ou aguardar a chegada do atendimento.

Algumas situações de condutas específicas precisam ser consideradas nos seguintes casos (Karren et al., 2013; Salomone et al., 2010; Santos et al., 2005):

- **Lesões perfurocontusas**: nos ferimentos PAF, os orifícios de entrada e saída precisam ser protegidos. Nesses casos, é necessário priorizar o transporte em razão do risco de comprometimento dos órgãos internos e hemorragia.
- **Amputação**: nesse caso, deve ser priorizado o controle do sangramento e, na sequência, é preciso preservar a parte amputada. Seguir as recomendações de conservação citadas anteriormente. É necessário anotar e informar à equipe de socorro especializado o horário provável da amputação.
- **Evisceração**: nesse caso, jamais reintroduzir os órgãos na cavidade, mas sim cobri-los com plástico limpo ou compressa estéril umedecida em solução fisiológica, sempre evitando pressão excessiva. O transporte deve ser realizado de modo que a estrutura eviscerada não sofra compressão.

2.2 Lesões de face, olhos e garganta

A região da face está mais propensa a sofrer lesões em virtude de sua localização. Elas são mais comuns nas situações de acidentes automobilísticos e podem ser potencialmente fatais, tendo em vista a possibilidade de comprometerem as vias aéreas superiores, ocasionando problemas com a respiração. Associadas a elas, podem aparecer lesões na coluna cervical ou, até mesmo, a fratura do crânio. Como o pescoço tem vários vasos sanguíneos importantes, as lesões no pescoço ou na garganta podem causar um sangramento acentuado que pode levar a óbito.

2.2.1 Lesões de face

Em todas as vítimas que apresentarem traumatismo na região da face, da boca e do maxilar, é necessário suspeitar de lesão na medula espinal (região cervical e torácica). Comumente, as vítimas de traumatismo facial de maior gravidade apresentam fraturas no maxilar e danos ou perdas dos dentes. Para o atendimento de vítima nessa situação, é necessário (Martins et al., 2014; Karren et al., 2013):

- desobstruir as vias aéreas, caso necessário;
- inspecionar a boca para verificar fragmentos de dentes, próteses, fragmentos de ossos ou corpos estranhos que possam provocar o afogamento da vítima – caso sejam encontrados esses fragmentos, é necessário realizar a remoção do modo mais delicado possível;
- para garantir a permeabilidade das vias aéreas, puxar o queixo para a frente, imobilizar completamente o pescoço

- para impedir que possíveis lesões na coluna cervical se agravem (essa manobra permitirá a manutenção das vias aéreas);
- realizar o controle de hemorragias, pois diversas artérias passam pela face e podem sangrar de modo profuso com rapidez, ocasionando o óbito;
- aplicar uma pressão extremamente delicada se houver suspeita de que os ossos sob o ferimento possam estar fraturados, contudo, a pressão precisa ser suficiente para estancar a hemorragia;
- em caso de exposição de nervos, tendões ou vasos sanguíneos, o ferimento pode ser coberto com um curativo úmido estéril;
- realizar a inspeção da região exterior e interior da bochecha – em caso de lesões na face, os dentes podem lesionar o tecido da parte interna da bochecha;
- nos casos de hemorragia na cavidade oral, utilizar uma atadura de gaze enrolada entre os dentes e a bochecha, presa pelo lado externo da cavidade oral com fita, para que a vítima não engula o curativo;
- para o controle do sangramento no rosto, realizar a cobertura com uma atadura de gaze e aplicar pressão direta, considerando não utilizar pressão se os dentes e ossos estiverem fraturados.

Ao examinar a cavidade oral, é essencial avaliar se existem dentes quebrados ou perdidos. Nessa situação, caso sejam encontrados os dentes perdidos, eles poderão ser reimplantados cirurgicamente em um período de até duas horas após o ocorrido. Em caso de prótese dentária, somente realizar a remoção se elas estiverem quebradas; quando intactas, podem sustentar as regiões fraturadas. Além disso, é importante sempre suspeitar de trauma dentário pela cinemática do acidente. Para os traumas de face que envolverem o **trauma dentário**, devem ser realizados os seguintes os passos (Martins et al., 2014; Karren et al., 2013):

- Em caso de dentes fraturados:
  - procurar pelos fragmentos de dente;
  - examinar lábios, línguas e gengivas;
  - acondicionar o fragmento dentário em solução fisiológica a 0,9% ou água potável para que possa ser mantido hidratado;
  - orientar a vítima a procurar um odontólogo imediatamente.

- Em caso de avulsão dentária:
  - em algumas situações, é possível o reposicionamento, quando a pessoa que estiver prestando o socorro tenha essa habilidade;
  - encontrar o dente e segurá-lo firmemente pela coroa;
  - caso apresente sujidade, higienizar o dente com solução fisiológica a 0,9%, sem esfregar;
  - reposicioná-lo imediatamente no local e fazer uma leve pressão com a gaze;
  - orientar a vítima a procurar atendimento odontológico.

- Quando não existir a possibilidade do reimplante:
  - encontrar o dente;
  - realizar o acondicionamento em leite, solução fisiológica a 0,9% ou água potável (seguir preferencialmente esta ordem);
  - orientar a vítima a procurar atendimento odontológico imediatamente;

- nos casos de dentes decíduos, eles não devem ser reimplantados (reposicionados) – o procedimento somente poderá ser realizado pelo odontólogo.

As fraturas da face e do maxilar são resultantes de lesões por impacto. Na **fratura facial**, sua principal gravidade são os problemas das vias aéreas, pois fragmentos ósseos e sangue podem obstruí-las. A principal identificação ocorre com base em irregularidades da face, avulsão dentária, sangramento da cavidade oral, presença de deformidades e salivação excessiva. Nas fraturas nasais, é possível haver lacerações graves com danos à inervação (Karren et al., 2013; Salomone et al., 2010; Santos et al., 2005).

As fraturas de face e maxilar mais comuns estão representadas na Figura 2.14.

Figura 2.14 – Fraturas da face e do maxilar

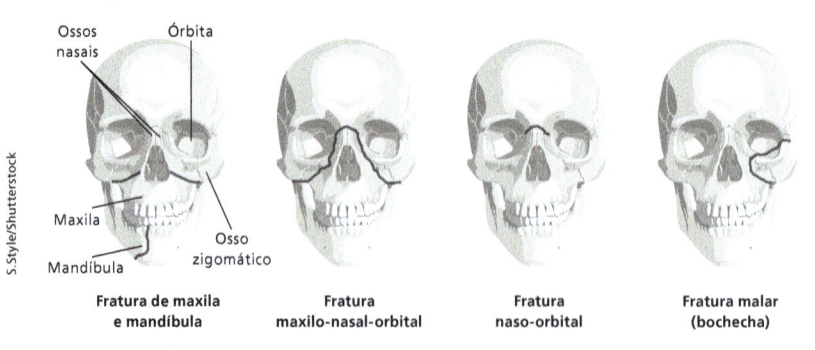

A identificação de fratura facial ocorre com base em: distorções das expressões faciais; presença de dor ou formigamento; edema intenso; equimose; hemorragia nasal e na cavidade oral; limitação da movimentação do maxilar; dentição desalinhada; visão turva, no caso de fraturas que envolvem a orbita ocular; irregularidades nas estruturas ósseas que podem ser observadas antes da presença do edema; distância muito grande entre os olhos (Karren et al., 2013; Salomone et al., 2010; Santos et al., 2005).

Por sua vez, nas **fraturas de maxilar**, os principais sinais e sintomas são: no movimento da maxila; hemorragia nasal; hematoma periorbicular; presença de formigamento em lábio superior ou bochecha; desnivelamento visível dos olhos. Já nas **fraturas de mandíbula**, há: presença da cavidade oral geralmente aberta ou a ausência de abertura; saliva misturada com sangue escorrendo nas laterais da boca; dor e dificuldade para falar; perda dentária e dor na região da orelha (Karren et al., 2013; Salomone et al., 2010; Santos et al., 2005).

Para prestar atendimento nessas situações de fratura maxilofacial, o primeiro passo é estabelecer e manter as vias aéreas, que podem apresentar comprometimento em virtude de hemorragias, edemas ou alterações estruturais. Após, acionar o serviço de atendimento pré-hospitalar e, em seguida, realizar os seguintes passos (ACS, 2018; NAEMT, 2017b; Karren et al., 2013):

- desobstruir vias aéreas, removendo delicadamente todos os fragmentos da cavidade oral;
- imobilizar a região cervical em caso de suspeita de lesão medular, em seguida, posicionar a vítima, permitindo a drenagem;
- realizar o controle da hemorragia com curativos, permitindo que o vômito e a drenagem de sangue sejam expelidos;
- nos casos de suspeita de fratura no maxilar inferior, realizar a imobilização com cuidado, utilizando um colar cervical (se disponível) ou cachecol;
- nos casos de suspeita de fratura no nariz, realizar o controle da hemorragia, podendo ser aplicada uma bolsa de gelo por,

no máximo, 20 minutos para redução do edema e da dor – não tentar reposicionar o nariz em nenhuma situação;
- nos casos de objetos cravados na face, eles somente podem ser removidos se estiverem obstruindo as vias áreas e se estiverem cravados na bochecha e soltos – empurrar ou puxar o objeto para fora da bochecha, no mesmo sentido de entrada, nunca empurrá-lo para dentro da boca; após, realizar um curativo entre os dentes e o ferimento e fixar um pedaço do curativo para fora da boca, evitando, assim, que a vítima o engula.

As **lesões no nariz** comumente são ocasionadas por trauma por contusão, como quando o nariz sofre um golpe pelo punho. É importante também tratar como lesões de partes moles, e ainda com atenção especial para manutenção das vias aéreas desobstruídas, sempre posicionando a vítima de modo que a hemorragia não escorra para a garganta, visto que o sangue pode interferir na respiração e levar a vítima à broncoaspiração ou ao vômito. Quando possível, caso não haja suspeita de lesão cervical decorrente do trauma, a melhor posição é sentada, com a cabeça levemente inclinada para a frente (Lambert, 2019; Haubert, 2018; Karren et al., 2013).

Em caso de hemorragia nasal, apertar as narinas para o controle; caso não seja possível controlar a hemorragia, colocar um saco com gelo sobre o osso do nariz ou realizar pressão no lábio superior bem abaixo do nariz. Nas situações corriqueiras, a hemorragia nasal não requer atendimento médico se não houver nenhuma outra lesão e se o sangramento parar. Se for um sangramento posterior, decorrente da porção de trás da cavidade nasal e que escorre para a garganta, comumente é profuso.

Em crianças, a hemorragia nasal pode ser decorrente da presença de corpos estranhos no nariz. Se o objeto estiver saliente e for possível segurá-lo com firmeza e facilidade, ele deve ser puxado para fora. Caso não seja possível a remoção, quando existir a possibilidade de ele ser empurrado, o socorrista deve fazer a vítima espirrar para deslocar o objeto ou, ainda, pedir para a vítima assoar o nariz suavemente enquanto realiza a compressão da narina oposta. Se o objeto não for desalojado, a pessoa que estiver realizando o socorro deve procurar tranquilizar e acalmar a criança e os pais e, posteriormente, acionar o serviço de atendimento pré-hospitalar.

Cortes e lacerações na orelha são comuns e raramente representam risco à vida. Os brincos, por exemplo, podem comumente prender e rasgar, causando danos no lóbulo da orelha (conforme mostra a Figura 2.15). As ações são as mesmas para o atendimento das lesões de partes moles, aplicando pressão direta para conter hemorragia e preservar todas as partes avulsionadas, envolvendo-as em gaze umedecida e guardando-as para que sejam transportadas junto da vítima (Luongo, 2014; Karren et al., 2013).

Figura 2.15 – Laceração na orelha

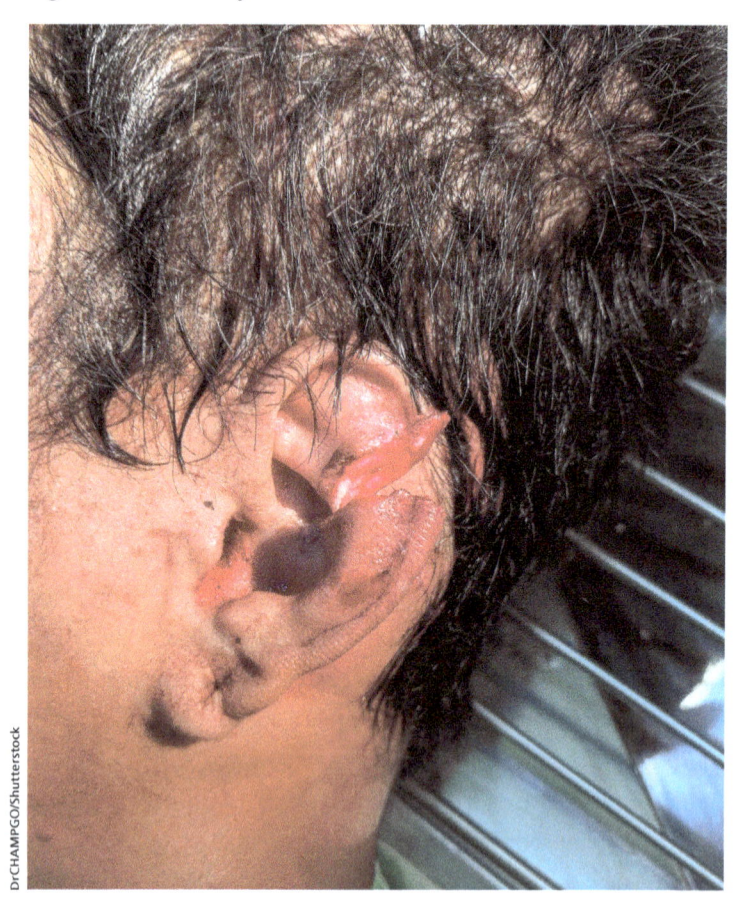

Ao realizar um curativo em orelha lesionada, sempre parte dele deve ser colocada entre a orelha e a lateral da cabeça, e nunca deve ser colocado nada dentro do ouvido nem deve ser coberta a orelha por completo para estancar a hemorragia do canal auditivo. Somente deve ser preparado um curativo limpo e frouxo no orifício do ouvido para que possa absorver o sangramento, porém, sem exercer pressão para estancá-lo.

A presença de **corpos estranhos no ouvido** é comum entre crianças pequenas. Se o objeto estiver visível e na abertura do canal auditivo, pode ser realizada a remoção delicadamente com uma pinça; caso contrário, isso não deve ser feito. A vítima precisa ser encaminhada a um hospital para a remoção do corpo estranho com equipamentos adequados. É importante nunca colocar nenhum líquido no ouvido, pois, caso exista a presença de corpos estranhos, como grãos, eles podem dilatar-se, tornando a remoção muito mais difícil.

Outra situação que requer ação imediata é a presença de insetos no canal auditivo. Como eles são atraídos pela luz, deve ser puxado de modo delicado o lóbulo da orelha para endireitar o canal auditivo, projetar na região uma lanterna para que o inseto possa ser atraído para fora. Nos casos em que o canal auditivo estiver lesionado, mas o tímpano estiver intacto, é possível colocar algumas gotas de óleo vegetal ou mineral para afogar o inseto, mas jamais utilizar óleo de motor. Depois de o inseto parar de se mover, proceder a uma irrigação cuidadosa com água morna para retirá-lo. Caso não tenha sido retirado e havendo a certeza da ausência de lesões no canal auditivo e no tímpano, é possível utilizar usar uma seringa para sugar delicadamente o corpo do inseto (Karren et al., 2013).

Lesões no ouvido interno também podem ocorrer por impactos bruscos, golpes no crânio (com a possibilidade de rompimento do tímpano), alterações abruptas na pressão ou explosões. A vítima pode perder a audição no ouvido afetado ou mesmo apresentar problemas para a manutenção do equilíbrio. Nesses casos, é necessário encaminhá-la para um serviço especializado.

2.2.2 Lesões de olhos

Emergências oculares ocorrem em uma proporção muito menor quando comparadas com as demais situações, contudo, elas necessitam de atendimento com maior urgência, pois podem ocasionar lesões irreversíveis nos olhos. As lesões oculares também podem acometer os ossos e as partes moles da órbita ocular e ferir o globo ocular; em algumas situações, o bulbo do olho pode sofrer perfuração. Esse tipo de lesão ocasiona maior ansiedade nas vítimas.

Para realizar a **avaliação**, o atendente deve questionar a vítima sobre quando ocorreu o acidente ou quando iniciou a dor, e o que ela observou que pode ter dado início à situação. Observar os olhos do modo isolado e, depois, em conjunto, com o apoio de uma lanterna, sempre observando, na seguinte ordem: 1) as órbitas, para avaliar presença de equimoses, edema, laceração e sensibilidade; 2) as pálpebras, para avaliar presença de equimose, edema e laceração; 3) as conjuntivas, para avaliar presença de vermelhidão, secreção ou corpo estranho; 4) os globos oculares, para avaliar presença de vermelhidão, coloração anormal e laceração; 5) avaliar tamanho, formato e reatividade à luz das pupilas – não iluminar o olho em vista frontal; sempre manter a luz projetada em um ângulo de 45°; 6) observar a movimentação dos olhos em todas as direções, para avaliar o olhar anormal, a paralisia no olhar ou a dor durante o movimento (Karren et al., 2013).

Ao ser identificada a perda de visão, sem melhora ao piscar, se houver perda parcial do campo visual, dor intensa no olho, visão dupla ou sensibilidade anormal à luz, a lesão é grave e requer ação especializada imediatamente. Nos casos de vítima inconsciente, fechar de modo delicado os olhos e cobri-los com curativos umedecidos. Nessas situações, a vítima perde os reflexos normais, como piscar, os quais ajudam a proteger os olhos (Karren et al., 2013).

O princípio do atendimento para lesões oculares é igual ao de lesões de partes moles, porém, não pode ser aplicada pressão diretamente sobre o globo ocular, mesmo que não haja lesão. Em todas as situações, devem ser realizados os passos a seguir (Martins et al., 2014; Karren et al., 2013):

- não realizar irrigação no olho ferido, somente nas situações de queimadura química ou na presença de um corpo estranho no olho;
- não aplicar pomadas nem medicamentos no(s) olho(s);
- não realizar a remoção de sangue e coágulos do olho;
- não forçar a abertura da pálpebra, salvo se necessária a remoção de substâncias químicas ou corpos estranhos;
- manter a vítima deitada e imóvel;
- limitar a visão do olho que não estiver ferido com a realização de um tampão;
- não administrar nada à vítima por via oral, pois ela poderá necessitar de anestesia geral no hospital;
- todas as vítimas com presença de lesões oculares precisam ser avaliadas imediatamente por um médico.

Qualquer **corpo estranho**, como areia, partículas de poeira, pó de carvão, cinzas ou pequenos pedaços de metal, podem entrar ou ser introduzidos no olho e ali permanecerem alojados, conforme podemos observar na Figura 2.16.

Figura 2.16 – Corpo estranho no olho

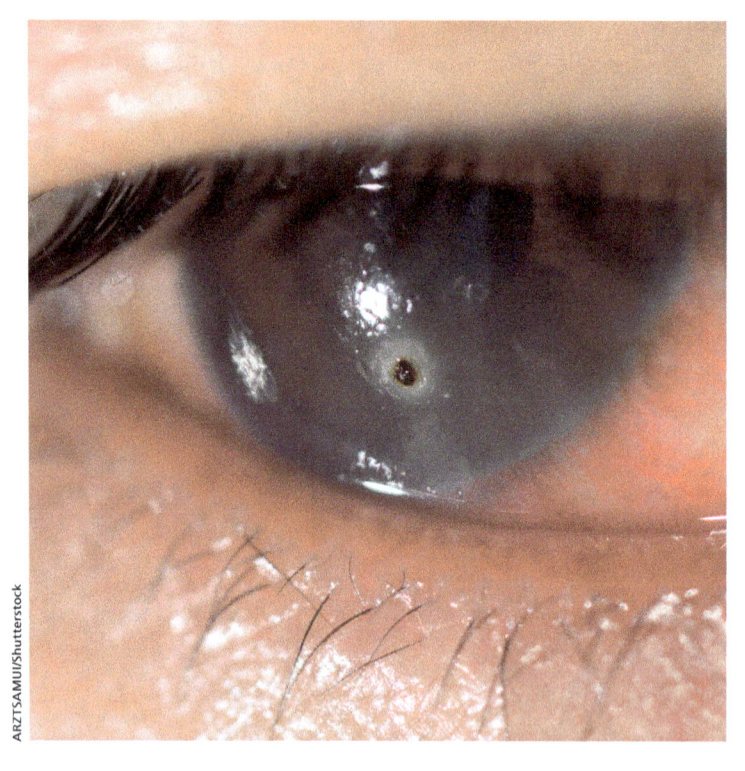

Se os corpos estranhos não forem removidos, poderão causar danos severos, infecções ou inflamações ou, ainda, lesões na córnea. A situação deve ser tratada sempre como perigosa, especialmente se os corpos estranhos contiverem ferro ou cobre. A presença de dor intensa é comum, e os olhos acabam produzindo lágrimas imediatamente para tentar eliminar as substâncias irritantes. Em muitos casos, o olho pode ser incapaz de ser aberto, principalmente porque a luz causa mais irritação. Jamais deve ser permitido que uma vítima com objetos estranhos nos olhos coce ou esfregue a região, pois isso favorecerá o alojamento dos objetos mais profundamente. Caso as lágrimas não expulsem os objetos, a vítima deve ser orientada a piscar várias vezes, o que poderá remover os objetos que estão soltos. Somente se deve tentar remover os corpos alojados na região da conjuntiva, jamais os que estiverem na córnea.

Caso piscar não auxilie na remoção do objeto, devem ser realizados os seguintes procedimentos (Martins et al., 2014; Karren et al., 2013):

- enxaguar o olho delicadamente com água limpa, afastando as pálpebras;
- proceder à remoção dos objetos que estiverem alojados sob a pálpebra superior, forçando-a sobre a inferior – ao retornar para a posição normal, a superfície subjacente passará sobre os cílios da pálpebra inferior, removendo o corpo estranho;
- caso o corpo estranho permaneça no olho, segurar os cílios da pálpebra superior e dobrá-la sobre um cotonete ou similar e remover cuidadosamente o corpo estranho da pálpebra com o canto de um pedaço de gaze estéril (conforme Figura 2.17 (A));
- se o objeto estiver alojado sob a pálpebra inferior, ela deve ser puxada para baixo, expondo a superfície interna da pálpebra, e o objeto deve ser removido com o canto de um pedaço de gaze estéril ou cotonete (conforme Figura 2.17 (B));
- caso o objeto se aloje no globo ocular, a pessoa que estiver socorrendo a vítima não deve mexer no objeto, mas realizar a cobertura dos dois olhos com uma compressa e acionar o serviço de atendimento pré-hospitalar.

Figura 2.17 – Corpo estranho no olho

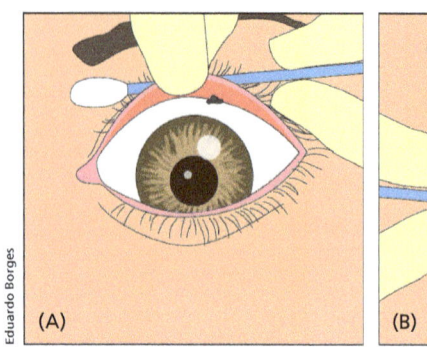

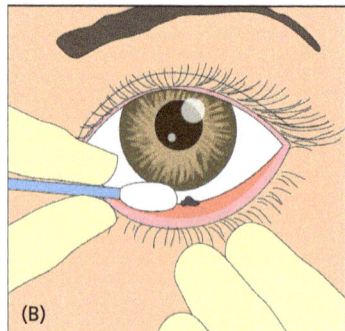

(A) (B)

Para remover partículas da esclera, puxar a pálpebra inferior para baixo enquanto a vítima olha para cima, ou puxar a pálpebra superior para cima enquanto a vítima olha para baixo.

O traumatismo facial pode estar associado às **lesões nas órbitas**. Sempre que houver uma fratura de órbita, compreende-se que também houve um traumatismo craniano. A fratura de órbita pode ser identificada por (Karren et al., 2013; Salomone et al., 2010; Santos et al., 2005):

- visão dupla;
- visão notadamente reduzida;
- perda de sensibilidade na sobrancelha, na bochecha ou no lábio superior, em decorrência de dano nervoso;
- presença de secreção nasal, que pode ser profusa;
- paralisia do olhar para cima (a vítima não consegue acompanhar com os olhos os movimentos dos dedos para cima).

Lesões na face geralmente deixam hematoma no olho, visto que ocorre o rompimento de pequenos vasos sanguíneos ao redor dele, resultando em equimose. As lesões que foram ocasionadas por golpes no olho apresentam variação de gravidade, de acordo com a força e o ângulo do golpe. O hematoma pode esconder uma lesão muito grave, como uma fratura na órbita ocular ou, até mesmo, graves danos ao globo ocular. Todas as vítimas com lesão ocular devem procurar atendimento médico se houver hematomas, presença de dor e visão prejudicada ou reduzida.

Comumente, as **fraturas orbitais** requerem hospitalização e, possivelmente, um tratamento cirúrgico. Sempre deve ser acionado o serviço de atendimento pré-hospitalar e, em seguida, ser realizado o seguinte atendimento (Lambert, 2019; Haubert, 2018; Karren et al., 2013):

- caso o globo ocular não apresente lesões, colocar bolsas de gelo sobre o olho lesionado durante, no máximo, 15 minutos para que seja possível reduzir o edema;
- sempre manter, se possível, a vítima sentada até a chegada da equipe de resgate – somente nos casos com suspeita de lesão cervical isso não é possível;
- não exercer pressão sobre o globo ocular;
- em caso de suspeita de lesão no globo ocular, não utilizar bolsas de gelo;
- procurar manter a vítima deitada de costas até a chegada da equipe de resgate.

As **lesões em pálpebras** incluem equimose, queimaduras e lacerações (Figura 2.18). Como a pálpebra conta com vasta irrigação por vasos sanguíneos, as lacerações nessa região podem causar sangramentos profusos. Qualquer coisa que possa lesionar a pálpebra, consequentemente, também pode causar um dano ao globo ocular; portanto, a lesão deve ser cuidadosamente avaliada (Lambert, 2019; Haubert, 2018; Karren et al., 2013).

Figura 2.18 – Lesões em pálpebras

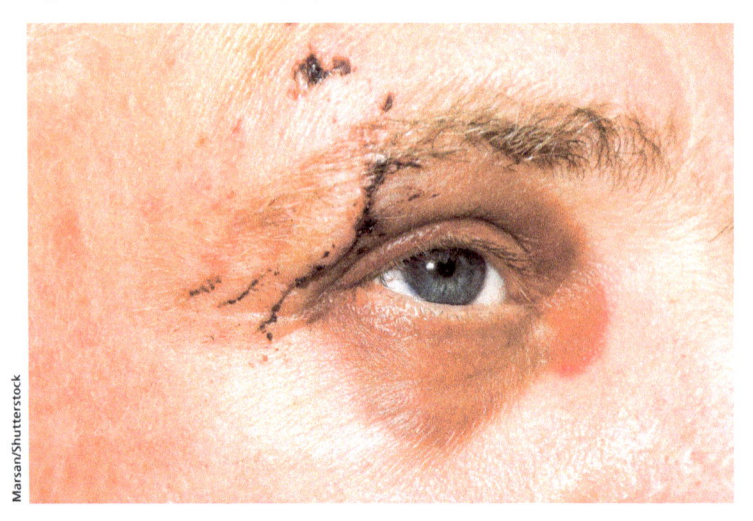

Assim, é necessário primeiramente realizar o controle da hemorragia e a proteção do tecido lesionado e das estruturas subjacentes. Nunca deve ser realizada a remoção de materiais fixados no globo ocular. Depois de acionar o serviço de atendimento pré-hospitalar, a pessoa que está fazendo o atendimento deve seguir os seguintes passos (Karren et al., 2013; Salomone et al., 2010; Santos et al., 2005):

- realizar a contenção da hemorragia na pálpebra com uma leve pressão e um curativo pequeno – não realizar pressão se o globo ocular estiver lesionado;
- realizar a cobertura da pálpebra com gaze estéril e sempre umedecida para impedir o ressecamento do ferimento;
- nos casos em que a pele da pálpebra tiver sido avulsionada, conservá-la para que possa ser transportada junto da vítima e posteriormente enxertada;

- caso o globo ocular não apresente lesões, cobrir a pálpebra lesionada com compressas frias para a redução do edema;
- cobrir o olho que não estiver lesionado com um curativo para diminuir os movimentos.

As **lesões no globo ocular** podem estar associadas a equimoses, abrasões, lacerações e danos ocasionados por corpos estranhos. As lacerações profundas podem lesionar ou cortar a córnea, fazendo que o conteúdo do olho seja despejado; já os traumatismos graves sem cortes ou as lesões por projéteis podem causar a ruptura do globo ocular, o que se torna imediatamente visível. Outras alterações que são sugestivas de lesão no globo ocular são as alterações de forma, como o globo ocular em formato de pera ou irregular e presença de sangue na câmara anterior do olho (Luongo, 2014; Karren et al., 2013).

As lesões no globo ocular precisam ser tratadas em ambiente hospitalar, onde existem equipamentos especializados. Depois de ser acionado o serviço de atendimento pré-hospitalar, devem ser realizadas as seguintes ações (Luongo, 2014; Karren et al., 2013):

- aplicar tampões delicados em ambos os olhos – em caso de suspeita de ruptura do globo ocular, não utilizar tampões e não exercer nenhum tipo de pressão, porque a pressão pode forçar o conteúdo do olho para fora;
- manter a vítima sempre deitada de costas até a chegada da equipe de resgate.

Outra situação corriqueira diz respeito às **queimaduras químicas nos olhos** (conforme apresentado na Figura 2.19), que são uma emergência prioritária, pois elas podem ocasionar danos permanentes imediatamente após a lesão. Os primeiros 10 minutos geralmente acabam determinando o resultado. Os álcalis, como amônia, limpadores de ralos, cimento e gesso, ocasionam danos mais graves do que os ácidos, pois continuam a queimar quando penetram mais profundamente. Ainda há as queimaduras por ácidos (bateria, clorídrico e nítrico). Independentemente da substância, se ela permanece no olho, a queimadura continuará causando danos até que a substância seja removida (Karren et al., 2013; Salomone et al., 2010; Santos et al., 2005).

Figura 2.19 – Queimaduras químicas no olho

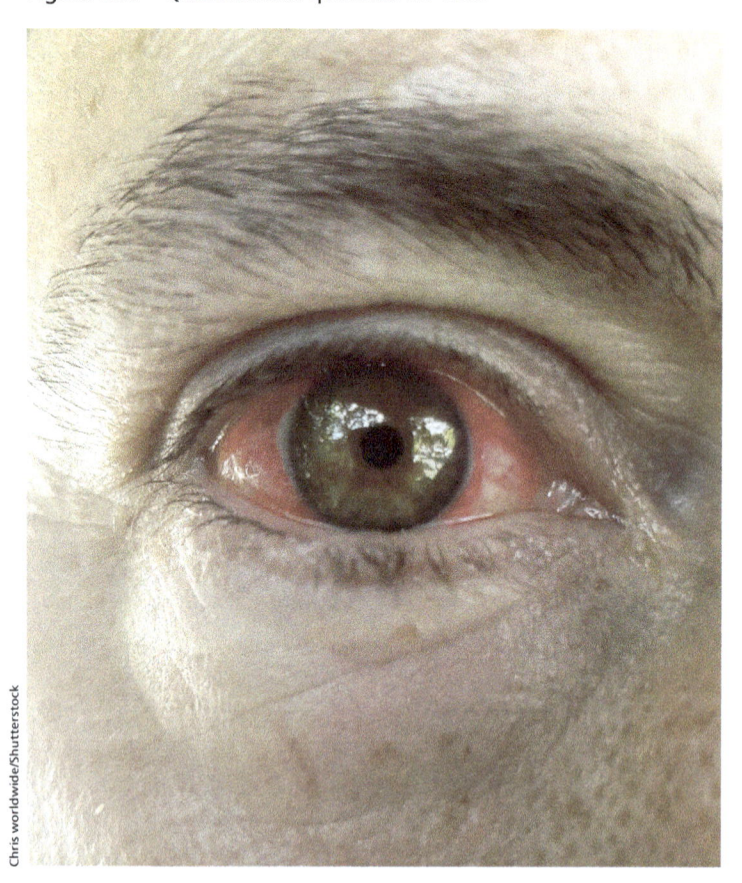

As queimaduras químicas são visíveis porque ocorrem: irritação e edema das pálpebras; vermelhidão ou listras vermelhas ao longo da superfície ocular; visão reduzida ou embaçada; forte dor; queimadura e irritação na pele ao redor dos olhos. Nesses casos, depois de acionar o serviço de atendimento pré-hospitalar, o atendimento inicial deve ser realizado da seguinte forma (Martins et al., 2014; Karren et al., 2013):

- manter as pálpebras abertas e realizar a irrigação do olho suavemente e continuamente com água corrente por, no mínimo, 30 a 60 minutos, ou até a chegada do socorro – utilizar apenas água;
- em alguns locais, há o sistema de lavagem dos olhos, que pode ser utilizado (conforme indicado na Figura 2.20);

Figura 2.20 – Chuveiro de lavar olhos

Khamkhlai Thanet/Shutterstock

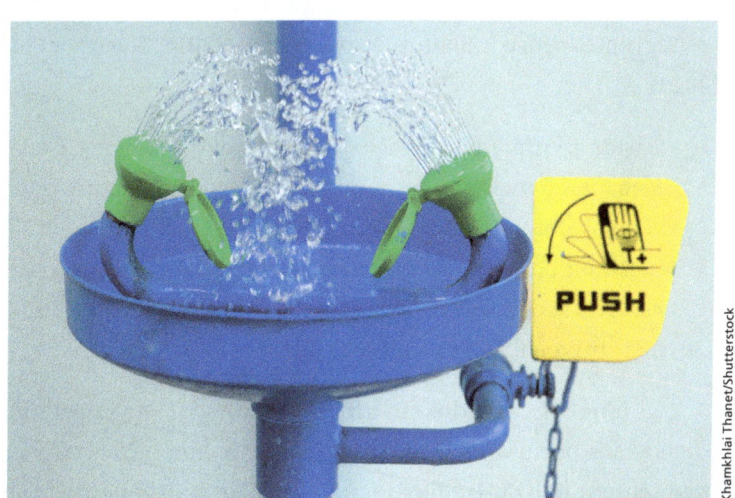

- a água precisa ser despejada no canto interno, passando pelo globo ocular até chegar à borda externa – orientar a vítima para que proceda o movimento do globo ocular, o que ajudará a lavar todo o olho;
- remover lentes de contato, caso existam;
- remover partículas sólidas da superfície do olho com a utilização de cotonete úmido;
- se, após 60 minutos de lavagem dos olhos com água corrente, a equipe de atendimento pré-hospitalar não chegar, realizar o enfaixamento frouxamente de ambos os olhos com compressas úmidas e frias.

A lesão ocular ocasionada por fonte de luz ultravioleta pode queimar os olhos, resultando em uma dor forte com duração de até seis horas após a exposição. Esse tipo de queimadura pode ser causado por lâmpadas de bronzeamento artificial, soldas e luz do sol refletida na neve. Nesses casos, devem ser realizados os seguintes procedimentos (Martins et al., 2014; Karren et al., 2013):

- afastar a vítima para longe da luz do sol ou da fonte causadora, preferencialmente mantê-la em um local escuro, onde não haja fontes de luz;
- cobrir ambos os olhos com gazes umedecidas em água fria;
- não deixar a vítima esfregar os olhos, pois isso causará ainda mais inflamação nos tecidos lesionados.

Os **objetos cravados no globo ocular** somente podem ser removidos por um médico. Os cuidados de emergência consistem em estabilizar o objeto para evitar todos os movimentos ou a remoção acidental antes que a vítima receba atendimento médico, conforme podemos observar na Figura 2.21.

Figura 2.21 – Estabilização de objeto cravado no globo ocular

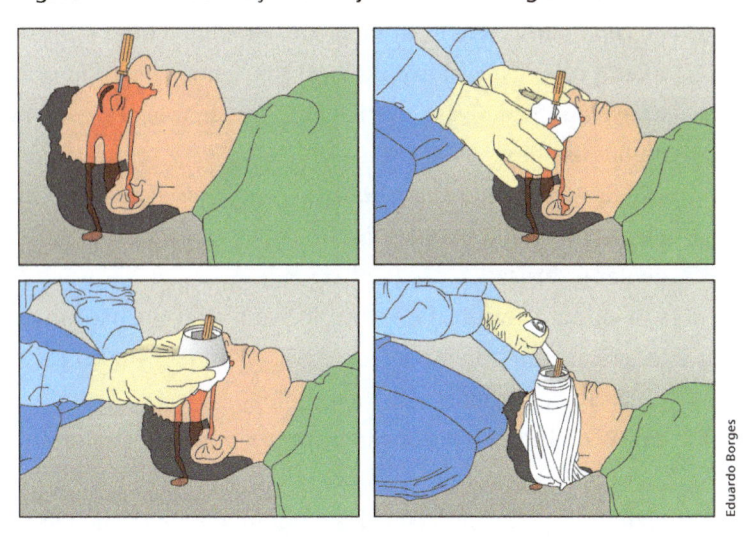

Nos casos de lesão mais grave, em que o globo ocular pode ser forçado para fora da cavidade, ou estiver protruso, jamais ele deve ser recolocado na cavidade. Depois de acionar o serviço de atendimento pré-hospitalar, os cuidados de emergência devem ser realizados desta forma (Martins et al., 2014; Karren et al., 2013):

- deitar a vítima de costas, estabilizar a cabeça com sacos de areia ou almofadas grandes;
- cobrir delicadamente o globo ocular protruso com um curativo limpo e umedecido, como gaze estéril umedecida com água limpa, a fim de manter o globo ocular úmido, ou envolver o olho e o objeto cravado com gaze ou outro material adequado, como um pano macio esterilizado – fazer um orifício no curativo para acomodar o objeto cravado;
- colocar uma proteção de metal, um copo de papel ou cone no objeto cravado ou no globo ocular protruso (não usar copos

- de isopor, pois eles podem esfacelar-se) – o topo e as laterais do copo não devem tocar nem o objeto nem o olho;
- fixar o copo e o curativo no local com uma bandagem compressiva autoadesiva ou com bandagens em rolo que cubram ambos os olhos;
- não passar o curativo em cima do copo, pois a pressão pode empurrá-lo para baixo, sobre o objeto cravado ou o globo ocular protruso;
- se a vítima estiver inconsciente, fechar o olho que não estiver lesionado antes de fazer o curativo, a fim de evitar o ressecamento dos tecidos;
- cobrir o olho não lesionado a fim de prevenir que o olho lesionado se mova;
- atentar-se para a necessidade de tratamento para choque;
- não oferecer nada para a vítima via oral.

2.2.3 Lesões de garganta

A garganta pode ser lesionada por golpes fortes; situações comuns envolvem o enforcamento, que pode ser acidental ou intencional. Outro fator é o impacto contra um volante, um fio esticado ou varal. Caso a garganta seja lacerada, poderá apresentar hemorragia de uma artéria ou veia principal e, ainda, bolhas de ar poderão entrar nos vasos sanguíneos. Os principais sinais e sintomas, além da laceração evidente, são: deslocamento da traqueia para um lado; dificuldade para falar; sons crepitantes durante a fala ou a respiração, à medida que o ar escapa pela laringe lesionada; perda da voz; obstrução das vias aéreas que não foi ocasionada por outras fontes, sendo a causa o edema na garganta (Lambert, 2019; Haubert, 2018; Karren et al., 2013).

Nas lesões de garganta, a manutenção das vias aéreas é fundamental, visto que o sangue coagula quando exposto ao ar, e os coágulos podem obstruir as vias aéreas. Depois de acionar o serviço de atendimento pré-hospitalar, o atendimento inicial deve tomar por base os seguintes passos (Lambert, 2019; Haubert, 2018; Karren et al., 2013):

- realizar a desobstrução das vias aéreas; caso necessário, administrar respiração artificial;
- sempre que possível, manter a vítima deitada para que sejam reduzidas as possibilidades de entrada do ar nos vasos sanguíneos – a melhor posição é o lado esquerdo, com o corpo inclinado para baixo em angulação de 15°;
- realizar o controle do sangramento com uma leve pressão e curativos grossos – caso se perceba que o sangue é venoso, aplicar uma pressão acima e abaixo do local para seja possível evitar uma embolia gasosa;
- se houver recurso para aferição de pressão artéria, nessa situação ele é importante, pois pressão em excesso pode bloquear o fluxo de sangue para o cérebro.
- é importante que não seja aplicada pressão simultaneamente nos dois lados do pescoço;
- seguir os cuidados para o tratamento de choque.

2.3 Lesões de tórax, abdome e genitália

Quaisquer lesões torácicas precisam ser consideradas como graves e potencialmente fatais, visto que há a probabilidade de órgãos vitais, como coração e pulmão, terem sido afetados. À primeira avaliação, as vítimas que sofreram lesões torácicas podem parecer normais, contudo, a piora do quadro pode ser rápida e repentina. As lesões torácicas mais comuns são as seguintes (Lambert, 2019; Haubert, 2018; Karren et al., 2013):

- tórax flácido;
- lesões por compressão e asfixia traumática;
- fratura de costelas;
- hemotórax, pneumotórax, pneumotórax hipertensivo e pneumotórax aberto.

Já as lesões na região abdominal podem resultar em hemorragia, em razão da ruptura ou laceração dos órgãos abdominais, e ainda várias dessas lesões demandam tratamento cirúrgico. Sempre é necessário suspeitar de lesões abdominais em todas as vítimas que apresentarem evidência de lesão fechada ou penetrante em cavidade abdominal.

Grande parte dos traumas de genitais ocorrem em homens, pois envolvem os testículos, o escroto e o pênis. Além disso, é possível evidenciar trauma nas genitais oriundo de violência e maus-tratos em todos os ciclos de vida. A seguir, apresentaremos o passo a passo para cada atendimento às vítimas que sofreram lesões no tórax, no abdome e na genitália.

2.3.1 Lesões no tórax

As lesões de tórax são classificadas conforme apresentado no Quadro 2.1.

Quadro 2.1 – Lesões de tórax

Fechadas	- Ocasionadas por contusão com a pele permanece intacta. - Podem ocorrer várias lesões internas com sérios danos, principalmente lacerações ou ruptura no coração, nos pulmões e nos grandes vasos.
Abertas	- Ocasionadas por objetos penetrantes, onde ocorre a perfuração da pele através da penetração de algum objeto ou da ponta de uma costela fraturada. - Podem ocorrer lesões graves, principalmente nos casos de projétil que se fragmenta e se espalha, ou por uma facada danificando os tecidos e os órgãos ao longo do trajeto da penetração.

Fonte: Elaborado com base em Goiás, 2016.

As lesões torácicas podem ser ocasionadas por: forte golpe no tórax (trauma fechado); objetos pontiagudos que penetram a parede torácica; compressão torácica e de modo súbito (lesão por compressão). Independentemente da lesão, ocorrem alguns sinais e sintomas significativos e vários simultaneamente (Goiás, 2016):

- pele pálida, fria e úmida;
- cianose[2] de extremidades;
- dispneia;
- hiperventilação;
- desvio traqueal;

---

2 Trata-se uma condição médica que afeta o paciente que passa por problemas relacionados à má oxigenação do sangue.

- dor às incursões respiratórias;
- distensão das veias do pescoço;
- dor na região lesionada ou próxima a ela, com grande piora durante a respiração;
- hemoptise;
- incapacidade do tórax de se expandir normalmente durante a inspiração;
- pulso fraco e acelerado (mais de 100 batimentos por minuto);
- lesão aberta no tórax;
- equimose ou fratura na parede torácica;
- rebaixamento do nível de consciência, com confusão, agitação, impaciência e comportamento irracional.

Importante!

Nos casos de lesões torácicas, devem ser avaliados três sinais:
1. frequência respiratória – qualquer alteração no padrão respiratório normal e dificuldade respiratória;
2. se a vítima respirar mais de 24 vezes por minuto, sentir dor ao respirar ou apresentar dificuldade nas respirações profundas, o tórax provavelmente está lesionado – a dificuldade respiratória pode apresentar uma troca ineficaz de oxigênio;
3. presença de equimoses ou feridas abertas na região.

Depois de acionar o serviço de atendimento pré-hospitalar, o atendimento inicial deve seguir os seguintes passos (Lambert, 2019; Haubert, 2018; Karren et al., 2013):

- manter vias aéreas permeáveis, realizar a desobstrução, se necessário (caso a respiração não esteja adequada, administrar respiração artificial se tiver houver dispositivos adequados);
- colocar um curativo oclusivo sobre qualquer ferida aberta no tórax;
- controlar a respiração externa;
- não remover objeto empalado – sempre realizar a estabilização do objeto até que a vítima possa receber ajuda médica;
- em caso de objeto empalado no tórax, proceder ao corte das roupas para expor o ferimento;
- realizar um curativo no ferimento nas proximidades do objeto para controlar a hemorragia e prevenir uma ferida torácica aspirativa:
    - estabilizar o objeto com bandagens em rolo autoadesivas ou curativos grandes;
    - prender as bandagens com esparadrapo para estabilizar o objeto.

Lesões específicas no tórax

A seguir, trataremos das lesões específicas no tórax, que são: lesão por compressão, asfixia traumática, fratura de costelas, hemotórax, pneumotórax, pneumotórax hipertensivo e pneumotórax aberto.

Quando a parede torácica torna-se instável em virtude da ocorrência de fraturas de duas ou mais costelas, acontece o chamado *tórax instável*, que pode afetar as partes anterior, posterior ou laterais da caixa torácica (Martins et al., 2014; Karren et al., 2013), conforme podemos observar na Figura 2.22.

Figura 2.22 – Tórax instável

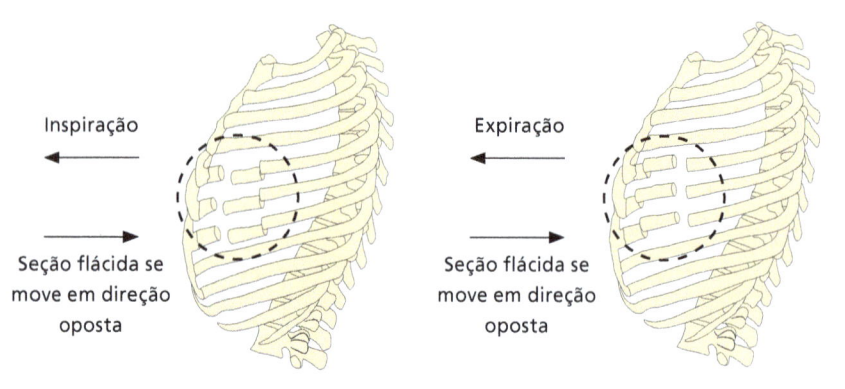

Inspiração

Seção flácida se move em direção oposta

Expiração

Seção flácida se move em direção oposta

udaix/Shutterstock

Na presença de tórax instável, sempre se deve suspeitar de lesão no tecido pulmonar em decorrência da força significativa que se faz necessária para fraturar várias costelas adjacentes (Martins et al., 2014; Karren et al., 2013).

Importante!

Um tórax flácido pode ocasionar dificuldade da capacidade de a vítima respirar, além de traumatizar os tecidos pulmonares ou levar a uma oxigenação inadequada; portanto, é considerado uma lesão potencialmente fatal.

Frequentemente, podem ocorrer fraturas múltiplas em várias costelas, e a porção da parede torácica sobre elas se torna flutuante. Ao movimento inspiratório, a área não consegue se expandir, mas se move para dentro; quando a vítima expira, a seção flácida se move para fora (movimento paradoxal) – conforme apresentado na Figura 2.23. A vítima apresenta elevado risco para complicações respiratórias, pois se faz necessária grande força para que a lesão ocorra, e o movimento paradoxal do tórax aumenta significativamente o trabalho da respiração, associado à dor intensa, o que acaba limitando a inspiração profunda e, consequentemente, a ventilação adequada (Lambert, 2019; Haubert, 2018; Karren et al., 2013).

Figura 2.23 – Tórax instável na expiração e inspiração

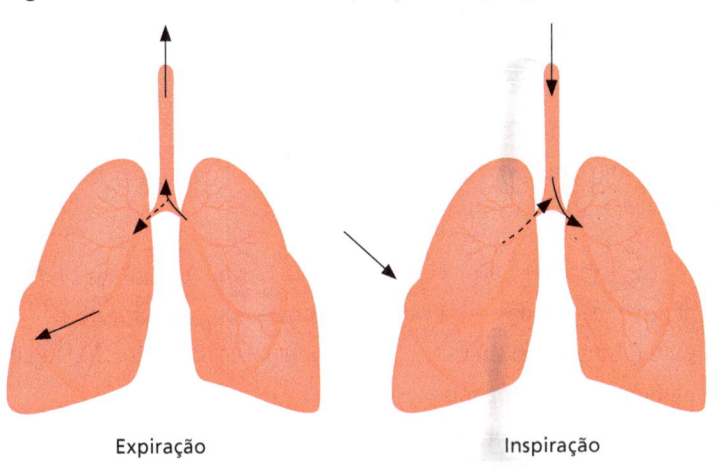

Expiração   Inspiração

Popmarleo/Shutterstock

Nessas situações, é de extrema relevância realizar a palpação em vez de proceder somente à inspeção; é fundamental identificar a apresentação de tórax instável. A perda da integridade da parede torácica pode ocasionar a dificuldade para o processo natural da ventilação, o que leva a uma respiração inadequada e à consequente redução do ar oxigenado que entra nos pulmões e nos alvéolos para as trocas gasosas.

Uma lesão grave pode ocasionar danos nos tecidos pulmonares e acarretar hipóxia severa com importante piora contínua do estado clínico da vítima. A identificação, associada à inspeção e à palpação, ocorre também com base nos seguintes sintomas (ACS, 2018; NAEMT, 2017b; Karren et al., 2013):

- dispneia;
- taquipneia;
- respiração superficial;
- dor costal intensa;
- movimento paradoxal da parede torácica;
- equimose na área lesionada;
- taquicardia;
- tentativa de a vítima apoiar a parede torácica com os braços e as mãos;
- pele pálida, fria e pegajosa;
- cianose de extremidades;
- sinais de distúrbio respiratório.

Se ocorrerem lesões no coração, a vítima poderá apresentar cianose na cabeça, no pescoço, nos ombros, nos lábios e na língua, dilatação de vasos sanguíneos no pescoço, vermelhidão em globo ocular, deformidades torácicas.

Depois de acionar o serviço de atendimento pré-hospitalar, a pessoa que estiver realizando o socorro inicial deve seguir os seguintes passos (ACS, 2018; NAEMT, 2017b; Karren et al., 2013):

- desobstruir as vias aéreas e realizar respiração artificial, se necessário e se houver equipamentos disponíveis;
- realizar uma palpação para identificar a presença de instabilidade no tórax e estabilizá-lo com curativos ou com um travesseiro, prendendo-o com gravata, faixas ou esparadrapo;
- manter a vítima com a porção instável sobre um apoio externo, preferencialmente em uma posição semissentada ou deitada sobre o lado lesionado;

- monitorar os sinais vitais e ficar atento para situações de choque.

As **lesões por compressão e asfixia traumática** são tratadas como uma emergência grave e com risco de vida, pois a compressão súbita e intensa do tórax, por exemplo, a projeção do corpo de uma vítima contra um objeto, pode causar a compressão do tórax, elevando instantaneamente a pressão intratorácica. A situação torna-se muito mais grave quando o esterno exerce pressão repentina e intensa sobre o coração, lesionando-o.

Esse tipo de lesão ocorre quando a compressão repentina da parede torácica força que o sangue saia do coração e entre nos vasos em direção retrógrada. Nesse caso, ocorrem os seguintes sinais e sintomas (ACS, 2018; NAEMT, 2017b; Karren et al., 2013):

- visualização de um trauma torácico;
- pele fria, pálida e pegajosa;
- pulso rápido e fraco;
- dispneia e taquipneia;
- distensão dos vasos sanguíneos do pescoço;
- esclerótica vermelha e olhos salientes;
- língua e lábios cianóticos;
- hemoptise;
- região da cabeça, pescoço e ombros com aparência cianótica e edemaciada.

Depois de acionar o serviço de atendimento pré-hospitalar, a pessoa que estiver realizando o socorro inicial deve seguir os seguintes passos (Karren et al., 2013):

- desobstruir as vias aéreas e realizar respiração artificial, se necessário e se houver equipamentos disponíveis;
- controlar qualquer hemorragia decorrente do trauma;

- monitorar as vias aéreas, a ventilação e os sinais vitais da vítima;
- posicionar a vítima em decúbito dorsal com a cabeça, o pescoço e a coluna em uma posição alinhada.

As **fraturas de costelas** costumam não ser fatais, contudo, poderão ocasionar lesões como punção ou laceração em órgãos vitais, como o coração, os pulmões ou grandes vasos sanguíneos. Os principais sintomas apresentados são: dor intensa ao movimento, tosse e respiração profunda; associadas ao som áspero à palpação (crepitação); respiração superficial e acelerada; equimoses e lacerações no local com suspeita de fratura; sangue espumoso no nariz ou na boca (esse caso indica laceração no pulmão). (Lambert, 2019; Haubert, 2018; Karren et al., 2013).

Nesses casos, é necessário garantir que a vítima esteja com as vias aéreas desobstruídas e possa respirar adequadamente. Depois de acionar o serviço de atendimento pré-hospitalar, devem ser realizados os seguintes passos (Karren et al., 2013; Salomone et al., 2010; Santos et al., 2005):

- oferecer à vítima um cobertor ou travesseiro para apoiar o tórax, caso ela não consiga apoiá-lo, utilizar uma tipoia e uma faixa para deixar o braço da vítima como uma tala para o apoio – o antebraço do lado lesionado deve estar posicionado transversalmente sobre o tórax (conforme indicado na Figura 2.24), após isso, posicionar a vítima em decúbito dorsal;

Figura 2.24 – Imobilização do braço

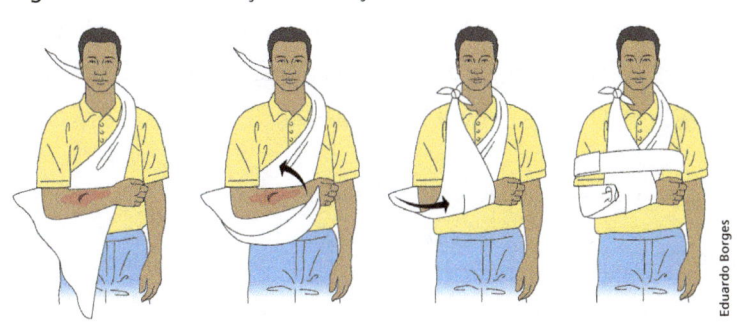

- monitorar vias aéreas, respiração, circulação e incapacidade da vítima, atentando-se para os sinais de hemorragia interna, fator este que pode levar ao choque;
- não colocar nada que envolva completamente o tórax;
- imobilizar as costelas com fita.

Os pulmões são recobertos por duas películas chamadas *pleuras* (visceral e parietal). A mais interna, que está em contato com o tecido pulmonar, é chamada de *pleura visceral*; e a mais externa, que adere à parede torácica, é a pleura parietal. Entre as pleuras, existe o espaço pleural, onde se encontra uma pequena quantidade de líquido seroso que promove a lubrificação, proporcionando a redução do atrito entre elas nos movimentos respiratórios (Lambert, 2019; Haubert, 2018; Karren et al., 2013).

Nas condições normais, não existe a presença de ar no espaço pleural. Nas situações em que ele estiver presente, o pulmão começará a entrar em colapso, e ocorre o chamado *pneumotórax*. O ar localizado no espaço pleural acaba não sendo envolvido nas trocas gasosas e é desperdiçado, podendo levar à hipóxia (Lambert, 2019; Haubert, 2018; Karren et al., 2013).

A Figura 2.25 apresenta as condições em caso de: **hemotórax**, **pneumotórax hipertensivo** e **pneumotórax**. Em todas elas, ocorre a entrada de ar no espaço pleural, permitindo que o pulmão comece a entrar em colapso.

Figura 2.25 – Complicações da lesão torácica

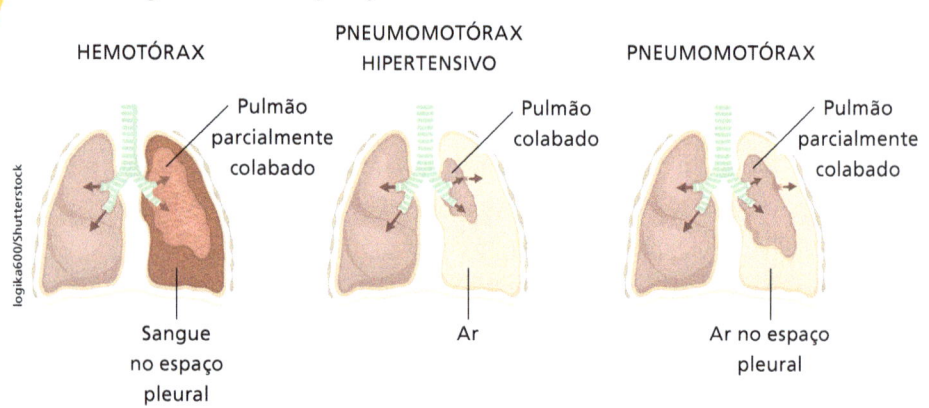

HEMOTÓRAX — Pulmão parcialmente colabado — Sangue no espaço pleural

PNEUMOMOTÓRAX HIPERTENSIVO — Pulmão colabado — Ar

PNEUMOMOTÓRAX — Pulmão parcialmente colabado — Ar no espaço pleural

logika600/Shutterstock

Quanto maior a quantidade de ar acumulada no espaço pleural, maior será o colapso do pulmão, podendo ser até o colapso total. A pressão ocasionada pelo ar encarcerado pode começar a comprimir o coração, os grandes vasos (veia cava e aorta) e o outro pulmão, uma condição potencialmente fatal chamada de *pneumotórax hipertensivo*, que requer uma intervenção imediata da equipe médica.

Nas situações em que o sangue penetrar e preencher o espaço pleural em vez do ar, ocorre o hemotórax. Caso o pneumotórax seja ocasionado pela entrada de ar por meio de uma ferida aberta na parede torácica, ele é denominado *pneumotórax aberto*.

Para facilitar a compreensão, vamos apresentar, no Quadro 2.2, a seguir, os conceitos, os sinais e os sintomas e como deve ser realizado o atendimento antes da chegada do serviço pré-hospitalar em cada uma das situações.

Quadro 2.2 – Síntese de atendimento nas situações de hemotórax, pneumotórax, pneumotórax hipertensivo e pneumotórax aberto

SITUAÇÃO	CONCEITO	SINAIS E SINTOMAS	ATENDIMENTO
Hemotórax	▪ Condição na qual o ar entra no espaço pleural, possibilitando o colapso do pulmão.	▪ Choque ▪ Taquipneia ▪ Dispneia ▪ Pulso rápido e fraco ▪ Escarro espumoso ou sanguinolento	▪ Caso disponível, administrar respiração artificial nas situações em que a vítima não estiver respirando adequadamente. ▪ realizar o controle da hemorragia dos ferimentos externos; ▪ administrar tratamento para choque.
Pneumotórax	▪ Acúmulo de sangue no espaço pleural, o qual possibilita o colapso do pulmão.	▪ Dificuldade respiratória com piora progressiva ▪ Pulso rápido e fraco ▪ Pele pálida e fria ▪ Cianose	▪ Manter as vias aéreas desobstruídas; ▪ caso disponível, administrar respiração artificial nas situações em que a vítima não estiver respirando adequadamente.

(continua)

(Quadro 2.2 – conclusão)

SITUAÇÃO	CONCEITO	SINAIS E SINTOMAS	ATENDIMENTO
Pneumotórax hipertensivo	• Situação na qual o ar penetra o espaço pleural através de um defeito de sentido único no pulmão, resultando em aumento progressivo da pressão na cavidade pleural, o que faz com que o pulmão lesionado entre em colapso quase total e comece a comprimir o pulmão não lesionado, os grandes vasos do tórax e o coração.	• Grave dificuldade respiratória • Rebaixamento do nível de consciência • Distensão das veias do pescoço (tardio) • Desvio traqueal (tardio) • Movimentos torácicos irregulares • Pulsos rápidos e fracos • Hipotensão • Queda da pressão arterial • Cianose • Pele pálida, fria e úmida	• Caso disponível, administrar respiração artificial nas situações em que a vítima não estiver respirando adequadamente; • caso a vítima apresente um ferimento aberto no tórax e esteja com bandagens não porosas, deixar um canto da bandagem descoberto, para criar uma válvula de escape; • administrar tratamento para choque.
Pneumotórax aberto	• Ferida torácica aberta que permite a entrada de ar no espaço pleural.	• Som de aspiração à medida que o ar entra no tórax • Dificuldade respiratória com piora progressiva • Pulso rápido e fraco • Pele pálida e fria • Cianose	• Aplicar curativo oclusivo (não poroso) sobre o ferimento para criar uma válvula de escape, deixando um canto descoberto; • caso disponível, administrar respiração artificial nas situações em que a vítima não estiver respirando adequadamente.

Na Figura 2.26, apresentamos a técnica do curativo de três pontos para as lesões no tórax.

Figura 2.26 – Válvula de escape para aliviar o pneumotórax

Na inspiração, o curativo veda o ferimento, evitando a entrada de ar.

A expiração permite que o ar encarcerado escape através da seção descoberta do curativo.

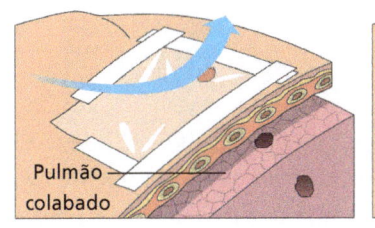

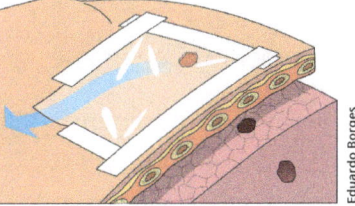

Pulmão colabado

Eduardo Borges

2.3.2 Lesões de abdome

Com relação às lesões abdominais, há uma grande variedade de traumas, sendo os principais: acidentes com veículos motorizados; ferimentos por PAF; FAB; ferimentos por objetos penetrantes (Martins et al., 2014; Karren et al., 2013, Goiás, 2016).

É importante destacar que a cavidade abdominal, além de abrigar os órgãos vitais, também tem um grande suprimento de vasos sanguíneos. Essas lesões podem ser potencialmente fatais e requerem um atendimento imediato e adequado. Outro fator a ser considerado é que, se a vítima sofreu trauma abdominal, ela também sofreu trauma torácico até que se prove o contrário (Martins et al., 2014; Karren et al., 2013, Goiás, 2016).

> **Importante!**
>
> Antes de tratarmos cada um dos tipos de ferimentos, conheça os principais conceitos:
> - **Evisceração**: protrusão dos conteúdos abdominais por meio de uma laceração ou qualquer outro ferimento.

Lesões e traumatismos

> • **Hérnia:** protrusão de um órgão interno por meio da parede abdominal ou para o interior de outra cavidade do corpo.

Ferimentos penetrantes de cavidade abdominal

Ferimentos penetrantes são considerados uma situação de extremo perigo, pois podem ocorrer sérios danos aos órgãos internos, visto que, na cavidade abdominal, estão presentes órgãos sólidos, órgãos ocos e grandes vasos. Os órgãos sólidos têm uma vasta irrigação sanguínea e apresentam uma exponencial tendência de hemorragia severa quando lesionados. Já os órgãos ocos, em geral, contam com algum tipo de substância que pode extravasar para a cavidade abdominal em caso de lesões. Essas substâncias podem ser compostas de produtos químicos fortes e muito irritativos (conteúdo estomacal e no primeiro segmento do intestino delgado) e, ainda, pelo conteúdo bacteriano (intestino grosso). As substâncias químicas podem destruir o tecido ao extravasarem para a cavidade abdominal, gerando dor aguda de início imediato, já as substâncias bacterianas podem causar infecção grave (Karren et al., 2013; Salomone et al., 2010; Santos et al., 2005).

A hemorragia observada nessas situações de trauma abdominal não indica necessariamente a gravidade da lesão, pois muitos danos subjacentes profundos podem ter sido ocasionados com pouca ou nenhuma hemorragia externa. As vítimas de lesões abdominais podem apresentar os seguintes sinais e sintomas (ACS, 2018; NAEMT, 2017b; Karren et al., 2013):

- equimose na região umbilical ou do flanco (as duas condições podem ser evidenciadas várias horas depois);

- sensibilidade (dor à palpação);
- dor, variando de desconforto leve à dor intensa e insuportável;
- dor em outros locais, além do local da lesão;
- dor que irradia para um dos ombros;
- defesa (contração voluntária dos músculos abdominais);
- posição fetal, ou decúbito dorsal, com as pernas dobradas sobre o tórax e abdome;
- pulsos periféricos fracos;
- cãibra abdominal;
- rigidez abdominal;
- náusea e/ou vômitos;
- respiração superficial e acelerada;
- taquicardia;
- evidência de trauma no abdome;
- órgãos protrusos através de ferimentos abertos (evisceração);
- hematúria[3];
- pele pálida, fria e pegajosa;
- hipotensão;
- distensão ou formato irregular do abdome.

Depois de acionar o serviço de atendimento pré-hospitalar, a pessoa que estiver realizando o socorro inicial deve realizar os seguintes passos (Martins et al., 2014; Karren et al., 2013):

- posicionar a vítima em decúbito dorsal (considerar a imobilização cervical), com os joelhos flexionados e apoiados, se possível elevar os pés;
- retirar ou afrouxar as roupas sobre o abdome;

---

3   Presença anormal de eritrócitos (glóbulos vermelhos) na urina, ou seja, sangue na urina.

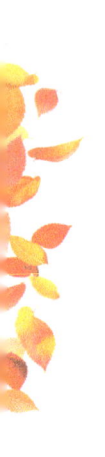

- avaliar a presença de lacerações, ferimentos abertos, equimoses, objetos cravados ou órgãos abdominais protrusos;
- realizar a palpação delicadamente nos quatro quadrantes do abdome; observando defesa, rigidez, dor e sensibilidade;
- prevenir choque;
- manter a vítima aquecida, mas não em excesso;
- controlar o sangramento e cobrir os ferimentos abertos com curativo seco e estéril;
- caso haja presença de órgãos protrusos, seguir as orientações descritas no próximo tópico (evisceração abdominal);
- nos casos em que objetos tiverem penetrado ou perfurado a vítima:
  - cortar as roupas ao redor do objeto e realizar um curativo nos ferimentos ao redor do objeto para controlar a hemorragia;
  - proceder à estabilização do objeto com curativos grossos;
  - enfaixar o objeto para impedir que ele se movimente;
- atentar-se para vômitos, caso ocorram, e posicionar a vítima para a drenagem adequada;
- monitorar constantemente os sinais vitais;
- não administrar nada por via oral.

Evisceração abdominal

Caso as vísceras estejam se projetando por um ferimento (evisceração), depois de acionar o serviço de atendimento pré-hospitalar, o primeiro socorro deve executar os seguintes passos (Martins et al., 2014; Karren et al., 2013):

- realizar a cobertura dos órgãos abdominais protrusos com a utilização de um curativo limpo umedecido com água estéril, se possível, ou água potável;
- não utilizar algodão absorvente ou qualquer material aderente ou que se desintegre em contato com a umidade, como toalhas ou lenços de papel;
- realizar a cobertura do curativo úmido com material oclusivo, como papel alumínio ou filme plástico limpos, para que haja a retenção de calor e umidade;
- proceder à fixação do curativo delicadamente no lugar com uma faixa ou lençol limpo;
- manter a faixa e o curativo frouxos o suficiente para não exercerem pressão excessiva sobre os órgãos abdominais ou causar agravamento da lesão;
- prevenir o choque e monitorar os sinais vitais com frequência;
- jamais tocar os órgãos abdominais nem os recolocá-los na cavidade abdominal.

Hérnia

Quando parte de um órgão interno se projeta por meio da parede abdominal, chamamos de *hérnia*. A maior parte das hérnias ocorre na região da virilha ou logo acima, como resultado da combinação da fraqueza da parede abdominal e distensão muscular. A identificação da hérnia ocorre por meio dos seguintes sinais e sintomas: dor aguda e lancinante; sensação de algo se abrindo no local afetado; inchaço; possibilidade de náusea e vômitos. Depois de acionar o serviço de atendimento pré-hospitalar, o primeiro socorro deve executar os seguintes passos (Lambert, 2019; Haubert, 2018; Karren et al., 2013):

- posicionar a vítima deitada de costas com os joelhos totalmente flexionados e colocar um cobertor ou outro apoio sob os joelhos;
- cobrir a vítima com um cobertor para manutenção da temperatura corporal;
- não recolocar uma protrusão na cavidade abdominal.

2.3.3 Lesões na genitália

As lesões na genitália requerem que as ações ocorram de modo calmo e estritamente profissional. É importante proteger a vítima dos curiosos e garantir sua privacidade, utilizando lençóis, toalhas ou outro material que sirva de cortina sobre a área genital.

Genitália masculina

Comumente, as principais lesões na genitália externa masculina são: contusões, abrasões, lacerações, avulsões, penetrações. Elas causam dor intensa, contudo, não têm potencial letal, a menos que estejam associadas à hemorragia. A intensidade da dor e a natureza da lesão podem deixar a vítima bastante preocupada. Depois de acionar o serviço de atendimento pré-hospitalar, a pessoa que fizer o primeiro socorro deve realizar os seguintes passos:

- envolver o pênis ou o escroto com curativo estéril, macio e umedecido com água esterilizada ou potável;
- em caso de hemorragia, controlá-la com pressão direta;
- caso haja um objeto penetrante ou cravado, ele não deve ser removido, mas apenas estabilizado com um curativo grosso para impedir qualquer movimento;
- se uma parte do pênis ou do escroto estiver presa em um zíper, cortar o fecho e separar os dentes, e se uma porção grande

de pele estiver presa, cortar e separar o zíper das calças para deixar a vítima mais confortável;
- realizar a aplicação de uma bolsa de gelo ou compressas frias para poder aliviar a dor e reduzir o edema;
- caso haja partes avulsionadas, envolvê-las em gaze estéril umedecida com água potável e enviá-las ao hospital junto com a vítima.

Genitália feminina

As lesões na genitália externa feminina costumam ser raras, porém podem ocorrer ao se forçar o ângulo de abertura das pernas, como, por exemplo, resultado de violência sexual, golpes no períneo ou tentativas de aborto, após o parto ou também quando corpos estranhos são inseridos na vagina. É uma área extremamente vascularizada e inervada, e uma lesão pode causar dor intensa e sangramento considerável. Depois de acionar o serviço de atendimento pré-hospitalar, a pessoa que fizer o primeiro atendimento deve realizar os seguintes passos:

- buscar controlar a hemorragia com pressão direta, utilizando compressas úmidas, e não inserir nada no canal vaginal;
- fazer curativos sob os ferimentos, mantendo-os no lugar com bandagens do tipo fralda;
- estabilizar qualquer objeto cravado ou corpo estranho presente;
- utilizar bolsas de gelo ou compressas frias para aliviar a dor e reduzir o edema.

Nas situações de violência sexual, é fundamental preservar todas as evidências:

- não deixar a vítima tomar banho ou utilizar ducha vaginal;
- não deixar a vítima lavar os cabelos nem limpar embaixo das unhas;
- se possível, não proceder à limpeza dos ferimentos;
- mexer o mínimo possível nas roupas da vítima;
- colocar todas as peças de roupas e outros itens em sacos separados;
- caso haja sangue em qualquer objeto, não utilizar sacos plásticos.

2.4 Lesões musculoesqueléticas

As lesões musculoesqueléticas mais comuns envolvem músculos, ossos, articulações, tendões e ligamentos. Essas lesões podem ser simples e sem risco à vida, por exemplo, uma fratura em falanges (dedos), ou graves e potencialmente fatais, como uma fratura de fêmur ou coluna. Em qualquer das situações, o atendimento precisa ser rápido e eficaz para evitar que a dor ou os danos decorrentes da lesão se agravem e cheguem a ocasionar uma deficiência permanente ou morte (ACS, 2018; NAEMT, 2017b; Karren et al., 2013).

Antes de descrevermos o atendimento a cada uma das situações, o Quadro 2.3, a seguir, apresenta os conceitos, com vistas a facilitar a compreensão.

Quadro 2.3 – Síntese das lesões musculoesqueléticas

SITUAÇÃO	CONCEITO	IMAGEM
Entorse	Lesão articular que ocorre quando os ligamentos sofrem um estiramento com ruptura total ou parcial. Isso ocorre quando a articulação é torcida além de sua amplitude normal de movimento. É difícil diferenciar entre uma entorse e uma fratura, pois os sinais e sintomas apresentam similaridade.	Eduardo Borges
Luxação	Ocorre quando a extremidade de um osso se separa da articulação, ficando desalinhada.	Eduardo Borges
Distensão	Lesão muscular que ocorre quando o músculo sofre um alongamento além de sua amplitude normal de movimento, gerando sua ruptura.	Eduardo Borges
Lesões ósseas	Ocorre a ruptura total ou parcial da estrutura óssea, havendo ou não a exposição do osso.	Eduardo Borges

(continua)

(Quadro 2.3 – conclusão)

SITUAÇÃO	CONCEITO	IMAGEM
Contusão	É um trauma sobre um músculo e/ou tecidos ao redor do músculo.	
Câimbra	É um espasmo muscular incontrolável	

2.4.1 Entorses

As entorses apresentam sinais e sintomas semelhantes ao de uma fratura, sendo os mais comuns: dor; edema; limitações funcionais; descoloração da pele; incapacidade de usar a parte afetada normalmente. Ocorrem principalmente nos polegares, nos dedos, no joelho e no tornozelo. Dependendo da gravidade, podem romper ligamentos, deslocar ou até mesmo fraturar os ossos que formam a articulação (Lambert, 2019; Haubert, 2018; Karren et al., 2013).

Recomenda-se a aplicação de gelo sobre uma entorse. Entorses leves, que apenas estiram as fibras dos ligamentos, em geral, curam-se rapidamente (dentro de alguns dias a poucas semanas). É comum haver dificuldade em diferenciar uma fratura de uma entorse sem a utilização de um exame de imagem. Portanto, sempre uma entorse deve ser tratada como fratura, sendo imobilizada de acordo com o local lesionado. O principal objetivo é evitar maiores lesões ao ligamento. Se necessário, a pessoa que estiver fazendo o primeiro atendimento deve acionar o serviço de atendimento pré-hospitalar e, após, realizar os seguintes passos (Martins et al., 2014; Karren et al., 2013):

- não deixar a vítima apoiar o peso corporal sobre a parte afetada e utilizar a articulação.
- imobilizar a articulação lesionada para proporcionar repouso total (os movimentos ampliam a circulação de sangue para o local, aumentando o edema);
- aplicar frio (gelo) para aliviar a dor e prevenir ou reduzir o surgimento do edema e da inflamação (o ideal é cobrir a área lesionada com bolsas de gelo, gelo picado ou com toalhas frias) – a aplicação deve ocorrer nas primeiras 24 a 48 horas, e cada sessão de aplicação não pode durar mais do que 20 minutos ou até que a pele fique dormente;
- nos casos de suspeita de extravasamento de fluidos, sobrepor uma bandagem compressiva ao redor de toda a área lesionada – pode ser utilizada uma bandagem elástica (5 cm de largura para as lesões do punho e da mão, uma bandagem de 8 cm para as lesões do braço, cotovelo ou tornozelo e uma bandagem de 10 a 12 cm para as lesões da perna, do joelho ou do tornozelo); e a bandagem precisa ficar aplicada por um período de 18 a 24 horas, exceto durante a aplicação de bolsa de gelo.
- a pressão exercida pela bandagem deve ser uniforme, mas não excessiva – aplicar a bandagem alguns centímetros abaixo da área lesionada e passar a faixa em direção superior, em movimentos espirais superpostos, envolvendo gradualmente de modo mais frouxo acima da lesão.

- é importante reavaliar continuamente a perfusão e a atividade motora/sensitiva para identificar compressão excessiva e sempre manter os dedos expostos para avaliação;
- a elevação limita a circulação, faz com que o edema possa ser reduzido, estimulando a drenagem linfática – em caso de não haver suspeita de fratura, esse procedimento pode ser realizado, elevando o membro sempre acima do nível do coração.

2.4.2 Luxações

A luxação é compreendida como uma deformidade e perda do alinhamento e harmonia do movimento da articulação, podendo comprometer a capsula articular. As articulações que comumente sofrem luxações são: quadril; joelho; tornozelo; ombro; cotovelo; dedos das mãos (Barbieri; Bulgarelli, 2018; Barbieri, 2002).

Os sinais e sintomas de luxação apresentam semelhança aos de fratura, sendo eles: dor intensa; sensação de pressão; edema e limitação funcional com instabilidade do segmento anatômico acometido. O principal sinal apresentado é a deformidade. Se a extremidade óssea luxada estiver pressionando um nervo, pode ocorrer paralisia ou entorpecimento abaixo da luxação; se estiver pressionando um vaso sanguíneo, pode ocorrer perda de pulso abaixo da lesão. Nesse caso, é importante a avaliação da permeabilidade capilar do local. As situações com ausência de pulso ou o enchimento capilar reduzido significa que o membro não está recebendo sangue suficiente (Barbieri; Bulgarelli, 2018; Barbieri, 2002).

Depois de acionar o serviço de atendimento pré-hospitalar, o socorro inicial deve observar os seguintes passos (Martins et al., 2014; Karren et al., 2013):

- imobilizar o membro luxado na posição em que tiver sido encontrado, não tentar reposicioná-lo;
- realizar a imobilização acima e abaixo da articulação luxada com uma tala que possa manter a articulação imóvel, desde que a pessoa que está socorrendo a vítima tenha sido adequadamente treinada para o uso de um imobilizador;
- avaliar o pulso distal e o enchimento capilar novamente depois de concluir a imobilização;
- caso a pessoa não tenha treinamento sobre como utilizar um imobilizador, manter a vítima imobilizada e o local sem movimento, até a chegada do serviço de atendimento pré-hospitalar;
- avaliar sinais de choque e manter a vítima aquecida.

2.4.3 Distensões e cãibras

As **distensões** costumam ocorrer em decorrência do esforço excessivo e envolvem o estiramento e a ruptura das fibras musculares. Elas acabam ocorrendo quando os músculos são forçados além de seu alcance normal ou quando os músculos frios ou tensos são exercitados subitamente. Se a condição for negligenciada, ela tende a se agravar. A principal região onde ocorrem as distensões é a lombar. São marcadas por um edema rápido e pronunciado. Algumas vítimas podem relatar uma sensação de queimação ou de ruptura no momento da lesão (Karren et al., 2013; Salomone et al., 2010; Santos et al., 2005).

Os principais sinais e sintomas das distensões são: dor extrema; sensibilidade severa; dor ou rigidez se o músculo for movimentado; presença de protuberância ou depressão (visualizada ou sentida); perda da função do músculo lesionado (Lambert, 2019; Haubert, 2018; Karren et al., 2013).

Após a avaliação, deve ser descartada a possibilidade de fratura e ser feita a imobilização de acordo; em seguida, manter a vítima em uma posição confortável que alivie a pressão sobre os músculos distendidos. Proceder à aplicação de gelo diretamente sobre a área afetada e acionar o serviço de atendimento pré-hospitalar.

Já as **cãibras** não decorrem de uma causa específica. Elas são espasmos incontroláveis de um músculo que ocasionam uma dor intensa com perda ou restrição do movimento. Podem estar associadas à perda de eletrólitos decorrente de algumas patologias e refletem a desidratação, também aparecendo após a atividade física, quando a vítima perde muitos eletrólitos e, às vezes, durante o sono. Nessas situações, a pessoa deve esticar delicadamente o músculo afetado; o alongamento gradual do músculo pode aliviar a intensidade da cãibra por meio do alongamento das fibras musculares. Realizar a aplicação de pressão firme e estável no músculo que sofreu a cãibra usando a palma da mão. Pode ser colocada uma bolsa de gelo sobre o local (Karren et al., 2013).

2.4.4 Lesões ósseas e imobilizações

Compreende-se por *fratura* a rotura total ou parcial do tecido ósseo e que pode ser classificada em *fechada* ou *aberta* (exposta). A **fratura óssea fechada** não apresenta evidência de ruptura da integridade da pele, mas tem grande potencial para apresentar hemorragia. A fratura óssea exposta apresenta ruptura da integridade da pele em grau variado, havendo comunicação do tecido ósseo fraturado e partes moles com meio externo, com risco de contaminação (infecção óssea) (Lambert, 2019; Haubert, 2018; Karren et al., 2013).

A Figura 2.27 ilustra os tipos de fratura.

Figura 2.27 – Tipos de fratura

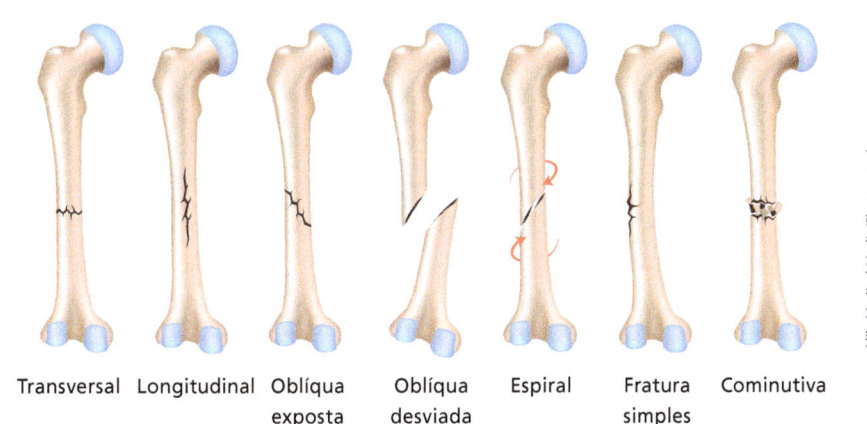

Transversal   Longitudinal   Oblíqua exposta   Oblíqua desviada   Espiral   Fratura simples   Cominutiva

Alila Medical Media/Shutterstock

Durante a avaliação e no tratamento das lesões ósseas e articulares, é fundamental determinar o mecanismo da lesão, assim como seus sinais e sintomas. O mecanismo de lesão refere-se ao impacto que causa a lesão óssea ou articular com ou sem lesões nas partes moles subjacentes (como nervos e artérias) ou, até mesmo, em áreas do corpo distantes do local lesionado. É possível ter uma boa ideia da extensão de um dano ao se determinar o mecanismo de lesão. Os tipos de força que podem causar lesão óssea e articular incluem força direta, força indireta e força de torção (Lambert, 2019; Haubert, 2018; Karren et al., 2013):

- **força direta**: originada de uma força direta ou de golpe direto, diretamente sobre o ponto de impacto;
- **força indireta**: afeta a extremidade de um membro, lesionando-o em um ponto distante do local do impacto;

- **força de torção**: o osso é fraturado por força de torção, uma parte permanece imóvel, e a outra é torcida.

Nas fraturas, comumente, as lesões ósseas não são fatais, contudo, em algumas situações, podem ser graves, motivo pelo qual é necessário proceder à avaliação primária e controlar situações que podem torná-las fatais. No caso das fraturas, são evidenciados os seguintes sintomas:

- deformidade, encurtamento ou angulação, diferença de tamanho, comprimento ou forma;
- dor e sensibilidade, geralmente no local da lesão;
- aumento da temperatura da pele no local da lesão;
- crepitação, um som de atrito que pode ser ouvido ou uma sensação do movimento ósseo (nunca deve ser movida uma área lesionada com o objetivo de verificar uma crepitação);
- edema rápido e imediato, causado por hemorragia;
- descoloração ou vermelhidão, após uma contusão ocorrida há dois ou três dias;
- lesão aberta (fratura exposta);
- articulação presa em uma posição;
- possível perda de função.

A identificação de uma fratura é complexa, em caso de dúvidas, sempre a lesão deve ser tratada como uma fratura. Depois de acionar o serviço de atendimento pré-hospitalar, a pessoa que estiver efetuando o socorro inicial deve realizar a avaliação na ordem de prioridade indicada na Figura 2.28.

Figura 2.28 – Passos da avaliação das lesões ósseas

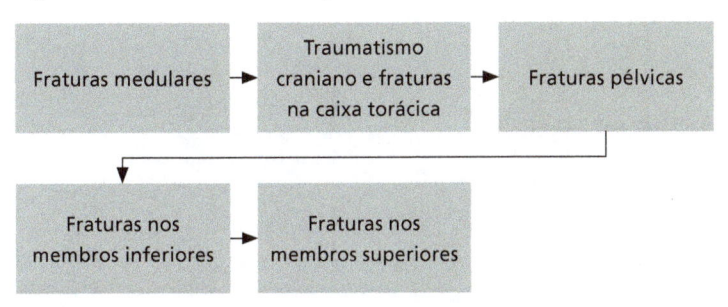

```
Fraturas medulares → Traumatismo craniano e fraturas na caixa torácica → Fraturas pélvicas
          ↓
Fraturas nos membros inferiores → Fraturas nos membros superiores
```

Nas ocasiões em que o impacto foi suficiente para gerar dano à pelve ou causar lesões graves na face ou na cabeça, sempre deve ser considerado que também houve lesão na coluna. A imobilização é o procedimento emergencial mais importante em caso de suspeita de fratura de qualquer lesão. A parte afetada deve ser imobilizada antes de receber aplicação de gelo ou de ser elevada. Esse procedimento reduzirá os danos a partes moles, músculos ou bainhas ósseas que podem ficar presos entre fragmentos da fratura; evita que uma fratura fechada se transforme em aberta; evita maiores danos aos nervos, vasos sanguíneos e outros tecidos circundantes das extremidades do osso quebrado; minimiza hemorragia e edema; diminui a dor; evita a restrição de fluxo sanguíneo que ocorre quando as extremidades ósseas comprimem os vasos sanguíneos (Luongo, 2014; Karren et al., 2013).

Nas Figuras 2.29, 2.30, 2.31, 2.32 e 2.33, podemos observar a demonstração de algumas técnicas de imobilização para entender o processo.

Figura 2.29 – Imobilização de membro superior

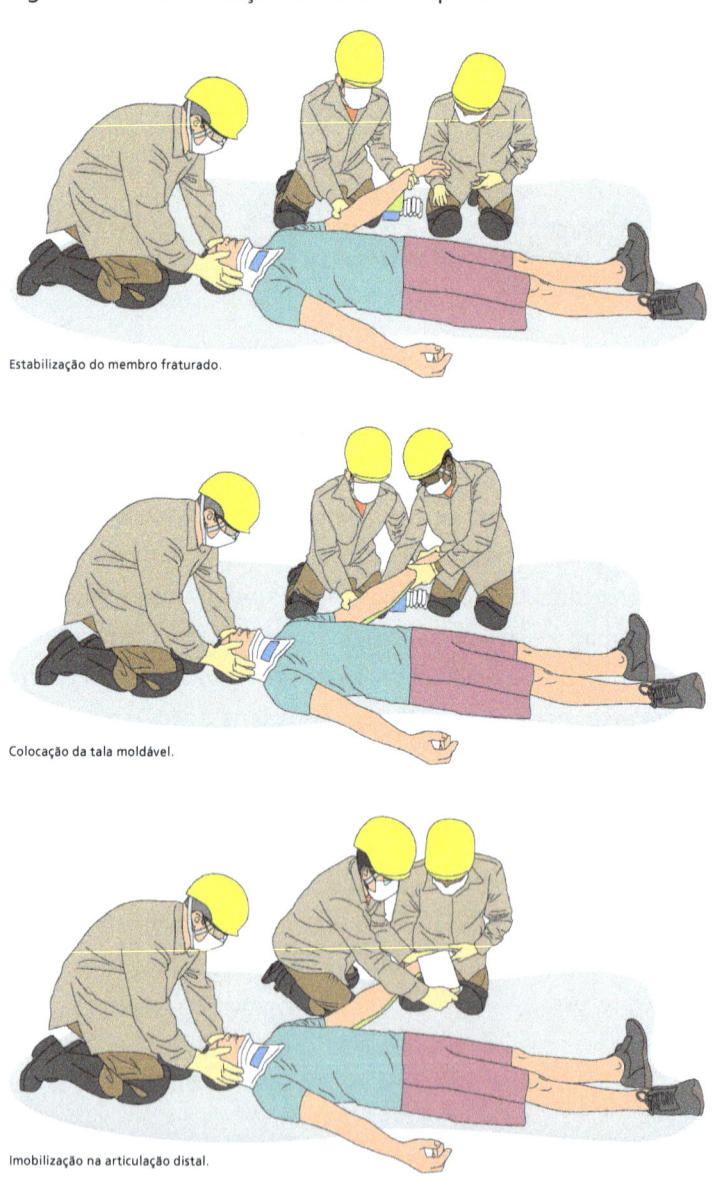

Estabilização do membro fraturado.

Colocação da tala moldável.

Imobilização na articulação distal.

(continua)

Emergências: o que fazer antes da chegada do socorro especializado?

(Figura 2.29 – conclusão)

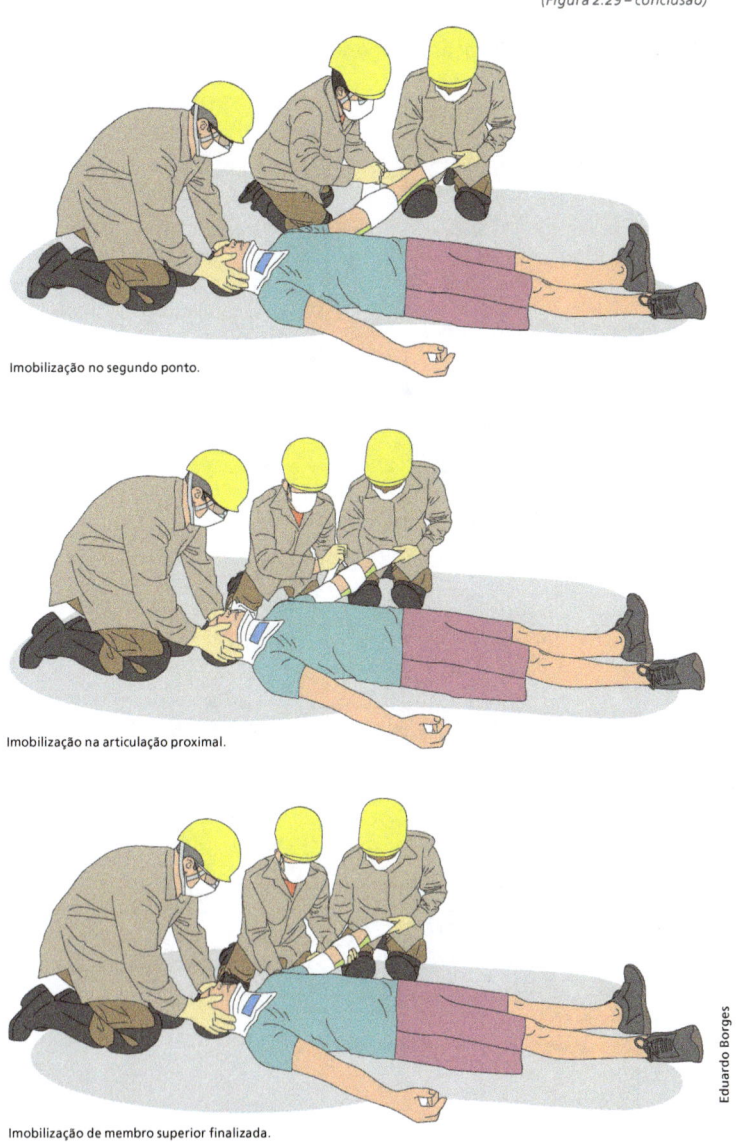

Imobilização no segundo ponto.

Imobilização na articulação proximal.

Imobilização de membro superior finalizada.

Fonte: Elaborado com base em Goiás, 2016, p. 109-111.

Figura 2.30 – Imobilização de membro inferior

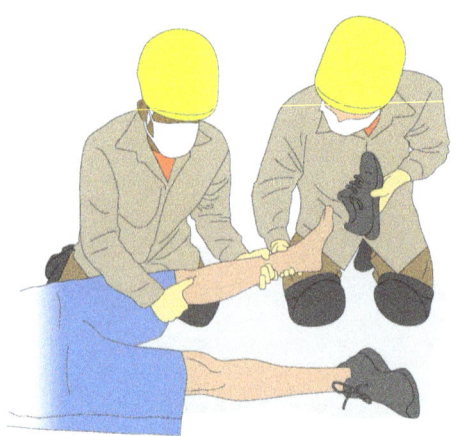

Retirada de calçado da vítima e estabilização do membro fraturado.

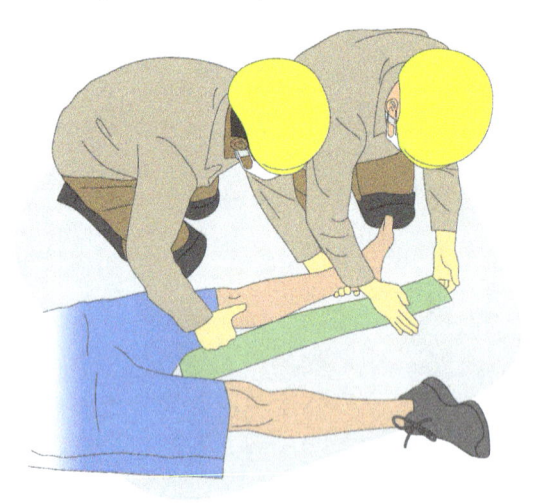

Colocação da tala moldável (primeira etapa).

(continua)

(Figura 2.30 – continuação)

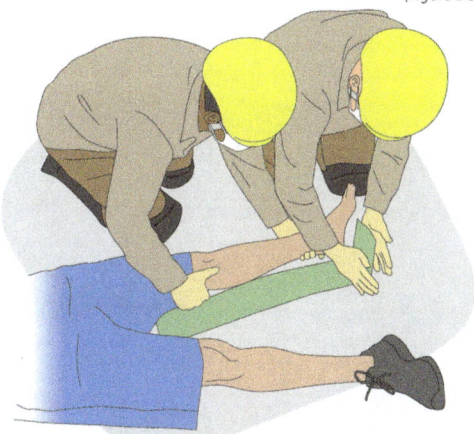

Medição e colocação da tala moldável (segunda etapa).

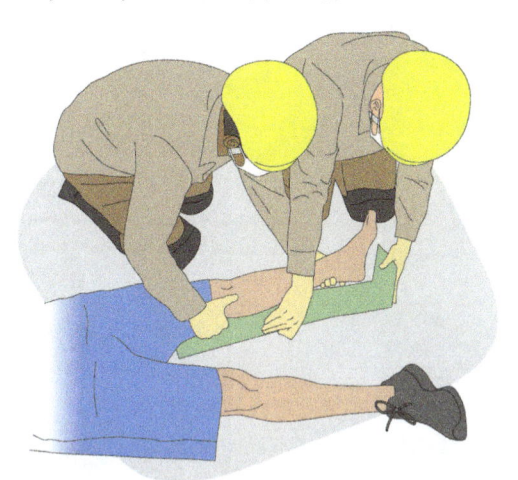

Medição e colocação da tala moldável (terceira etapa).

Lesões e traumatismos

(Figura 2.30 – continuação)

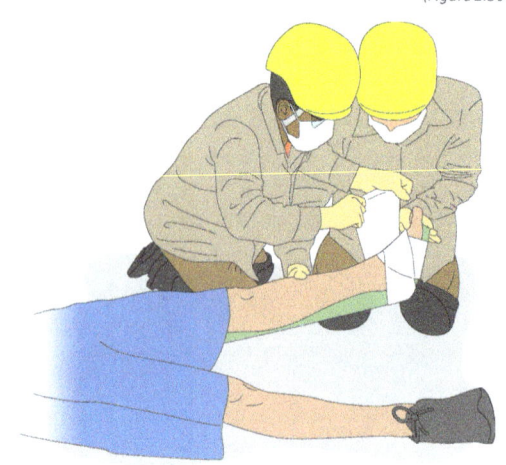

Imobilização na articulação distal.

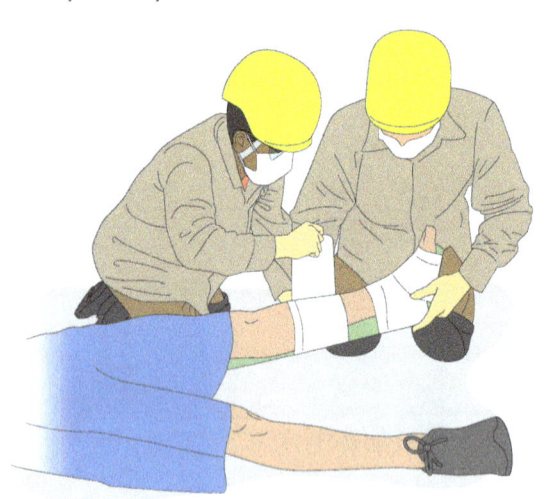

Imobilização no segundo ponto.

(Figura 2.30 – conclusão)

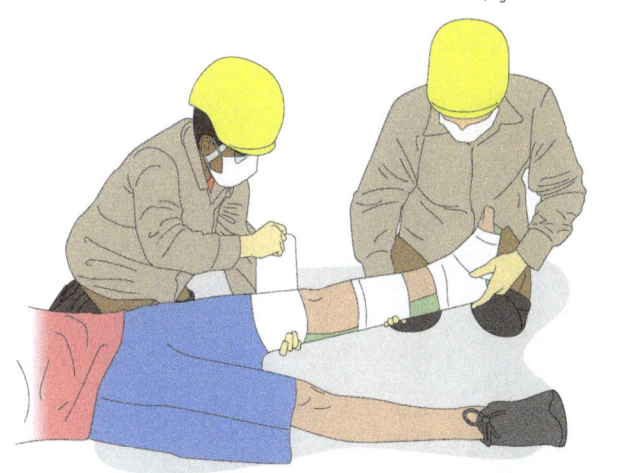

Imobilização na articulação proximal.

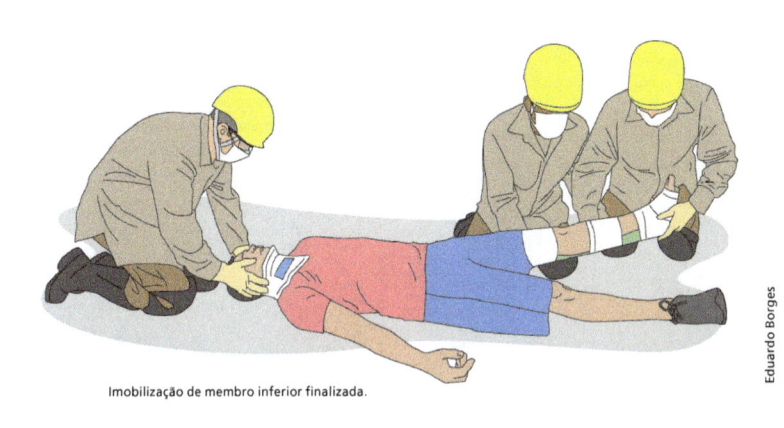

Imobilização de membro inferior finalizada.

Fonte: Elaborado com base em Goiás, 2016, p. 112-115.

Figura 2.31 – Imobilização de fêmur

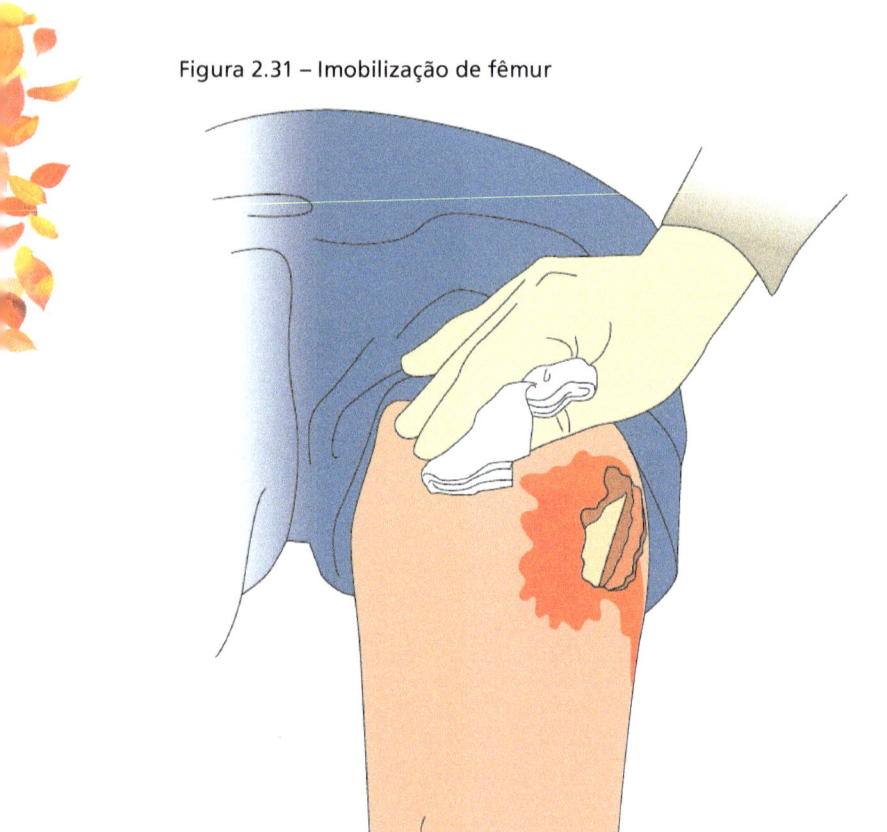

Ferida aberta do fêmur.

(continua)

142 Emergências: o que fazer antes da chegada do socorro especializado?

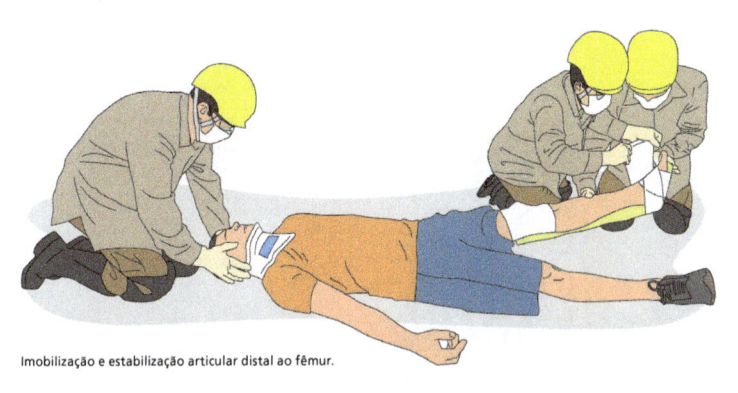

(Figura 2.31 – continuação)

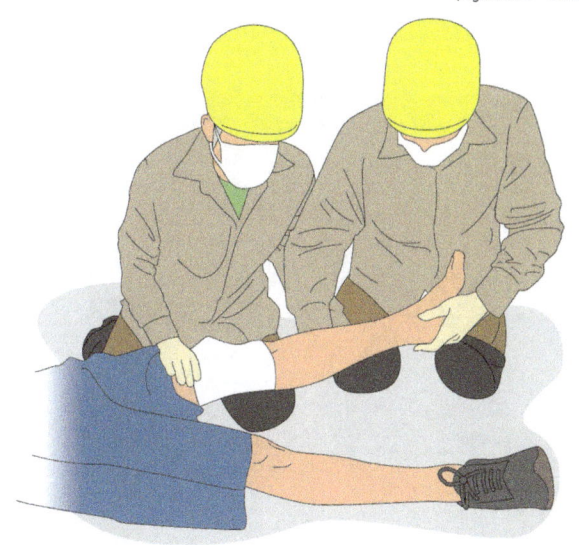

Curativo compressivo finalizado.

Imobilização e estabilização articular distal ao fêmur.

Lesões e traumatismos

(Figura 2.31 – continuação)

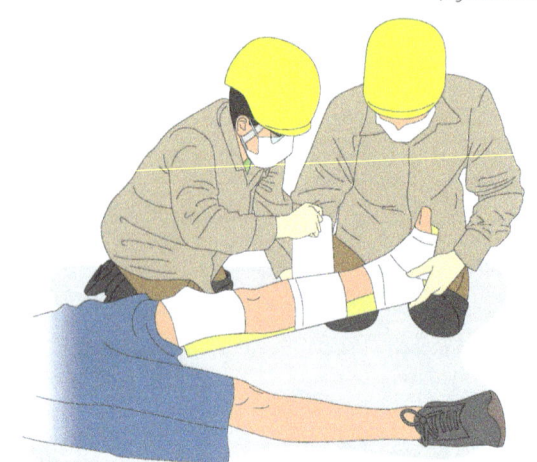

Estabilização no segundo ponto.

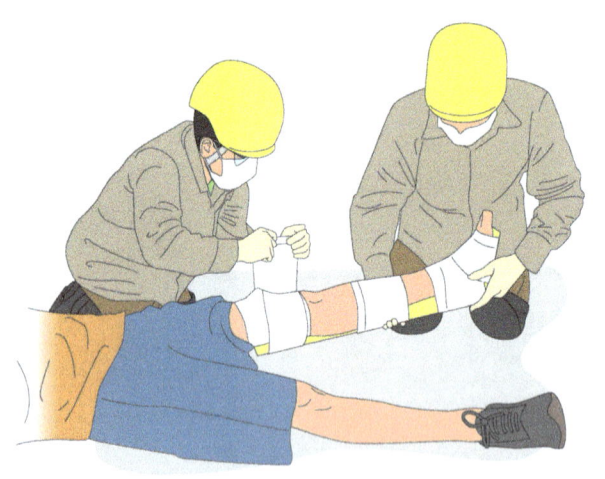

Estabilização na articulação proximal ao fêmur.

(Figura 2.31 – conclusão)

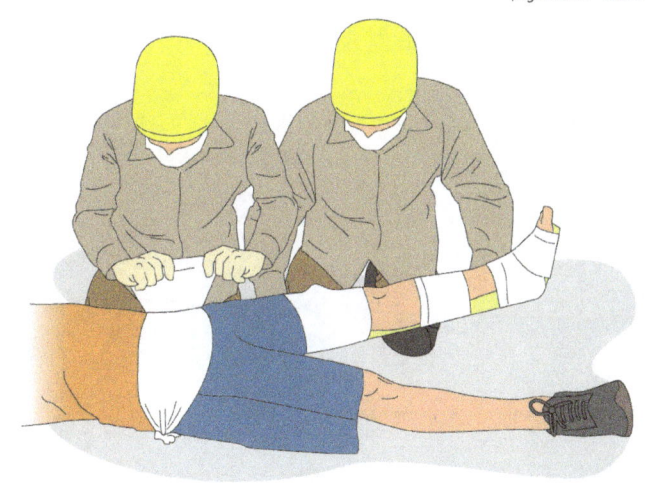

Estabilização na cintura pélvica.

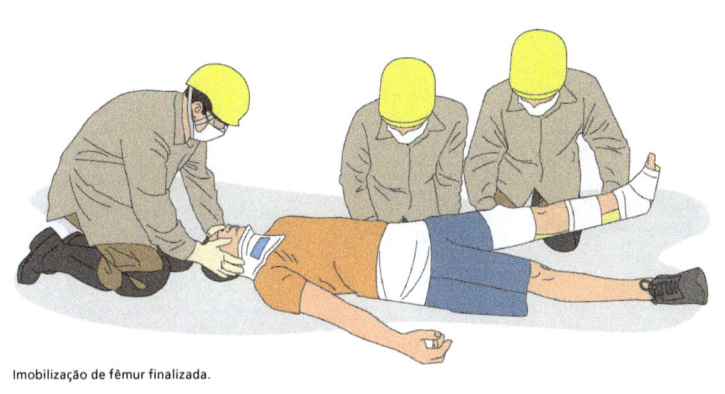

Imobilização de fêmur finalizada.

Eduardo Borges

Fonte: Elaborado com base em Goiás, 2016, p. 116-119.

Lesões e traumatismos 145

Figura 2.32 – Imobilização de pelve

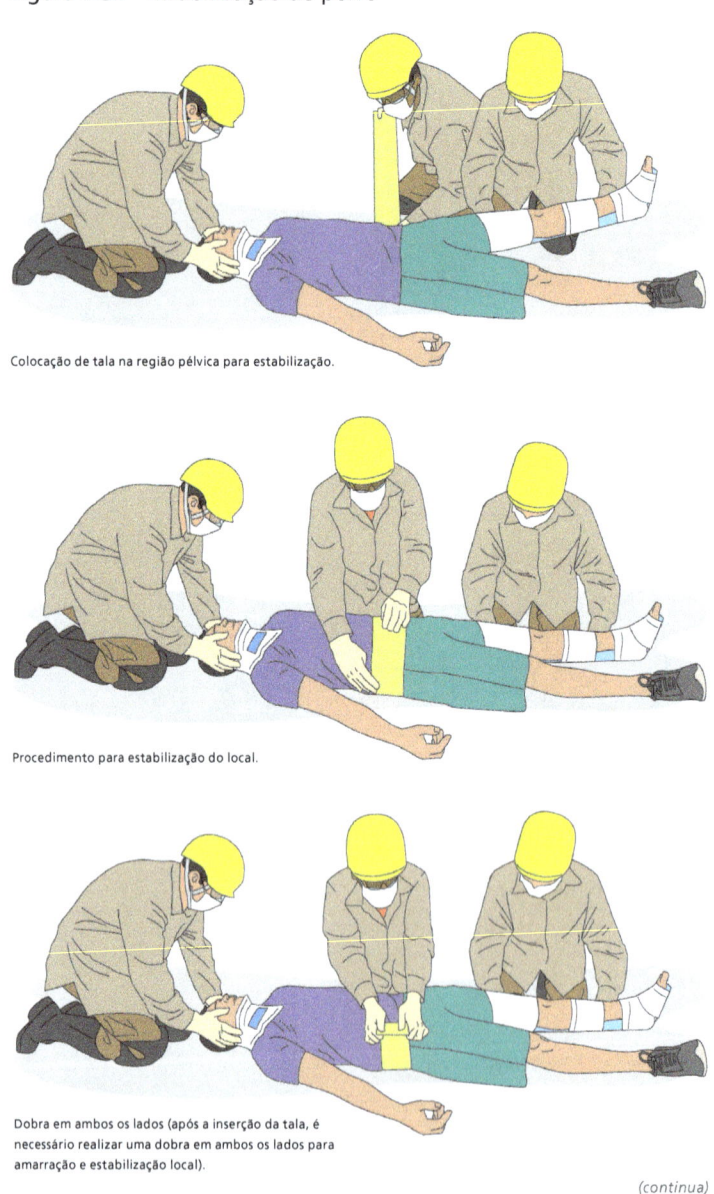

Colocação de tala na região pélvica para estabilização.

Procedimento para estabilização do local.

Dobra em ambos os lados (após a inserção da tala, é necessário realizar uma dobra em ambos os lados para amarração e estabilização local).

(continua)

(Figura 2.32 – conclusão)

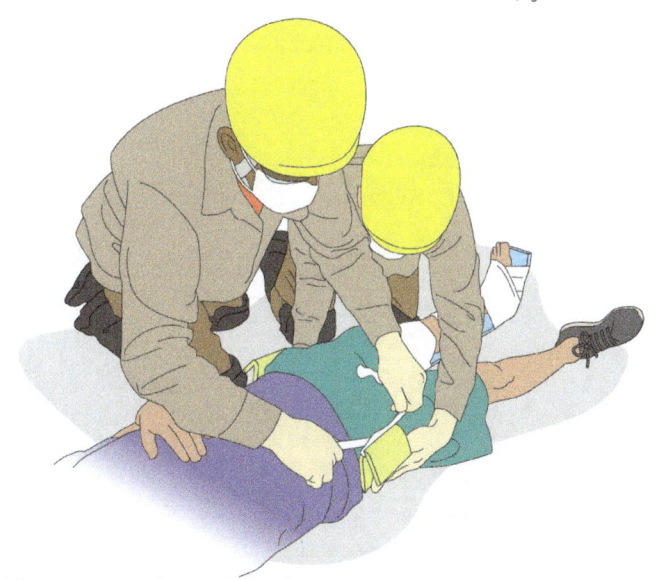

Estabilização com amarração da tala na cintura pélvica.

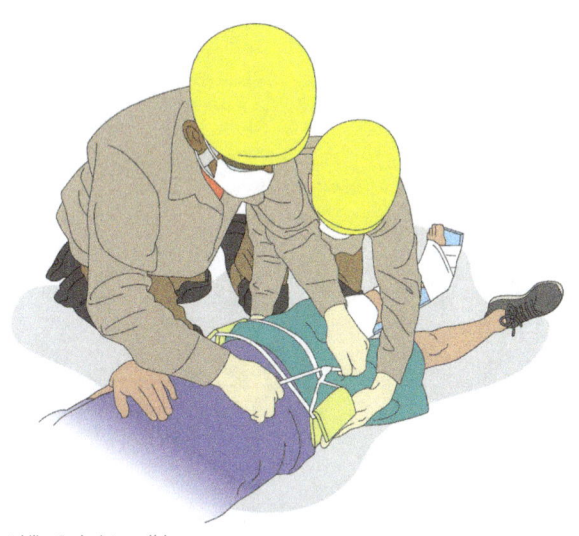

Fixação e estabilização da cintura pélvica.

Fonte: Elaborado com base em Goiás, 2016, p. 120-122.

Figura 2.33 – Imobilização de clavícula

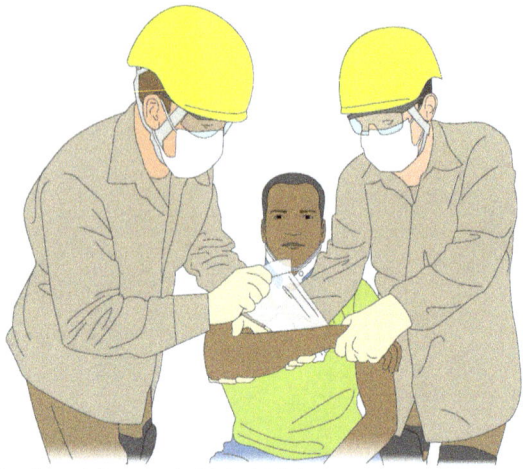

Imobilização de apoio com atadura no membro inferior do lado da clavícula fraturada.

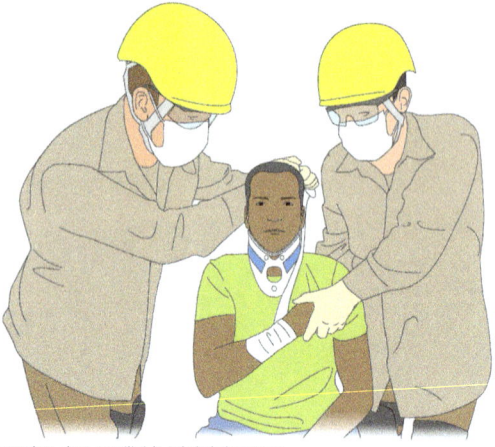

Após emendada a atadura, deve-se utilizá-la pelo lado inverso ao da fratura, passando-se pelas costas da vítima.

(continua)

(Figura 2.33 – continuação)

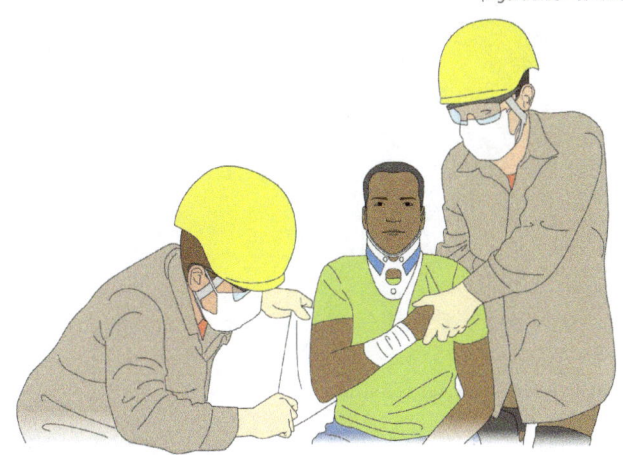

Em seguida, passa-se a atadura aberta pelo membro inferior, envolvendo-o para dar maior estabilidade à clavícula.

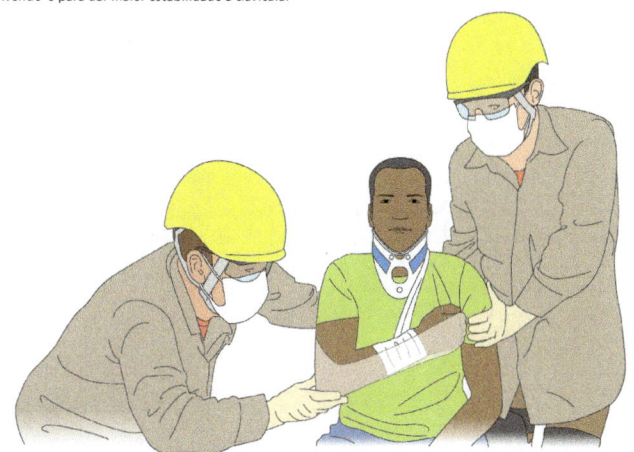

Após a passagem pelo membro, passa-se a atadura por baixo da axila da vítima.

(Figura 2.33 – continuação)

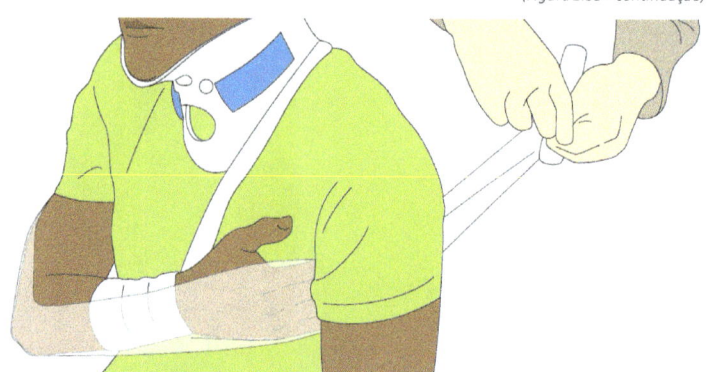

Cruza-se a atadura em forma de X pelas costas da vítima.

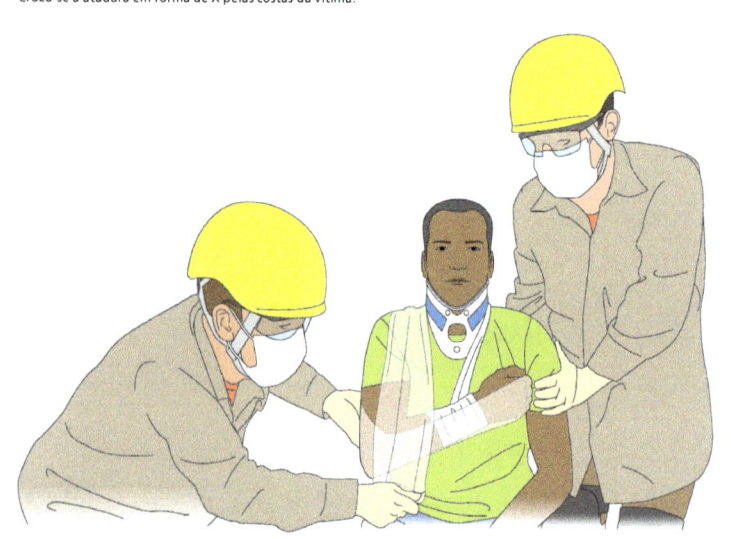

Cruzamento da atadura em forma de X nas costas da vítima.

Emergências: o que fazer antes da chegada do socorro especializado?

(Figura 2.33 – conclusão)

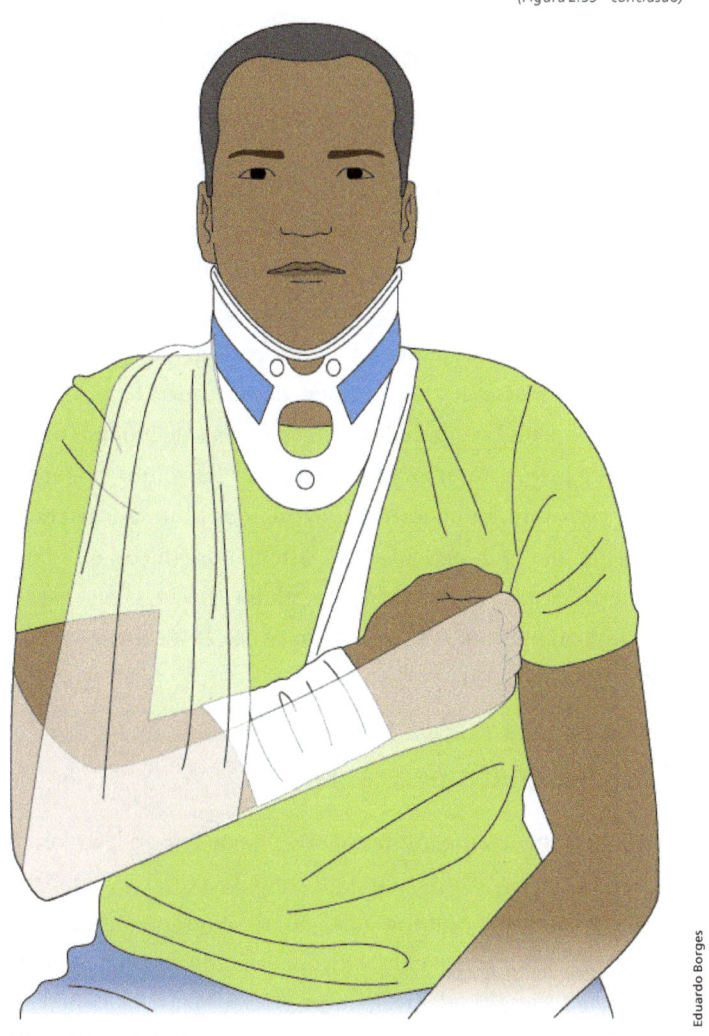

Estabilização de fratura de clavícula.

Fonte: Elaborado com base em Goiás, 2016, p. 122-125.

2.5 Traumatismo craniano e lesões medulares

A maior parte das lesões cranianas decorre de quedas e acidentes automobilísticos, porém há outros fatores, como agressões e violência, causas comuns, esportes e atividades recreacionais. Os impactos no crânio, incluindo uma simples queda, também podem causar lesão na coluna vertebral, gerada por qualquer força que impulsione a coluna além de sua capacidade de suporte de carga normal ou de seus limites normais de movimento. Em razão da estrutura anatômica, as lesões da coluna podem ocasionar um trauma penetrante. São lesões traumáticas graves e preocupantes, pois podem afetar sistemas orgânicos, e a manipulação inadequada de uma lesão na coluna vertebral pode paralisar a vítima ou mesmo levá-la ao óbito (ACS, 2018; NAEMT, 2017b; Karren et al., 2013).

2.5.1 Traumatismo craniano

O traumatismo cranioencefálico (TCE) pode causar: lesão cerebral focal, que pode resultar em contusão, laceração e hemorragia intracraniana por trauma local direto; e lesão cerebral difusa, que pode causar lesão axonal difusa e edema cerebral pelo mecanismo de aceleração/desaceleração. Os traumatismos penetrantes têm um pior prognóstico quando comparados com aqueles sem lesão penetrante (Brasil, 2015; Karren et al., 2013; Salomone et al., 2010; Santos et al., 2005). O TCE pode ser classificado em função de sua gravidade segundo a Escala de Coma de Glasgow (ECG), conforme apresentado no Quadro 2.4 (Brasil, 2015).

Quadro 2.4 – Classificação do TCE

CLASSIFICAÇÃO	ECG
Leve	13 a 15
Moderado	9 a 12
Grave	<= 8

As lesões cerebrais podem apresentar uma ruptura de vasos cerebrais pelo trauma inicial, como quando um PAF penetra o cérebro ou quando a cabeça bate no para-brisa em um acidente automobilístico e o cérebro é severamente distendido e lesionado por aceleração e desaceleração súbitas. A lesão cerebral secundária ocorre após a lesão inicial, como resultado do edema do tecido cerebral e aumento da pressão dentro do crânio e um fluxo inadequado de sangue com liberação inadequada de oxigênio para as células cerebrais (baixa perfusão). Nesses casos, o estabelecimento e a manutenção de uma boa via aérea e ventilação adequada são extremamente importantes para reduzir a lesão cerebral secundária (Karren et al., 2013; Salomone et al., 2010; Santos et al., 2005).

A Figura 2.34 representa o que ocorre durante as lesões cerebrais.

Figura 2.34 – Lesões cerebrais

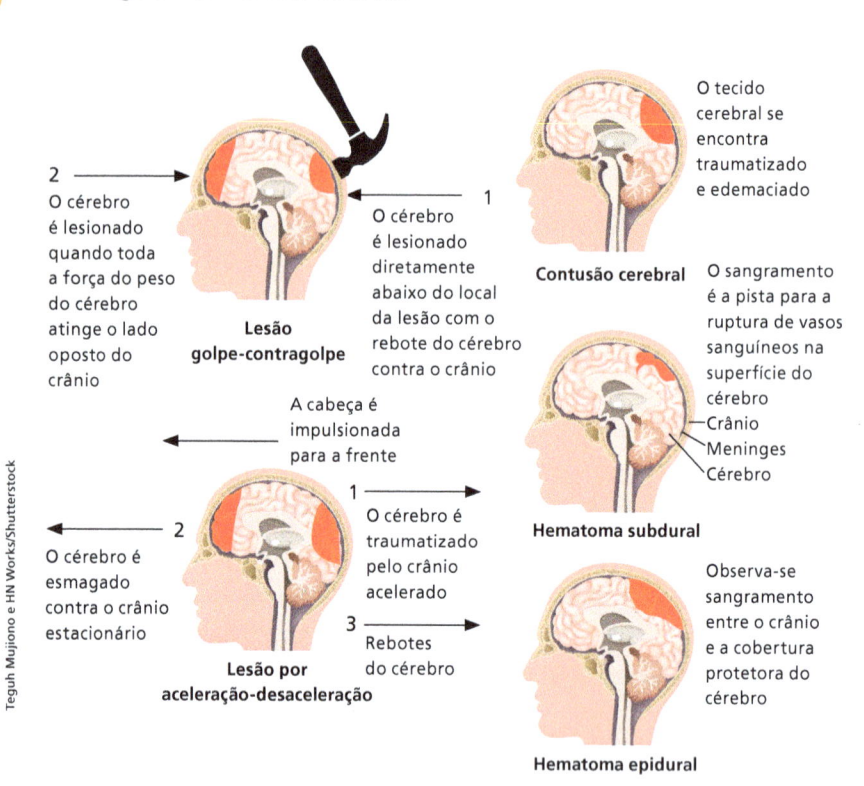

Lesão golpe-contragolpe

1 - O cérebro é lesionado diretamente abaixo do local da lesão com o rebote do cérebro contra o crânio

2 - O cérebro é lesionado quando toda a força do peso do cérebro atinge o lado oposto do crânio

Lesão por aceleração-desaceleração

A cabeça é impulsionada para a frente

1 - O cérebro é traumatizado pelo crânio acelerado

2 - O cérebro é esmagado contra o crânio estacionário

3 - Rebotes do cérebro

Contusão cerebral — O tecido cerebral se encontra traumatizado e edemaciado

Hematoma subdural — O sangramento é a pista para a ruptura de vasos sanguíneos na superfície do cérebro
- Crânio
- Meninges
- Cérebro

Hematoma epidural — Observa-se sangramento entre o crânio e a cobertura protetora do cérebro

Fonte: Karren et al., 2013, p. 229.

Teguh Mujiono e HN Works/Shutterstock

Lesões cerebrais

Os **sinais e sintomas** podem não aparecer rapidamente após a lesão cerebral; contudo, tornam-se evidentes quando o cérebro apresenta edema dentro do crânio, o que pode levar várias horas. Existem alguns sinais e sintomas que podem ser evidenciados, como os seguintes (Lambert, 2019; Haubert, 2018; Karren et al., 2013):

- deformidade do crânio;
- drenagem de líquido espinal ou sangue pelo nariz, pelos ouvidos ou pelo crânio;
- equimose;
- vômitos;
- paralisia ou rigidez dos membros;
- distúrbios da marcha;
- perda do controle de esfíncteres;
- desorientação ou confusão;
- falta de responsividade;
- possíveis crises convulsivas;
- inconsciência ou coma;
- pupilas desiguais ou não fotorreativas;
- alterações respiratórias e circulatórias;
- hemorragia e edema ao redor das áreas de contusão;
- lacerações com ou sem fraturas;
- presença de áreas moles ou com afundamento detectado;
- tecido cerebral exposto.

Sempre é importante proceder à avaliação da história clínica, ao exame físico geral e à avaliação neurológica, itens que subsidiarão informações básicas para a estratificação de risco de a vítima ter ou desenvolver lesão neurológica.

A **avaliação** deve enfatizar sempre a busca por lesões secundárias ao trauma, ou seja, aquelas que decorrem após o trauma craniano. O primeiro ponto de ação é a obtenção e a manutenção das vias aéreas pérvias por meio das manobras de desobstrução, quando houver equipamentos disponíveis (ACS, 2018; NAEMT, 2017b; Karren et al., 2013).

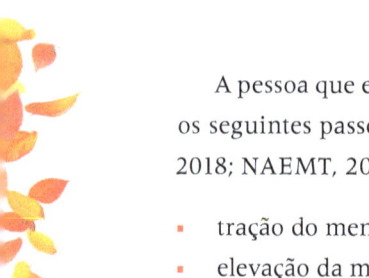

A pessoa que estiver prestando o socorro inicial deve realizar os seguintes passos em caso de suspeita de lesão cerebral (ACS, 2018; NAEMT, 2017b; Karren et al., 2013):

- tração do mento (queixo);
- elevação da mandíbula;
- inserção de cânula orofaríngea;
- aspiração;
- promover via aérea definitiva por meio de intubação orotraqueal ou cricotireidostomia;
- proteção da coluna cervical.

É importante evitar situações que possam comprometer a função neurológica ou levem ao aumento pressão intracraniana, assim (quando possível), eleva-se a cabeceira a um ângulo de 30° e previne-se a hipertermia (temperatura acima de 38 °C). Os principais sinais que representam o aumento na pressão intracraniana são (ACS, 2018; NAEMT, 2017b; Karren et al., 2013):

- redução do nível de consciência ou alteração na responsividade – a vítima não está mais alerta e pode apresentar confusão que piora, responder apenas a estímulos verbais ou dolorosos ou estar completamente irresponsiva;
- agressividade e comportamento errático;
- náuseas e/ou vômitos;
- pupilas anisocóricas[4] ou não reativas à luz;
- visão dupla ou outros distúrbios visuais;
- dor de cabeça, às vezes intensa;
- perda de memória, confusão ou desorientação com piora;

---

4   Ocorre quando as pupilas apresentam tamanhos diferentes.

- fraqueza ou perda do equilíbrio;
- crises convulsivas;
- evidência de traumatismo craniano;
- diminuição da frequência cardíaca (tardia);
- padrão respiratório irregular ou ausência de respiração.

Todas as vítimas com suspeita de lesão cerebral necessitam de assistência médica imediata. O objetivo dos primeiros socorros é sempre auxiliar as funções vitais (vias aéreas e respiração) da vítima até que ela possa receber atendimento médico. Depois de acionar o serviço de atendimento pré-hospitalar, a pessoa que estiver prestando o socorro inicial deve realizar os seguintes passos (ACS, 2018; NAEMT, 2017b; Karren et al., 2013):

- suspeitar da presença de lesão medular quando houver evidência de traumatismo craniano e estabilizar a cabeça e o pescoço;
- manter vias aéreas permeáveis, podendo fornecer respiração de resgate se a respiração for inadequada (caso possua dispositivo disponível);
- monitorar os sinais vitais;
- controlar hemorragias, sem aplicar pressão sobre o traumatismo craniano aberto;
- não interromper a saída de sangue ou líquido cefalorraquidiano extravasando pelo nariz ou ouvido (cobrir com gaze);
- não remover objetos penetrantes, imobilizá-los sempre;
- vômitos são comuns nas lesões cerebrais, portanto, sempre é necessário estar preparado para essa situação – manter a cabeça e o pescoço estabilizados enquanto rola a vítima para prevenir aspirações;
- manter a vítima aquecida e em decúbito dorsal;

- se a vítima tiver sofrido uma lesão não traumática, deitá-la sobre o lado esquerdo, com a cabeça ligeiramente elevada, e mantê-la aquecida, mas evitar o superaquecimento;
- aplicar curativo em todos os ferimentos;
- não elevar os membros inferiores.

2.5.2 Lesões medulares

A coluna vertebral, em sua composição, conta com vértebras ocas; a medula espinal, responsável pelo controle de muitas funções nervosas do corpo, passa através de um canal formado por esses espaços ocos. Uma lesão na coluna pode pinçar ou lesionar a medula espinal, ocasionando danos permanentes e invalidez. A menos que a medula espinal seja lesionada, a vítima pode não demonstrar sinais de disfunção neurológica, como fraqueza, torpor, perda da sensibilidade ou paralisia. Uma vítima pode sofrer uma lesão da coluna vertebral (vértebras ósseas) sem uma lesão da medula espinal e que pode ser facilmente convertida para uma lesão medular se não houver a proteção adequada da vítima no local do acidente (Luongo, 2014; Karren et al., 2013).

Os principais mecanismos de lesão medular são: compressão, flexão, extensão ou rotação excessivas e inclinação lateral.

A Figura 2.35 apresenta as regiões com as divisões da coluna.

Figura 2.35 – Divisões da coluna

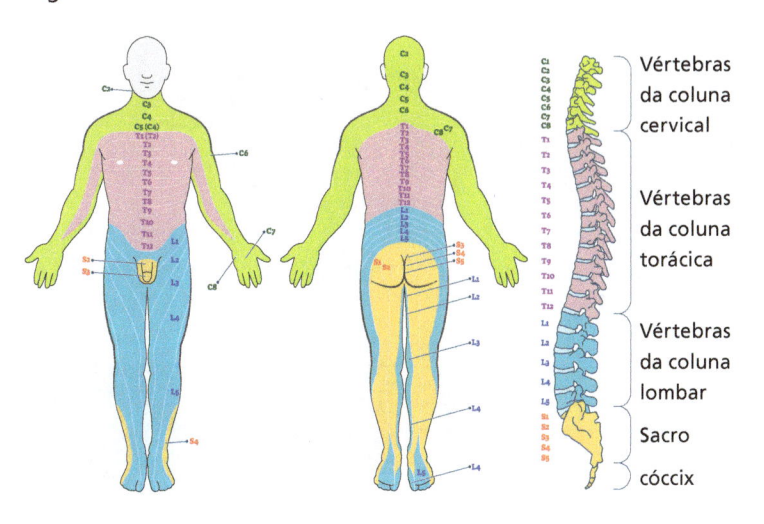

Vértebras da coluna cervical

Vértebras da coluna torácica

Vértebras da coluna lombar

Sacro

cóccix

VectorMine/Shutterstock

Os traumatismos raquimedulares (TRM)[5] resultam do comprometimento das vértebras e da medula espinhal, já a lesão da medula espinhal (LME) decorre das fraturas da coluna vertebral. Dependendo da região em que o TRM ou o LME ocorrem, pode haver danos fatais, por exemplo, região cervical pode comprometer músculos respiratórios, levando à parada respiratória de difícil reversão. Um ponto de destaque é que, no caso de lesões na cabeça, nos ombros, na escápula ou na região dorsal do paciente, o socorrista deve sempre suspeitar de lesões na medula. A lesão medular pode, ainda, causar a dilatação dos vasos sanguíneos, levando a vítima ao choque neurogênico (Karren et al., 2013; Salomone et al., 2010; Santos et al., 2005). A Figura 2.36 apresenta os tipos de lesões.

---

5 Lesões de qualquer causa externa na coluna vertebral, incluindo ou não a medula ou as raízes nervosas, em qualquer de seus segmentos (cervical, dorsal, lombossacral).

Figura 2.36 – Tipos de lesão

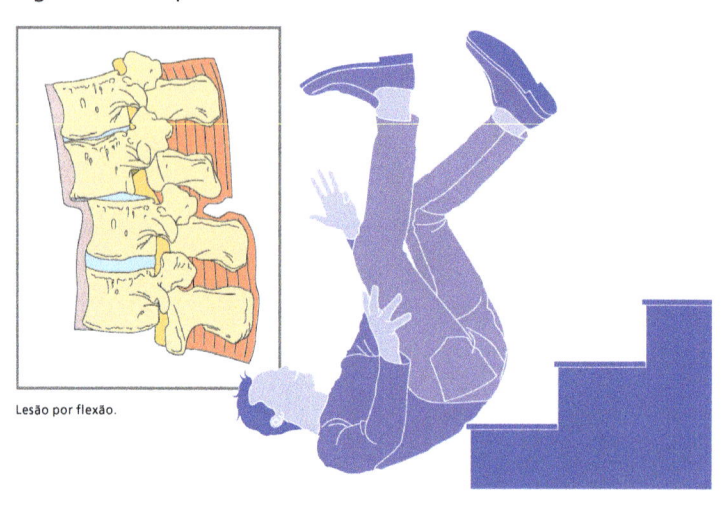

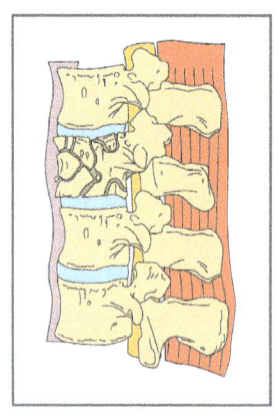

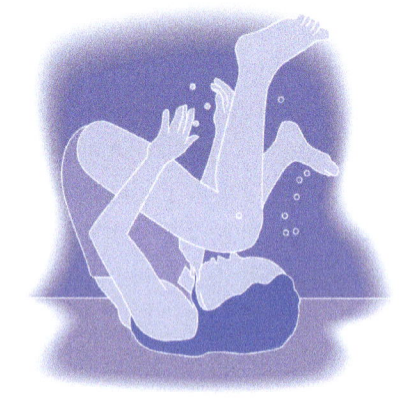

Lesão por flexão.

Lesão por compressão.

(continua)

160 Emergências: o que fazer antes da chegada do socorro especializado?

(Figura 2.36 – continuação)

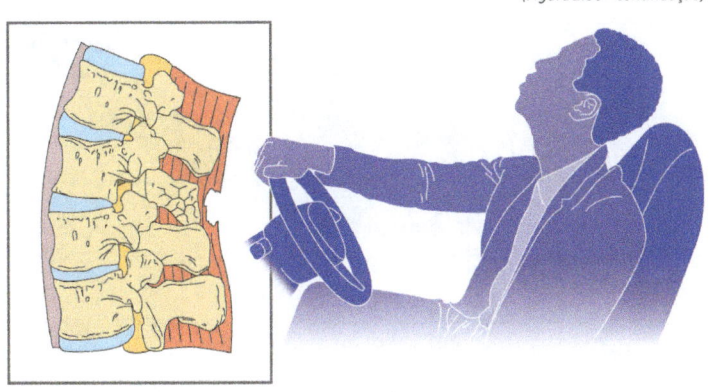

Lesão por hiperextensão.

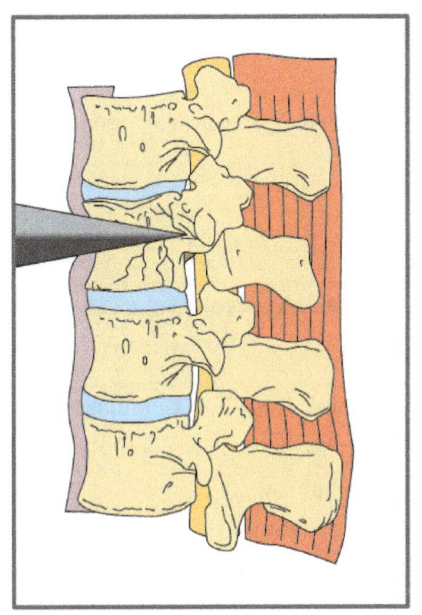

Lesão penetrante.

(Figura 2.36 – conclusão)

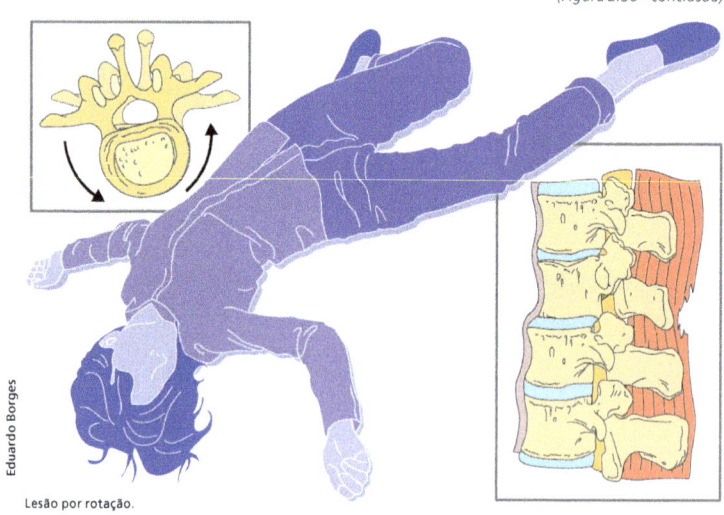

Lesão por rotação.

Fonte: Elaborado com base em Karren et al., 2013, p. 238.

Mecanismos de lesão medular

Os principais sinais e sintomas apresentados nas lesões medulares são (ACS, 2018; NAEMT, 2017b; Karren et al., 2013, Goiás, 2016):

- dor local (pescoço, dorso, região lombar etc.);
- perda da sensibilidade nos membros superiores e inferiores;
- paralisia dos membros;
- sensação de formigamento nas extremidades;
- deformidade anatômica da coluna;
- perda do controle urinário ou fecal;
- dificuldade respiratória com pouco ou nenhum movimento torácico;
- ereção peniana contínua e dolorosa na ausência de estímulos sexuais (priapismo).

Depois de acionar o serviço de atendimento pré-hospitalar, a pessoa que estiver prestando o socorro inicial deve realizar os seguintes passos (ACS, 2018; NAEMT, 2017b; Karren et al., 2013, Goiás, 2016):

- observar o mecanismo da lesão;
- avaliar com questionamentos, nos casos de vítima responsiva – "Você sente dor no pescoço e nas costas?", "O que aconteceu?", "Você consegue movimentar mais e pés?", "Você sente onde estou tocando?" (mãos e pés), "Consegue dizer qual dedo estou apertando?";
- estabilizar manualmente a coluna em uma posição alinhada neutra:
  a) alinhar a cabeça em uma posição neutra, a menos que a vítima se queixe de dor ou não se possa mudar facilmente a cabeça de posição;
  b) nas situações de resistência, estabilizar o pescoço na posição em que encontrou a vítima;
  c) alinhar a cabeça com a coluna vertebral (alinhar o nariz com o umbigo) e manter a cabeça em posição neutra;
  d) utilizar as mãos para manter o alinhamento do pescoço e da cabeça;
- impedir que a vítima realize movimentos com a cabeça;
- não rolar a vítima, somente no caso de extrema necessidade;
- realizar palpação delicadamente nas áreas doloridas ou com presença de deformidades;
- avaliar a força motora nos membros;
- nos casos de vítima não responsiva:

a) observar o mecanismo de lesão;
b) nos casos de danos medulares e inconsciência, sempre considerar que ocorreu lesão medular;
c) manter a cabeça e o pescoço alinhados em posição neutra;
d) procurar a presença de contusões, deformidades, lacerações, punções, ferimentos penetrantes ou edema e realizar palpação nas áreas deformadas;
e) fazer perguntas às pessoas que estavam no local sobre o mecanismo de lesão e sobre o nível de consciência da vítima antes do socorro inicial;

- se necessário, realizar as manobras de reanimação cardiorrespiratória (RCP).

Nas situações em que a vítima estiver com capacete, o socorro inicial deve mantê-lo no local se (ACS, 2018; NAEMT, 2017b; Karren et al., 2013, Goiás, 2016):

- o capacete estiver bem ajustado e houver pouco ou nenhum movimento da cabeça em seu interior;
- não houver problemas respiratórios ou das vias aéreas iminentes;
- a retirada do capacete puder causar lesão adicional à vítima;
- for possível imobilizar apropriadamente a coluna vertebral com o capacete no local;
- quando o objeto não interferir na capacidade de avaliação e reavaliação das vias aéreas e da respiração.

A remoção do capacete deve ser realizada quando:

- houver interferência na avaliação e reavaliação das vias aéreas e da respiração;

- ele interferir na capacidade de tratar as vias aéreas ou a respiração adequadamente;
- não estiver bem ajustado e permitir uma movimentação excessiva da cabeça em seu interior;
- interferir na imobilização apropriada da coluna;
- na situação de parada cardíaca.

Para saber mais

A ECG é utilizada para avaliar e definir o estado neurológico de vítimas de lesão cerebral. Ela considera três fatores e determina uma pontuação baseada com o nível de consciência apontada em cada um dos casos (espontaneamente ou por meio de estímulo). Esses fatores são **abertura ocular**, **resposta verbal** e **melhor resposta motora**.

Conheça a escala:

ESCALA DE COMA de Glasgow: avalie da seguinte forma. Disponível em: <https://www.glasgowcomascale.org/downloads/GCS-Assessment-Aid-Portuguese.pdf>. Acesso em: 10 fev. 2022.

Síntese

Neste capítulo, optamos por apresentar um quadro-síntese das situações de atendimento de primeiros socorros a serem realizadas antes da chegada do socorro especializado.

Lesões de partes moles	- Ferimentos fechados: o tecido abaixo da pele é danificado, mas a pele não é rompida. - Ferimentos abertos: a pele é rompida. Os exemplos incluem: abrasões, incisões, lacerações, punções, avulsões, mordidas e amputações. - Nas partes amputadas, é necessário conservá-las para posterior reimplantação. - Nunca terminar de amputar um membro, pois os nervos e os vasos sanguíneos, mesmo em filamentos pequenos de tecido, ainda têm chance de ser reimplantados pelo cirurgião.
Lesões de face, olhos e garganta	- Não remover um corpo estranho que esteja alojado no olho. - Nas hemorragias de pálpebras, nunca exercer pressão sobre elas caso o globo ocular possa estar lesionado. - Nas queimaduras químicas oculares, irrigar o olho afetado por, no mínimo, 30 minutos ou até a chegada da equipe de resgate. - A força necessária para causar uma lesão na face, geralmente, também será suficiente para causar uma lesão medular.

(continua)

(continuação)

Lesões de tórax, abdome e genitália	- Três dos principais sinais de lesão torácica são a frequência respiratória, qualquer alteração no padrão respiratório normal e a dificuldade respiratória. - Prioridade nas lesões torácicas: assegurar que as vias aéreas estejam desobstruídas e a respiração esteja adequada. - A fratura de costelas raramente leva a óbito, mas pode causar lesões que sejam fatais; estabilizar com tipoia e faixa. - Hemotórax: o sangue preenche a cavidade pleural, o que faz o pulmão colabar e interferir na respiração. - Pneumotórax hipertensivo: condição na qual o ar fica coletado sob pressão no espaço pleural, causando a compressão do pulmão lesionado, do pulmão não afetado, do coração e de grandes vasos no tórax. - Não remover objeto cravado ou penetrante do tórax ou do abdome; estabilizá-lo para prevenir qualquer movimento. - As vítimas de lesão abdominal se sentem mais confortáveis deitadas de costas, com os joelhos flexionados. - Nas lesões na genitália, controlar a hemorragia, cobrir os ferimentos e aplicar bolsas de gelo ou compressas frias para aliviar a dor e reduzir o edema. - Nos casos de vítima de violência sexual, preservar as evidências durante o tratamento.

(conclusão)

Lesões musculoesqueléticas	- Na ausência de material de imobilização ou se o socorrista não for completamente treinado, o melhor a se fazer em uma lesão é a estabilização manual e a restrição de qualquer movimento até a chegada do atendimento pré-hospitalar. - Imobilizar a articulação deslocada na posição encontrada. - Utilizar talas que se ajustem à deformidade. - Aplicar bolsas de gelo ou compressas frias em lesões que envolvem fraturas, distensões, entorses, luxações e subluxações, para reduzir aliviar a dor e edema. - Nas imobilizações de braços e pernas, deixar as pontas dos dedos expostas para poder avaliar a circulação, verificando o enchimento capilar.
Traumatismo craniano e lesões medulares	- A fratura do crânio em si não causa invalidez e óbito; são os danos subjacentes que levam a consequências sérias. - Suspeitar de fratura do crânio em qualquer trauma significativo da cabeça. - Não interromper o fluxo de sangue ou líquido que sair por nariz, ouvidos ou boca; cobrir com gaze para absorver o fluxo, mas não bloqueá-lo. - A prioridade no tratamento de traumatismos cranianos é desobstruir as vias aéreas e garantir a oxigenação adequada; a causa mais comum de morte após um traumatismo craniano é a deficiência de oxigênio no cérebro. - Os principais mecanismos de lesão na coluna são compressão, distração, rotação, flexão e extensão. - A prioridade no tratamento da lesão medular é estabilizar a coluna vertebral e garantir que as vias aéreas estejam desobstruídas e a respiração esteja adequada.

Questões para revisão

1. Analise as afirmações a seguir e marque V para as verdadeiras e F para as falsas. Em seguida, assinale a alternativa que apresenta a sequência correta:
   - ( ) Deve-se fazer um curativo nos dois olhos se houver um corpo estranho alojado em apenas um olho.
   - ( ) É sempre melhor tentar remover delicadamente corpos estranhos do globo ocular.
   - ( ) As queimaduras químicas oculares devem ser irrigadas por aproximadamente cinco minutos.
   - ( ) Nunca devem ser utilizadas compressas frias em lesões no globo ocular.
   - ( ) Se as pálpebras estiverem lesionadas e não cobrirem o globo ocular, usar um curativo leve e úmido para evitar ressecamento.
   - ( ) Não remover sangue nem coágulos sanguíneos do olho.
   - ( ) Uma vítima de traumatismo na face e na boca deve ter a cabeça e o pescoço imobilizados.
   - ( ) Se for encontrado um dente perdido, ele deve ser limpo e guardado no gelo.

   a) V – F – F – F –V – V – V – F.
   b) V – F – F – F –V – V – V – V.
   c) V – V – F – F –V – V – V – F.
   d) V – F – F – V –V – V – V – F.
   e) V – V – V – F – F – V – F – V.

2. O trauma torácico, se não for identificado e o atendimento não for realizado rapidamente, pode levar a vítima a óbito. Várias situações podem acometer o sistema respiratório da vítima, tais como: hemotórax, pneumotórax, pneumotórax hipertensivo, pneumotórax aberto. Associe os itens a seguir

e, em seguida, assinale a resposta que apresenta a sequência correta:

I) Hemotórax
II) Pneumotórax
III) Pneumotórax hipertensivo
IV) Pneumotórax aberto

( ) Ferida torácica aberta que permite a entrada de ar no espaço pleural.
( ) Acúmulo de sangue no espaço pleural, o qual possibilita o colapso do pulmão.
( ) Situação na qual o ar penetra o espaço pleural por meio de um defeito de sentido único no pulmão, resultando em aumento progressivo da pressão na cavidade pleural, o que faz com que o pulmão lesionado entre em colapso quase total e comece a comprimir o pulmão não lesionado, os grandes vasos do tórax e o coração.
( ) Condição na qual o ar entra no espaço pleural, possibilitando o colapso do pulmão.

a) I, II, III, IV.
b) IV, II, III, I.
c) II, I, III, IV.
d) IV, I, III, II.
e) III, IV, II, I.

3. Depois de avaliar uma vítima de acidente automobilístico, foi identificado um trauma torácico. Suspeita-se, pelos sinais e sintomas apresentados, de extravasamento de sangue para a cavidade torácica decorrente de vasos lacerados ou do pulmão, o que está causando compressão pulmonar. Como essa compressão pulmonar é denominada?

a) Hemotórax.
b) Asfixia traumática.
c) Pneumotórax.
d) Tórax flácido.
e) Pneumotórax hipertensivo.

4. Nas fraturas, comumente, as lesões ósseas não são fatais, contudo, em algumas situações, podem ser graves. Assim, é necessário proceder à avaliação primária e controlar situações que podem tornar as fraturas fatais. Com relação a situações de fraturas, qual é a ordem de prioridade de atendimento?

5. Em um atendimento a uma vítima de atropelamento, é observada a perda de sangue ou líquido cerebrospinal pelos ouvidos, evidenciando traumatismo craniano. Nesse caso, qual é a primeira etapa do atendimento de emergência a ser realizada?

Questão para reflexão

1. Você está no local onde ocorreu um acidente com motocicleta. A vítima não estava usando capacete e apresenta abrasões e lacerações ao redor da boca e do maxilar inferior. Diante dessa situação, descreva o que deve ser realizado para prestar o primeiro atendimento.

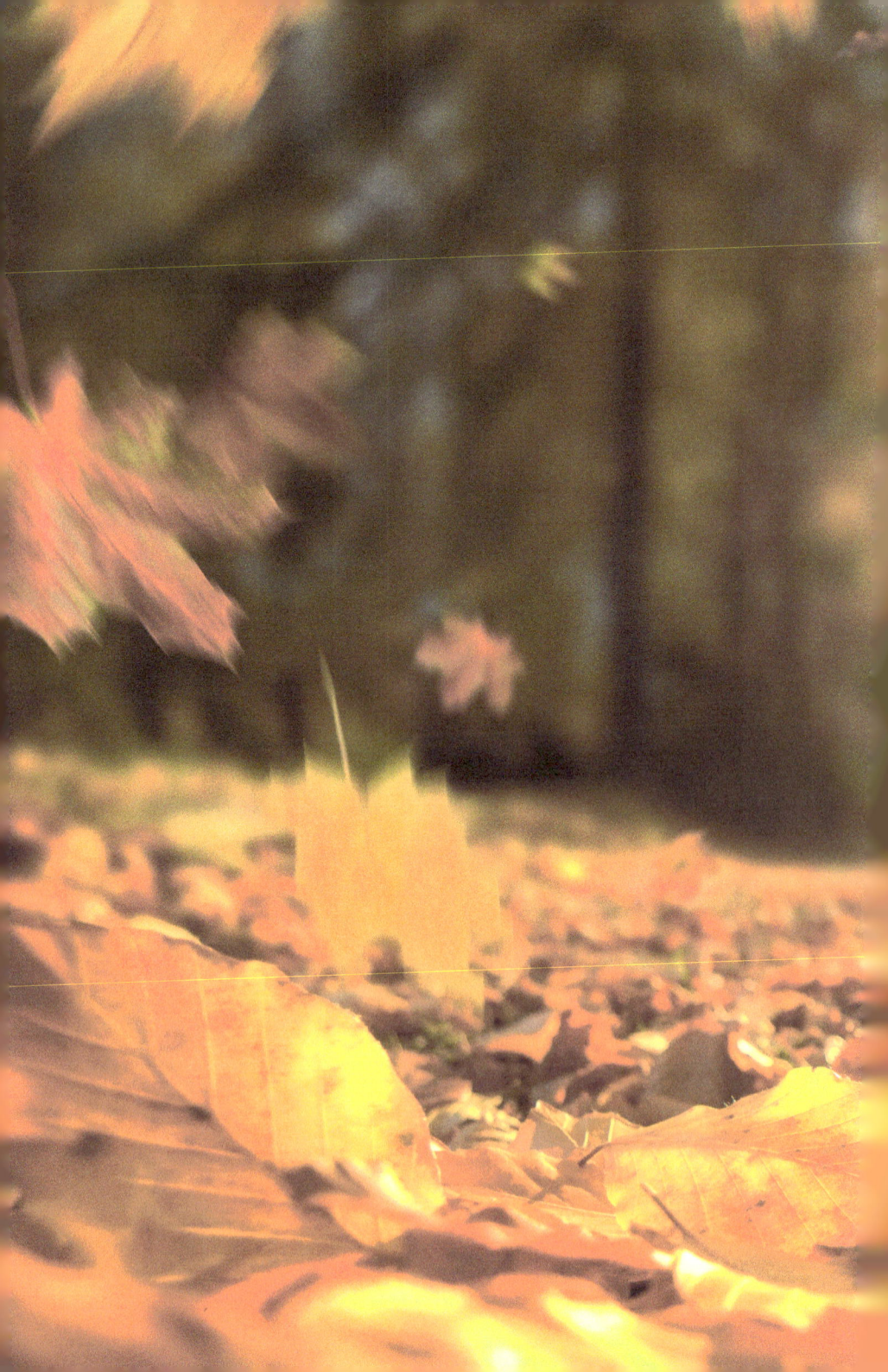

Capítulo 3
Principais emergências: parte I

Pedro Henrique de Almeida

Conteúdos do capítulo

- Emergências neurológicas.
- Emergências respiratórias.
- Emergências circulatórias.
- Emergências abdominais: abdome agudo e situações correlatas.

Após o estudo deste capítulo você será capaz de:

1. compreender as principais síndromes neurológicas, respiratórias, circulatórias e abdominais que levam a população a procurar atendimento emergencial;
2. reconhecer a importância da abordagem sistematizada no atendimento dessas síndromes;
3. elencar os principais critérios de gravidade em cada uma dessas situações, identificando os casos que configuram uma real emergência;
4. realizar as medidas iniciais para a estabilização do paciente, até que ele receba o tratamento definitivo em local adequado.

Algumas situações de emergência requerem especial atenção por parte de quem está realizando a avaliação e a condução da situação até a chegada do socorro especializado. Neste capítulo, serão abordadas as situações de atendimento as emergências neurológicas, respiratórias, circulatórias e abdominais.

3.1 Emergências neurológicas

As queixas neurológicas agudas são causas frequentes de atendimentos emergenciais, podendo representar riscos para a vítima. Estratificar corretamente o risco é um grande desafio ao profissional do primeiro atendimento, logo, o emprego da abordagem sistematizada (Capítulo 1) é de grande ajuda na coleta adequada de dados da história clínica e do exame físico, indispensáveis para a boa qualificação diagnóstica. Abordaremos, aqui, quatro das emergências neurológicas mais prevalentes que todo profissional que atua em primeiros socorros deve saber.

3.1.1 Vertigem

Causa comum de consultas em locais de pronto atendimento, a vertigem geralmente é benigna, mas pode ser um indicador de situações graves, portanto, não deve ser encarada como uma doença em si, mas como síndrome[1] vestibular. Caracterizada pela dificuldade na manutenção do equilíbrio e da posição ortostática, a vertigem é comumente confundida com a tontura, devendo o socorrista estar apto a diferenciá-las: na **vertigem**, o paciente queixa-se de alteração na percepção espacial de seu

---

1   Conjunto de sinais (aquilo que o examinador observa) e sintomas (aquilo que a vítima refere).

entorno, geralmente dizendo "que tudo está girando" ou "que está pisando em falso", mas não referindo sensação de desmaio, pois a desordem é no sistema responsável pelo equilíbrio, o sistema vestibular. Já na **tontura**, a principal característica é a pessoa ter a sensação de que vai desmaiar (pré-síncope), referindo fraqueza, mal-estar e escurecimento da visão.

Depois de ter identificado se tratar de uma síndrome vestibular, e não de uma tontura, o socorrista deve qualificar sua suspeita por meio do 3º passo (avaliação secundária) da abordagem sistematizada (Capítulo 1), elementos que definam o tipo e o modo de instalação da vertigem, bem como a localização dessa desordem vestibular. Esses elementos estão resumidos no Quadro 3.1.

Quadro 3.1 – Qualificação da síndrome vestibular

Quanto ao tipo	
Oscilatória: sensação de estar em um barco ou de o chão estar se movendo, atrapalhando o equilíbrio, porém sem náusea ou nistagmo (movimento rápido dos olhos para um dos lados). Está associada à vertigem de origem central, como nas intoxicações.	**Rotatória**: sensação do entorno girar ao redor de si, ocasionando perda do equilíbrio, náusea e nistagmo. Comum nas vertigens periféricas e unilaterais, como em distúrbios do ouvido interno, de nervo vestibular ou por movimentos bruscos.
Quanto ao início	
Agudo: sintomas com rápida progressão (poucas horas). É chamado de *súbito* se há instalação completa e imediata de todos os sintomas, sem piora com o tempo.	**Crônico**: ocorre progressão lenta dos sintomas no decorrer do tempo (dias). É chamado de *insidioso* quando não é possível precisar quando os sintomas apareceram.

(continua)

(Quadro 3.1 – conclusão)

Quanto à localização	
Central: há predomínio de um dos sintomas (nistagmo, rotação ou oscilação, tendência de queda, náusea) em relação aos demais. Nos comprometimentos **estruturais** do sistema nervoso central (SNC) (eventos vasculares, infecciosos, tumorais ou coleções), há déficits focais de acordo com sua localização: tratos nervosos (déficits motores e sensitivos), tronco cerebral (diplopia, disfagia, disartria), cerebelo (dismetria). Nos comprometimentos **funcionais** (eventos elétricos, metabólicos ou intoxicação), há alteração global do SNC (lentificação, aceleração, confusão).	**Periférica**: há a presença, em igual intensidade, de todos os sintomas clássicos (nistagmo, rotação ou oscilação, tendência de queda, náusea). A alteração do reflexo vestíbulo-ocular ao exame físico é sinal **patognomônico** de origem periférica. A presença de sintomas auditivos (hipoacusia ou zumbidos) e a piora com movimentação da cabeça (cinetose) sugerem doenças no labirinto. Se houver sintomas unilaterais persistentes, lesões do nervo vestibular devem ser investigadas.
Quanto à lateralidade	
Unilateral: há desbalanço vestibular direita-esquerda, causando vertigem **giratória** em eixo fixo, isto é, com nistagmo e tendência de queda sempre para um mesmo lado.	**Bilateral**: não há desbalanço direita-esquerda, levando, geralmente, à vertigem **oscilatória**. Nos raros casos de vertigem giratória, ela não curso com um eixo fixo.

Fonte: Elaborado com base em NAEMT, 2017a.

A qualificação da síndrome vestibular permite separar os casos vertigem de baixo risco (periféricas, unilaterais, rotatórias e de início recente) dos de alto risco (centrais, bilaterais, oscilatórias e de início súbito ou crônico), dando segurança para a equipe de primeiros socorros em liberar (caso haja médico na equipe) esses casos de baixo risco com prescrição de medicamentos sintomáticos. No entanto, se não houver um médico na equipe, ou se tratar de um caso de alto risco, é indicado o transporte para uma unidade de pronto atendimento, visando à elucidação das causas por meio de avaliação médica complementar (medicamentos, observação, exames de imagem e laboratório), garantindo a exclusão de situações graves.

3.1.2 Desmaio

Outro grande gerador de pedidos de socorro, o desmaio é um nome popular para a síndrome de perda de consciência. Como a consciência é uma importante função mantida pelo SNC, só acontece um desmaio se houver algo capaz de "desligar" o SNC, mesmo que momentaneamente, podendo ser de etiologia benigna e autolimitada (sem riscos) ou maligna e prolongada (com riscos para a vítima).

Ao estar diante da síndrome de perda de consciência, o socorrista deve utilizar a abordagem sistematizada e realizar a qualificação, buscando identificar elementos úteis para estratificar o risco, conforme indicado no Quadro 3.2.

Quadro 3.2 – Qualificação da síndrome de perda de consciência

Quanto à intenção	
Involuntária: ocorre por falha intrínseca na homeostase do paciente, não dependendo da vontade própria ou de terceiros, como ocorre, por exemplo, nas arritmias cardíacas.	**Provocada**: a falha na homeostase é provocada por algo ou alguém, intencionalmente ou não, como ocorre, por exemplo, nas intoxicações e nos traumas.

(continua)

(Quadro 3.2 – conclusão)

Quanto ao início	
Agudo: rápida progressão para a perda de consciência (minutos). É dito *súbito* quando há perda completa e imediata da consciência, sem estágios intermediários, como nos eventos elétricos (convulsão), vasculares (acidente vascular cerebral – AVC) ou por danos direto ao SNC (traumas).	**Crônico**: lenta progressão para a perda da consciência (dias, semanas), com períodos de flutuação na intensidade, típico das doenças crônicas (metabólicas, degenerativas). É chamada de *insidiosa* quando não é possível precisar quando se deu o início.
Quanto à localização	
Central: a falha está no próprio SNC. Quando **estrutural** (evento vascular, infeccioso, tumoral, traumático, coleção), cursa com déficit de acordo com a posição: córtex e tratos (déficit motor e sensitivo), tronco (alteração em pupilas, ventilação e deglutição), cerebelo (vertigem), meninges (rigidez na nuca, cefaleia), medula (choque neurogênico, nível sensitivo e motor). Quando **funcional**, pode ter origem elétrica (convulsão) ou psicogênica (distúrbios psiquiátricos).	**Periférica**: a falha está fora do SNC, afetando-o como um todo, como na queda do fluxo sanguíneo (síncope), do oxigênio (hipóxia), da glicemia, por causa metabólica (como a alteração do sódio ou da ureia no sangue), infecções graves (sepse) ou através de fármacos (intoxicações). Geralmente, cursa com alteração difusa da função neurológica (lentificação, agitação, confusão mental, alteração de conduta), mas pode haver a presença de déficit neurológico focal associado.
Quanto à recuperação	
Completa: há recuperação completa da consciência, sem persistência de novos déficits neurológicos no paciente, podendo ser rápida, como um despertar do sono (característico da síncope) ou lenta, com período de confusão e desorientação (característico da convulsão).	**Incompleta**: há a persistência de novos déficits neurológicos no paciente, geralmente indicando um dano estrutural (se houver novos déficits focais) ou funcional (se houver presença de déficits difusos), requerendo investigação complementar da causa do desmaio.

Fonte: Elaborado com base em NAEMT, 2017a.

A adequada qualificação da síndrome da perda de consciência permite ao socorrista identificar os casos de baixo risco (involuntárias, crônicas, periféricas e com recuperação completa) e os de alto risco (provocadas, agudas, centrais e com recuperação incompleta), indicando o transporte de vítimas desses últimos casos para um serviço de pronto atendimento capaz de esclarecer a causa (exames de imagem, laboratoriais e cardíacos). Só é seguro liberar os pacientes de baixo risco diretamente do atendimento se houver um médico presente no local ou sob responsabilização do médico regulador.

3.1.3 Convulsão

Convulsão é o nome popular da crise epilética, uma das apresentações da síndrome epiletiforme, entidade frequente na população, cuja principal característica é a presença de abalos corporais em decorrência de descarga elétrica anormal e sustentada no SNC. Geralmente, é benigna e autolimitada, mas pode evoluir para formas mais graves.

Ao identificar uma síndrome epiletiforme, o emergencista deve refinar sua hipótese diagnóstica por meio da abordagem sistematizada, buscando identificar elementos para classificar o início, o alcance, a complexidade, a frequência, a duração, bem como a recuperação do paciente, como mostrado no Quadro 3.3.

Quadro 3.3 – Qualificação da síndrome epiletiforme

Quanto ao início	
Com aura: há a presença de sintomas sensoriais (olfatórios, visuais, táteis, dolorosos) antecedendo as crises, alertando o paciente.	**Sem aura**: não há qualquer sintoma alertando o paciente da crise, impedindo-o de se preparar para a ocorrência.
Quanto ao alcance	
Parcial: as descargas alcançam apenas uma parte do SNC, provocando abalos somente na porção corporal correspondente.	**Generalizado**: as descargas alcançam o SNC como um todo, provocando abalos generalizados no paciente.
Quanto à complexidade	
Simples: as descargas têm comportamento simples, não comprometendo a consciência do indivíduo.	**Complexa**: as descargas têm comportamento complexo, comprometendo a consciência do indivíduo por desmaio ou crise de ausência.
Quanto à frequência	
Crise isolada: 10% da população terá ao menos uma crise epiletiforme durante a vida, não representando necessariamente uma doença grave, risco de vida, ou ainda que se tornará uma pessoa epilética. Entretanto, caso haja recorrência ou sinais de gravidade, deve haver investigação da etiologia.	**Crise recorrente**: alguns indivíduos têm propensão para a recorrência de crises no decorrer da vida, condição conhecida por *epilepsia*. Deve-se buscar a causa e manter o controle das crises por meio de tratamento contínuo com anticonvulsivantes. A falha no tratamento é a maior causa de crises em pessoa epilética.

(continua)

(Quadro 3.3 – conclusão)

Quanto à duração	
Autolimitada: na maioria das vezes, as crises epitetiformes cessam espontaneamente em até 5 minutos, em razão de mecanismos endógenos de abortamento, geralmente não necessitando procedimento médico imediato, devendo apenas a pessoa ser orientada na correta posição de recuperação (lateralizada).	**Estado de mal**: acontece quando não há o abortamento espontâneo em até 5 minutos, ou quando ocorre uma nova crise antes da recuperação completa da anterior, evidenciando falha no mecanismo de abortamento, indicando atendimento médico de emergência para realizar o abortamento medicamentoso da crise.
Quanto à recuperação	
Rápida, completa – O período de recuperação pós-crise convulsiva (chamado de *pós-ictal*) normalmente dura alguns minutos e tem como principal característica a recuperação progressiva da função neurológica, não sendo incomum um período de confusão mental.	**Prolongada, parcial**: pós-ictal com duração maior do que a habitual (dezenas de minutos a horas) para recuperação neurológica completa. Em alguns casos, pode ocorrer a persistência de alguns déficits por horas ou mesmo dias, como na paralisia de Todd (perda transitória dos movimentos na área da descarga elétrica, mimetizando um AVC).

Fonte: Elaborado com base em NAEMT, 2017a.

Por meio de uma boa qualificação diagnóstica, é possível estimar a gravidade do caso, atribuindo baixo risco para as crises parciais, simples, autolimitadas, com recuperação completa e de mesmo padrão (se pacientes epiléticos) e quando o desencadeante de uma crise isolada é identificável, como a febre em crianças. Nesses casos, se houver médico presente, é segura a liberação do paciente após a recuperação completa e o controle do desencadeante. Os casos com déficit neurológico novo, especialmente se for a primeira crise, são considerados de risco, portanto, é indicada a remoção para pronto atendimento capaz de realizar a investigação complementar da causa. Já no estado de mal epiléptico, o socorrista deve buscar atendimento médico imediato, por se tratar de uma emergência médica. Se houver médico presente, este deve tentar abortar a crise com o uso do benzodiazepínico disponível, cuidando do padrão ventilatório e da oximetria de pulso. Uma dose adicional de benzodiazepínico pode ser necessário, caso não haja sucesso em parar a crise dentro de 10 minutos. Em todo caso, o transporte não deve ser retardado, pois pode ser necessário investigação complementar ou mesmo tratamento sob monitorização contínua (NAEMT, 2017a).

3.1.4 Acidente vascular cerebral (AVC)

Popularmente chamado de *derrame*, o AVC tem como apresentação sindrômica principal a rápida instalação de déficit neurológico novo, causada por um evento agudo em vasos sanguíneos que servem ao SNC. Contudo, como nem todo déficit neurológico agudo é decorrente de AVC, é recomendado utilizar testes para distinguir entre situações de baixa e alta probabilidade, como o teste prático conhecido pela sigla mnemônica SAMU[2], em que o avaliador pede para a vítima sorrir, realizar o movimento de abraçar e cantar uma música. Esse teste, baseado na escala de avaliação pré-hospitalar do AVC de Cincinnati, permite ao socorrista estimar, de maneira rápida e sem uso de aparelhos, qual a chance de um paciente que apresenta déficit neurológico agudo estar com AVC em curso, sendo de mais de 70% se ele apresentar alteração nas três tarefas do teste, como mostrado na Figura 3.1.

---

2   Sigla homônima para Serviço de Atendimento Móvel de Urgência (Samu).

Figura 3.1 – Teste de probabilidade para AVC agudo

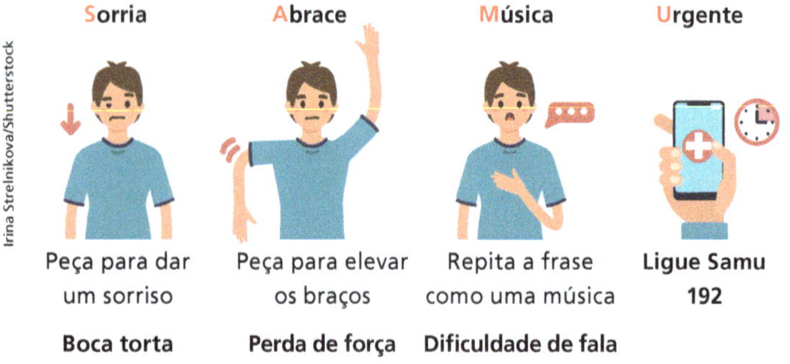

Sorria	**A**brace	**M**úsica	**U**rgente
Peça para dar um sorriso	Peça para elevar os braços	Repita a frase como uma música	Ligue Samu 192
Boca torta	**Perda de força**	**Dificuldade de fala**	

Fonte: Feira de Santana, 2020, p. 7.

Se houver alteração nos três quesitos, é maior do que 70% a probabilidade de se tratar de um AVC agudo.

Para saber mais

Na internet, é possível encontrar um universo de informações sobre o assunto, nos mais diferentes formatos. Aprofundar os temas aqui apresentados realmente enriquece o aprendizado. Que tal incorporar essa modalidade em seus estudos complementares? Realize pesquisas com os temas "TESTE AVC SAMU" e "ESCALA DE CINCINNATI" no YouTube e assista a alguns vídeos para conhecer mais a respeito desses testes, a exemplo do seguinte vídeo:

OMAR, P. AVC Reconhecimento Pré-Hosp./Escala de Cincinnati para Enfermagem. **Pedro Omar Enfermeiro**, 23 nov. 2018. Disponível em: <https://www.youtube.com/watch?v=iy4xUbBnkI4&list=PLY-u-dnjfR6zrw7qYxq8dZpmIrWjBjqS6&index=2>. Acesso em: 10 fev. 2022.

Outro ponto importante é que diversas condições clínicas podem mimetizar um AVC, sendo fundamental o diagnóstico diferencial em todo paciente que apresente déficit neurológico novo de instalação aguda, como resumido no Quadro 3.4.

Quadro 3.4 – Condições que podem mimetizar o AVC

Metabólicas	Normalmente, causam alteração da consciência, mas pode haver déficit focal, portanto, é necessário aferir glicemia capilar e oximetria de pulso à beira de leito, além de dosar sódio, potássio, cálcio, função renal e hepática em laboratório.
Infecciosas	Podem causar déficits focais (neuro-infecção localizada), déficits difusos (encefalites, sepse) ou sinais meníngeos (meningites). Febre, aumento da frequência cardíaca (FC) e da frequência respiratória (FR), além de alterações laboratoriais típicas, são sugestivos.
Neoplásicas	O crescimento tumoral pode causar déficit de acordo com sua localização, devendo ser suspeitado em todo paciente portador de neoplasia que apresente sintoma neurológico novo.
Traumáticas	Traumas antigos e recentes podem causar déficit neurológico, sendo de grande importância investigar sua presença durante a anamnese.
Farmacológicas	Substâncias químicas podem alterar o funcionamento cerebral. Deve-se suspeitar de intoxicação quando o déficit for difuso (letargia, agitação, confusão), em tronco (alterações em pupilas e na ventilação) ou, ainda, em sistema nervoso autonômico (simpático/parassimpático).
Circulatórias	Alterações de perfusão sanguínea cerebral podem causar sintomas similares ao AVC: baixa perfusão pode causar síncope, e perfusão aumentada pode causar síndrome de hipertensão intracraniana (cefaleias, escotomas, confusão mental).

(continua)

(Quadro 3.4 – conclusão)

Elétricas	Crises epiletiformes parciais podem mimetizar o déficit focal de um AVC, e crises generalizadas podem ter recuperação lenta do déficit, de até 48 horas. Então, investigar a presença de crises convulsivas pode ajudar a descartar alguns casos de supostos AVC.

Fonte: Elaborado com base em NAEMT, 2017a.

Depois de terem sido excluídas outras etiologias como causa para o déficit neurológico agudo, a possibilidade de se tratar de um AVC torna-se a mais plausível. Então, por meio da avaliação secundária, o profissional dos primeiros socorros deve refinar sua hipótese. Algumas características para a qualificação do AVC são apresentadas no Quadro 3.5.

Quadro 3.5 – Qualificação diagnóstica do AVC

Quanto à instalação		
Súbita: instalação completa de todos os sintomas em uma só vez. Comum no AVC hemorrágico.	**Aguda**: progressão rápida (minutos, horas) na instalação dos sintomas. Comum no AVC isquêmico.	**Lenta**: progressão lenta (horas, dias) na instalação dos sintomas. Comum no AVC por trombose de seio venoso.
Quanto ao tempo desde o momento de início dos sintomas (*ictus*[3])		
Menos de 4 horas: é fundamental estabelecer o *ictus*, pois há a possibilidade de reversão completa dos AVC isquêmicos (AVCi) com uso de trombolíticos, desde que realizados dentro da janela de tempo, geralmente de até 4 horas.	**Mais de 4 horas**: se *ictus* maior do que 4 horas, ou se não for possível sua determinação (como na pessoa que já acorda pela manhã com o déficit), o uso de trombolítico venoso está contraindicado, em razão do risco de sangramentos cerebrais.	

(continua)

---

3   Nome dado ao momento em que ocorre o início dos sintomas.

(Quadro 3.5 – conclusão)

Quanto à persistência dos sintomas	
AIT: alguns eventos vasculares isquêmicos podem ser transitórios, com melhora completa do déficit em até 24 horas de sua instalação, sendo, então, chamado de *ataque isquêmico transitório* (AIT). Essa condição é um aviso de que um AVC pode ocorrer a qualquer momento.	**AVC**: se não ocorre a recuperação completa e espontânea do déficit neurológico em até 24 horas, é confirmado um AVC. No entanto, não é adequado esperar esse tempo para agir, devendo as condutas serem tomadas tão logo o déficit neurológico se instale.
Quanto ao tipo do evento vascular		

Hemorrágico (AVCh): ocorre por ruptura do vaso sanguíneo com extravasamento local de sangue, sendo subdividido em intraparemquimatoso (relação com hipertensão arterial) ou subaracnóideo (relação com aneurismas). Os sintomas geralmente são súbitos, compatíveis com sua localização e podem cursar com efeito de massa ou herniação aguda.	**Isquêmico (AVCi)**: ocorre a interrupção do fluxo sanguíneo arterial normal ao SNC por trombose (em virtude da arteriosclerose), êmbolos (de origem cardíaca ou de carótidas) ou dissecções (relação com o trauma). De sintomatologia hiperaguda conforme o local afetado, podem cursar com efeito de massa ou herniação mais tardiamente.	**Trombose venosa**: ocorre a interrupção do retorno venoso normal no tecido cerebral em razão da trombose venosa, inicialmente com sintomas difusos (cefaleia, confusão) e de lenta instalação, podendo progredir para sintomas focais nos casos graves. Sinais de hipertensão intracraniana podem estar presentes.

Quanto ao território acometido	
Carotídeo: mais comum, acomete as artérias oftálmicas (déficit visual monocular), cerebral anterior (desfrontalização) e cerebral média (déficit sensitivo/motor unilateral de membros e afasia).	**Vertebrobasilar**: acomete as artérias vertebrais (déficit cerebelar e em nervos cranianos baixos), cerebral posterior (déficit visual bilateral) e artéria basilar (déficit sensitivo/motor bilateral em membros e nervos cranianosaltos).

Fonte: Elaborado com base em NAEMT, 2017a.

Todo caso suspeito de AVC deve ser removido imediatamente para um serviço de emergência capaz de diagnosticá-lo e tratá-lo. Os exames de imagem são fundamentais para distinguir entre AVCi e AVCh, como a tomografia computadorizada (TC), que, apesar de maior disponibilidade, tem limitações para lesões muito pequenas ou muito precoces (até seis horas de *ictus*). Já a ressonância nuclear magnética (RNM) não apresenta tais limitações, mas tem menor disponibilidade nos serviços de emergências.

O risco de complicações do AVC pode ser elevado e está diretamente associado ao tipo (maior no hemorrágico), à extensão (piora com o aumento da área atingida), à localização (pior quando em tronco; se córtex, pior à esquerda), ao tempo de evolução (piora da isquemia periférica com o tempo). Já o tratamento deve ser indicado de acordo com o tipo (neurocirugia no AVCh e trombólise no AVCi), o tempo de evolução (trombólise nos AVCi menor do que quatro horas), tamanho (tratamento expectante se AVC pequeno) ou, ainda, pela localização/sintomatologia (AVCh em tronco, mesmo pequeno, pode necessitar intervenção). Dessa forma, é imperativo que o socorrista lembre-se de que todo paciente suspeito deve ser removido para um centro capaz de diagnosticar e tratar o AVC o mais breve possível.

3.2 Emergências respiratórias

Os sintomas respiratórios agudos representam grande parte dos atendimentos em serviços de emergência, podendo representar desde uma simples infecção de vias aéreas superiores (IVAS), até condições com risco de vida, como na síndrome respiratória aguda grave (SRAG). Saber distinguir as situações de risco é um desafio ao emergencista que presta os primeiros socorros, estando por isso indicado o emprego da abordagem sistematizada (Capítulo 1) para uma boa qualificação diagnóstica. Neste tópico, abordaremos três das principais queixas respiratórias atendidas nos locais de pronto atendimento.

3.2.1 Dispneia

A dispneia pode ser entendida como a sensação de desconforto ao respirar relatada pelo paciente. Por ser subjetiva, pode ser referida de maneiras variadas, como falta de ar, sufocamento, aperto no peito, dificuldade para puxar o ar, entre outras.

Como toda síndrome, a dispneia não é uma doença em si, mas um conjunto de sinais e sintomas comuns a problemas de diversas etiologias, que podem ter diferentes gravidades. Portanto, é fundamental a utilização da abordagem sistematizada para a adequada qualificação sindrômica. Os principais elementos que devem ser avaliados nessa etapa estão resumidos no Quadro 3.6.

Quadro 3.6 – Qualificação diagnóstica da dispneia

Quanto ao tempo de início dos sintomas	
Aguda: tem início dos sintomas há menos de 14 dias. É dita *súbita* se todos os sintomas se instalam completamente e de uma só vez, sugerindo fortemente uma emergência.	**Crônica**: sintomas evolutivos há menos de duas semanas, devendo sempre ser investigada, como na tuberculose e na insuficiência cardíaca (IC), mas não sendo necessariamente uma emergência.

(continua)

(Quadro 3.6 – conclusão)

Quanto à fisiopatologia base		
Aumento da demanda de Oxigênio (O_2): há aumento de consumo de O_2, como nas atividades físicas, cursando com aumento da FR e FC, mas não com queda da saturação de O_2 no oxímetro de pulso.	**Diminuição da oferta de O_2:** ocorre pela diminuição da oferta de O_2 aos tecidos, geralmente por distúrbios cardiopulmonares, cursando com aumento da FR e FC, mas sempre com queda da $SatO_2$ e grande aumento do lactato sérico.	**Não relacionado ao O_2:** há perda do controle respiratório em SNC (traumas, tumores, fármacos, AVC, psicogênicos), em nervos (como na paralisia de Guillain-Barré), em músculos (doenças neuromusculares). A FR, a FC, o lactato e a $SatO_2$ podem ser variados.
Quanto ao esforço físico		
GRAU 0: dispneia aos esforços muito intensos, como correr ou subir escadas íngremes. **GRAU 1**: dispneia aos esforços intensos, como andar rápido ou subir escadas leves. **GRAU 2**: dispneia aos esforços moderados, como andar normalmente em local plano. **GRAU 3**: dispneia aos pequenos esforços, como caminhar curtas distâncias (até 100 m). **GRAU 4**: dispneia aos mínimos esforços, como trocar de roupa ou pentear-se.		
Quanto ao sistema acometido		
Circulatório: há dispneia pela falha na circulação sanguínea, como na IC, cursando com ortopneia (melhora em pé), com dispneia paroxística noturna (aparece com o decúbito, piorando com o tempo deitado), com dispneia aos esforços físicos, com alteração na ausculta cardíaca (galope) e com ingurgitamento de veias jugulares.	**Respiratório**: há dispneia por falha no sistema respiratório: em via aérea alta (estridor) ou baixa (sibilos), em pleuras (coleções, massas, perda da elasticidade) ou ainda em parênquima pulmonar (fibroses, inflamações, neoplasias, degenerações). Tosse e ausculta pulmonar alterada são achados frequentes nesse grupo.	

Fonte: Elaborado com base em NAEMT, 2017a.

Na maioria dos casos, é possível classificar o risco por meio da anamnese, do exame físico e da aferição de sinais vitais, sendo considerados de baixo risco os casos que não apresentarem alteração nos dois últimos. Entretanto, se houver alterações presentes, o transporte para um serviço de pronto atendimento está indicado, para a melhor caracterização do quadro pela realização exames complementares, como exames laboratoriais (hemograma, proteína C reativa, lactato, gasometria, metabólicos etc.), de imagem (minimamente, raio-X, em duas incidências) e avaliação do ritmo e do eixo cardíaco pelo eletrocardiograma. Em algumas situações, exames específicos devem ser realizados, como a espirometria (doenças obstrutivas e intersticiais), a cintilografia (distúrbios ventilação/perfusão), o ecocardiograma (insuficiências cardíacas), o exame de Holter (registro contínuo do eletrocardiograma para identificar arritmias paroxísticas) e a tomografia computadorizada (doenças de interstício e embolias).

O manejo inicial da dispneia divide-se em dois tipos:

1. **Tratamento suportivo**: ações que devem ser realizadas em todos os pacientes de alto risco, como o posicionamento a 45 graus (evitando o decúbito horizontal), a oferta de O_2 suplementar (cateter, máscara) ou mesmo realizando assistência ventilatória com dispositivo bolsa-válvula-máscara (chamado *ambu*), que são ações que todo socorrista deve realizar. Se houver médico presente, a assistência ventilatória por aparelhos pode ser realizada.

2. **Tratamento da causa base**: deve ser direcionado para cada etiologia tão logo tenha sido realizada a qualificação diagnóstica, por exemplo, a administração de diuréticos para uma IC ou de broncodilatadores para uma crise de broncoespasmo, como na asma.

3.2.2 Doença pulmonar obstrutiva crônica (DPOC)

A DPOC é caracterizada por limitação progressiva e não totalmente reversível ao fluxo de ar nas vias aéreas inferiores, secundária à resposta inflamatória causada por agentes nocivos (fuligens, gases tóxicos, fumaças, especialmente do tabagismo), capaz de reduzir o volume expiratório forçado no 1º segundo (VEF1) para menos de 80% do predito na espirometria, mesmo após o uso de broncodilatadores (prova broncodilatadora negativa). Por sua cronicidade, por acometer milhões de pessoas e pela alta prevalência de agudizações, são frequentes os atendimentos de emergência e as hospitalizações.

Apesar de a dispneia progressiva ser muito sugestiva de DPOC, outras doenças podem causar clínica semelhante, levando à confusão no diagnóstico. Entre elas:

- **asma**: em comum a possibilidade de sibilos, mas se diferencia por acometer mais as crianças e pela reversão completa da obstrução com broncodilatadores;
- **IC**: a dispneia aos esforços é fator comum, mas se diferencia da DPOC por apresentar mudança nos padrões, tanto dos crepitantes quanto da falta de ar, com a mudança no decúbito;
- **bronquiectasia**: em comum o aumento do volume da secreção pulmonar, mas, em vez de estreitamento, há o alargamento das vias aéreas, portanto, sem obstrução ao fluxo de ar;
- **tromboembolismo crônico**: também com dispneia, hipóxia e aumento progressivo da pressão da artéria pulmonar, mas sem obstrução ao fluxo de ar.

Como na urgência ainda é raro ter o diagnóstico confirmatório por meio da realização da espirometria, o profissional que presta o primeiro atendimento deve suspeitar de sua presença, reconhecendo os sinais cardinais da doença, tanto em sua forma crônica como na forma exacerbada, além de saber diferenciar os casos exacerbados que estão descompensados, pois eles têm alto risco de morte. Novamente, a abordagem sistematizada é capaz de auxiliar o socorrista nessa difícil tarefa. No Quadro 3.7, relacionamos as principais características que devem ser avaliadas.

Quadro 3.7 – Qualificação diagnóstica da DPOC

Quanto aos sintomas predominantes	
Enfisematoso: caracterizado por destruição alveolar e aprisionamento de ar, levando à hiperinsuflação pulmonar, tórax em tonel, alterações no RX (transparência, retificação do diafragma e costelas), além do ingurgitamento das jugulares. A tosse é discreta e seca.	**Bronquítico**: caracterizado por aumento da secreção pulmonar, levando à tosse produtiva crônica e volumosa. A hiperinsulflação pulmonar pode ocorrer nos momentos de exacerbação, mas geralmente menos pronunciada do que as do tipo enfisematoso.
Quanto à exacerbação	
Não exacerbada: é a DPOC em seu estado basal, devendo haver suspeita na presença **crônica** de **dispneia**, **hipóxia** ou **hipercapnia** em adultos, especialmente se associados a estados **enfisematos** ou **bronquíticos**. Geralmente, há **nexo epidemiológico** identificável, como exposição crônica a agentes nocivos (fumaças). Ruídos adventícios (como sibilos e roncos) e cianose central podem estar presentes.	**Exacerbada**: é a agudização da DPOC, caracterizada pela piora da **dispneia**, do aumento do **volume de secreção pulmonar**, ou de sua **purulência**, em paciente suspeito de ter DPOC. Se houver apenas um desses sinais, é classificada em **leve**, dois sinais, **moderada**, três sinais, **grave**. Fatores **ambientais** (clima, irritantes) ou **infecciosos** (virais e bacterianas) são as principais causas.

(continua)

(Quadro 3.7 – conclusão)

Quanto à gravidade	
Compensado: é a DPOC exacerbada que ainda apresenta gasometria arterial (colhida em ventilação espontânea e sem O_2 suplementar), dentro de parâmetros mínimos aceitáveis, com pressão parcial do O_2 (PaO_2) > 50 mmHg, pressão parcial do CO_2 ($PaCO_2$) < 70 mmHg e potencial hidrogênio (pH) > 7,30, indicando menor gravidade, podendo ser tentado o manejo na sala de emergência para posterior internamento em enfermaria.	**Descompensado**: é a DPOC exacerbada com gasometria arterial (colhida em ventilação espontânea e em ar ambiente), com valores muito alterados (PaO_2 < 50 mmHg, $PaCO_2$ > 70 mmHg ou pH< 7,30), representando gravidade e risco de morte, portanto, o manejo em Unidade de Terapia Intensiva (UTI) é recomendável, mas sem retardar o início do tratamento intensivo já na sala de emergência.

Fonte: Elaborado com base em NAEMT, 2017a.

O manejo inicial da exacerbação da DPOC se divide em dois pilares: 1) suporte ventilatório; 2) tratamento do broncoespasmo (NAEMT, 2017a).

- **Suporte ventilatório**: objetiva manter a SpO_2 em até 92% e diminuir o esforço respiratório, evitando a fadiga dessa musculatura. Pode ser desde suporte leve, com administração de O_2 em baixo fluxo (cateter nasal), até ventilação assistida manual (dispositivo bolsa-válvula-máscara) ou mecanicamente (ventiladores pulmonares), dependendo da gravidade. Entre as ventilações mecânicas (VM), a realizada por máscaras ou por dispositivos não invasivos (VNI) deve ser a primeira escolha, desde que não haja contraindicações, como o rebaixamento do nível de consciência ou sinais claros de colapso cardiorrespiratório (bradicardia, choque, apneia, bradipneia ou taquipneia extrema, acidose grave, pH < 7,25). Nesses casos, a VM invasiva deve ser indicada pelo médico, por meio da intubação orotraqueal.

- **Tratamento do broncoespasmo**: deve ser iniciado junto do tratamento suportivo, em toda exacerbação da DPOC, pela regra mnemônica **ABC da DPOC**, na qual:

  - **antibiótico (A)**: de acordo com o quadro clínico, com cobertura para pneumococos, moraxela e haemófilos;
  - **broncodilatadores diretos inalatórios (B)**: é fundamental o uso dos beta-adrenérgicos (salbutamol e fenoterol) e dos anticolinérgicos (ipatrópio);
  - **corticóides sistêmicos (C)**: promovem a manutenção do efeito broncodilatador, diminuindo recorrência precoce das exacerbações. Podem ser administrados por via oral (predinisona) nos casos leves a moderados, e nos casos graves a via endovenosa (metilpredinisolona) é o mais indicado.

Todo os casos que necessitarem de suporte ventilatório mecânico devem ser transferidos para uma UTI. Os casos que necessitarem apenas de O_2 suplementar, sem outras alterações laboratoriais graves, mesmo após 12 horas do tratamento inicial, devem ser internados em leitos de enfermaria. Já os casos que tiverem sua exacerbação completamente resolvida dentro do período de 12 horas podem ser liberados para casa, desde que haja um médico na equipe ou sob recomendação do médico regulador.

3.2.3 Asma

De origem alérgica, a asma é uma doença inflamatória crônica de vias aéreas inferiores, caracterizada por crises de broncoespasmos que podem ser completamente revertidos com o uso de broncodilatadores beta-agonistas inalatórios (popularmente chamadas de *bombinhas*). A tríade de sintomas de uma crise de asma são a dispneia, a sibilância e a opressão torácica. Apesar de geralmente reversíveis com tratamento domiciliar, algumas crises podem evoluir desfavoravelmente (estado de mal asmático) e, se negligenciadas, podem levar à morte. Esses três sintomas clássicos da crise asmática podem ocorrer em outras doenças, sendo papel do profissional do primeiro atendimento fazer o diagnóstico diferencial com outras situações que podem ser confundidas com a asma, principalmente as listadas a seguir:

- **Outras obstruções em vias aéreas**: edemas, tumores e corpos estranhos podem causar sibilos em via aérea baixa, mas raramente bilateral como na asma. Se em via aérea alta, causam estridor laríngeo. Em ambos os casos, não há reversão com o uso de broncodilatadores b-agonistas inalatórios.
- **Insuficiência cardíaca descompensada**: pode causar sibilância, por isso é chamada de *asma cardíaca*. Entretanto, há ausculta cardíaca alterada (galope), crepitação pulmonar que piora com o decúbito, escarro sanguinolento, aumento da área cardíaca ao RX, além de não melhorar com broncodilatadores.
- **Pneumonia eosinofílica**: há tosse e sibilos, mas não em crises, e sim permanentes, com pouca resposta aos broncodilatadores. Deve-se desconfiar quando ocorrer expressivo aumento de eosinófilos no hemograma.
- **Vasculites**: vasculites sistêmicas podem acometer capilares pulmonares (como na vasculite de Churg-Strauss), levando a um quadro de sibilância associada a escarro hemoptoico, mas que não melhora com broncodilatadores inalatórios.
- **Reação não alérgica a irritantes**: há injúria direta do pulmão por irritantes (agentes químicos, particulados, gases tóxicos), podendo causar dispneia e sibilância, mas sem a reversibilidade com o uso de b-agonista típica da asma.

- **DPOC**: apesar de similaridades na forma (atividade crônica com períodos de agudizações) e nos sintomas (obstrução de vias aéreas inferiores com sibilância), diferem não só na população atingida (jovens na asma, adultos na DPOC), mas principalmente pelo fato que, na asma, há a reversão da obstrução com o uso de broncodilatadores do tipo b-agonista inalatório, aferida na espirometria por aumento do VEF1 maior do que 20% após o uso (prova broncodilatadora positiva).

Como usualmente as crises são muito sintomáticas, é comum o acionamento de serviço de primeiros socorros para buscar alívio. Logo, o socorrista deve estar apto para realizar a qualificação, identificando os casos com critérios de gravidade ou que apresentem uma evolução desfavorável. Esses critérios estão sintetizados no Quadro 3.8. Como sempre, o emprego da abordagem sistematizada confere segurança e presteza no atendimento, evitando complicações.

Quadro 3.8 – Qualificação diagnóstica da asma

Parâmetros	Quanto à intensidade da forma crônica			
	Intermitente	Persistente		
		Leve	Moderada	Grave
Dispneia diurna	rara	semanal	diária	contínua
Despertar noturno	raro	mensal	semanal	diário
Uso de b-agonista	raro	eventual	diário	várias vezes ao dia
Limitações	nenhuma	nas crises	nas crises	frequentes
VEF1	> 80%	> 80%	60-80%	< 60%

(continua)

(Quadro 3.8 – continuação)

Quanto ao controle da forma crônica			
Ocorrências semanais	Controlada	Parcialmente (pelo menos um)	Não controlada
Dispneia diurna	mínima	2 vezes ou mais	presença de 3 ou mais parâmetros na mesma semana
Despertar noturno	nenhum	1 vez ou mais	
Uso de b-agonista para resgate	nenhum	2 vezes ou mais	
Limitações de atividades	nenhuma	1 vez ou mais	
VEF1	>80%	<80%	
Crises	nenhuma	1 vez por semestre	2 vezes ou mais por semestre
Quanto ao desencadeante da forma agudizada (crise)			
Infecção: causa comum de crise asmática, sendo a viral a principal responsável. Há progressão dos sintomas com o passar dos dias, além de presença de sintomas da própria infecção, como coriza e dor de garganta, espirros.	**Alérgenos**: causada por irritantes gasosos (perfume, fumaça), particulados (poeira, pólen) ou ingeridos (alimento, fármaco), tem rápida evolução dos sintomas, geralmente em horas, além sinais de alergia, como o prurido e o eritema.	**Outros**: crises causadas pela variação da temperatura, pelo exercício físico, por estresse, ou ainda por forte emoção repentina, como um susto. Geralmente, os sintomas têm relação temporal imediata com o desencadeante.	

(Quadro 3.8 – conclusão)

Quanto à gravidade da forma agudizada (crise)				
Sintomas	Leve	Moderada	Grave	Gravíssima
Dispneia	aos esforços	ao falar	ao repouso	ao repouso
Fala	frases longas	frases curtas	palavras	incapaz de falar
Posição	capaz de deitar	prefere sentar	não deita	não deita
FR	> 22 e < 30	> 22 e < 30	> 30	> 30 ou < 10
Musculatura acessória	sem uso	uso discreto	uso intenso	uso paradoxal
Ausculta pulmonar	sibilos expiratórios esparsos	sibilos expiratórios difusos	sibilos expiratórios e inspiratórios	tórax silencioso por não haver fluxo de ar
FC	< 100/min	100-120/min	> 120/min	>> 120 ou < 60[4]
Estado mental	ansiedade leve	ansioso	muito ansioso	sonolento
SatO$_2$	> 95%	91-95%	< 91%	<< 91%[5]
PaO$_2$	> 80 mmhg	> 60 mmhg	< 60 mmhg	<< 60 mmhg
PaCO$_2$	< 40 mmhg	< 40 mmhg	> 40 mmhg	>> 40 mmhg

Fonte: Elaborado com base em Pizzichini et al., 2020.

O diagnóstico de crise asmática é clínico, mas exames complementares, como raio-X de tórax, eletrocardiograma e de sangue, ajudam muito na estratificação da gravidade, na identificação do desencadeante ou mesmo se há complicações associadas, devendo ser realizados em todos os pacientes com crises moderadas a graves. Testar, à beira de leito, o pico de fluxo expiratório (PFE) que um paciente em crise consegue atingir no dispositivo *peak*

---

4 >> significa "muito acima de".
5 << significa "muito abaixo de".

flow (utilizado para aferição do fluxo expiratório no 1º segundo da expiração forçada), ação de grande importância, pois além de mensurar a gravidade inicial da crise, guia o profissional da linha de frente quanto à resposta ao tratamento.

Como geralmente cursa em sua forma persistente e com episódios de agudizações, o tratamento da asma também deve contemplar estas duas situações: 1) controle da doença; 2) reversão da crise.

- **Controle da doença**: como na asma persistente há atividade inflamatória crônica, mesmo na ausência de sintomas, o tratamento contínuo com corticoides inalatórios deve ser instituído, reservando os b-agonistas apenas para o controle de sintomas, mas não da doença em si. Esse é o erro mais comum no manejo da asma persistente, impedindo seu adequado controle, o que leva às crises.
- **Reversão da crise**: broncoespasmo é a peça central da crise, logo, o tratamento é centrado em sua reversão, atingida quando ocorrer o alívio dos sintomas e, principalmente, quando houver melhora do PFE (maior do que 80% do previsto) no *peak flow*. Os broncodilatadores inalatórios b-agonistas ("bombinhas") são as drogas de primeira escolha, mas medidas adicionais podem ser necessárias, como mostramos no Quadro 3.9.

Quadro 3.9 – Tratamento inicial da crise asmática

Para todos: B-agonista inalatório (fenoterol, salbutamol) de 20 em 20 minutos, totalizando 3 doses em 1 hora. Reavaliar a resposta após 1 hora da última dose.			
RESPOSTA	COMPLETA	INCOMPLETA	SEM RESPOSTA
Peakflow	PFE > 80%	PFE entre 60-80%	PFE < 60%
Sintomas respiratórios	sem sintomas	leves a moderados	graves, além de queda no índice da ECG e $PaCO_2$ > 45 mmHg na gasometria
CONDUTA	ALTA	INTERNAMENTO	INTERNAMENTO em UTI
Terapia adicional	B-agonista inalatório Corticoide oral Controle do desencadeante	B-agonista + anticolinérgico (brometo de ipatrópio) Corticoide VO ou EV Exame complementar Suporte ventilatório não invasivo (com uso de máscaras)	B-agonista + ipatrópio Corticoide EV Sulfato de magnésio Exame complementar Suporte ventilatório invasivo (com intubação orotraqueal)

Fonte: Elaborado com base em NAEMT, 2017a.

Subestimar a severidade da asma em sua forma crônica, não avaliar corretamente a gravidade das crises, retardar o início do tratamento emergencial, não tratar de maneira intensiva as agudizações ou, ainda, não avaliar corretamente a resposta ao tratamento, são as principais causas de mortes por asma, que, infelizmente, ainda são frequentes no Brasil.

3.3 Emergências circulatórias

Entre as emergências abordadas neste capítulo, as circulatórias talvez sejam as mais difíceis de caracterizar, pois podem ter apresentações clínicas inespecíficas, pouco sintomáticas ou mesmo com sintomas indiretos em outros sistemas que não o circulatório. Por esse motivo, evidenciaremos, aqui, condição clínica comum a todas as emergências circulatórias, chamada de *choque*, além de uma de suas principais e mais graves causas, a hemorragia.

3.3.1 Choque

O choque é uma síndrome causada por distúrbios no sistema circulatório, decorrentes de etiologias diversas, cuja principal característica é a incapacidade em manter satisfatoriamente a oferta de oxigênio aos tecidos em razão da hipoperfusão, prejudicando o metabolismo celular (causando disfunção orgânica) e ativando a cascata inflamatória (ocasionando resposta inflamatória e pró-trombótica sistêmica), resultando em mais hipoperfusão tecidual. Se não quebrado a tempo, esse ciclo vicioso pode deixar muitas sequelas ou mesmo levar à morte.

Por ser uma entidade de difícil identificação em seus estágios iniciais, por ter etiologias variadas e pelo risco de rapidamente evoluir a óbito, o choque é, sem dúvida, um grande desafio para os profissionais que atendem emergências, especialmente os que fazem os primeiros socorros. Por isso, realizar uma boa qualificação dessa síndrome, por meio da abordagem sistematizada, é fundamental. Confira, no Quadro 3.10, a seguir, os principais pontos que devem ser avaliados durante a abordagem sistematizada de um paciente com suspeita de choque.

Quadro 3.10 – Qualificação diagnóstica do choque

Quanto aos sinais sugestivos		
Má perfusão periférica: pulsos rápidos e finos, extremidades frias e cianóticas, palidez, tempo de enchimento capilar elevado (TEC > 4 segundos), queda na pressão arterial (PA) e na pressão de pulso[6] (PP = PAS – PAD).	**Baixo débito cardíaco (DC):** alteração neurológica (sonolência), renal (oligúria), circulatória (bulha cardíaca alterada, taquicardia e bradicardia, congestão pulmonar, jugular ingurgitada ou dor anginosa).	**Laboratoriais:** o aumento no lactato (maior do que duas vezes o valor normal) e a queda na saturação venosa central de O_2 ($SVcO_2$ menor do que 65%) indicam hipoperfusão, mesmo sem outros sintomas, sendo chamado de *choque oculto*.

Quanto ao mecanismo fisiológico
Hipovolêmico: a hipoperfusão é causada pela diminuição do volume intravascular circulante, quer seja por ingesta insuficiente, quer seja por perdas anormais de líquidos. Essas últimas podem ser de origem hemorrágica (como nos traumas) ou não hemorrágicas (como na diarreia, no vômito, na diurese, na ascite ou na perda anormal pela pele). Há tentativa de compensação cardíaca e vascular, mas pode ocorrer queda da PA e da pressão venosa central (PVC).
Distributivo: a hipoperfusão ocorre pela queda na resistência vascular sistêmica, causada por infecções (sepse), alergias (anafilaxia), disfunção neurogênica (trauma medular, intercorrências anestésicas), disfunção endócrina (crise adrenal e tireotóxica) ou, ainda, por fármacos vasodilatadores (como o medicamento nifedipina). O DC fica aumentado.
Cardiogênico: a origem da hipoperfusão está no próprio coração, portanto, os sinais de baixo débito são exuberantes, podendo ser de etiologia isquêmica (infarto agudo do miocárdio – IAM), das válvulas cardíacas (cordoalha, anel, folheto), no ritmo cardíaco (arritmias, bradicardias, taquicardias), inflamatória (miocardite), traumática (contusão miocárdica) ou, ainda, por fármaco (intoxicação ou envenenamento).
Obstrutivo: a hipoperfusão ocorre em virtude da obstrução ao fluxo normal de sangue, na artéria pulmonar (embolias pulmonares, ventilação por pressão positiva, crise de broncoespasmo), em grandes vasos do coração (pneumotórax hipertensivo), nas câmaras cardíacas (pericardite constritiva), na artéria aorta (dissecção) ou, ainda, em território venoso (obstrução de veias ilíacas ou cavas por trombose ou tumores).

(continua)

---

6 Pressão de pulso (PP) é igual à subtração do valor da pressão arterial diastólica (PAD) do valor da pressão arterial sistólica (PAS), isto é, PP = PAS – PAD.

Quanto à suspeita pelos achados clínicos					*(Quadro 3.10 – conclusão)*
	PP (PAS – PAD)	PA diastólica	FC	Extremidades	Jugular
Hipovolêmico	reduzida	normal	muito elevada	frias, TEC > 4 segundos	baixa
Distributivo	elevada	reduzida	elevada	quentes, TEC < 3 segundos	normal
Cardiogênico	reduzida	normal	reduzida	frias, TEC > 4 segundos	elevada
Obstrutivo	reduzida	normal	Muito elevada	frias, TEC > 4 segundos	muito elevada

Fonte: Elaborado com base em NAEMT, 2017a.

Uma vez qualificado o choque, o tratamento agressivo deve ser imediatamente iniciado em duas frentes, de preferência em ambiente hospitalar, evitando, assim, novas disfunções orgânicas: 1) tratamento suportivo; 2) tratamento da causa-base.

- **Tratamento suportivo**: objetiva melhorar de imediato a hipoperfusão tecidual por meio da oferta de O_2 para todos os pacientes (mesmo se $SatO_2$ for maior do que 95%), correção da hipovolemia com infusão de solução cristaloide (20 ml/kg/hora em via calibrosa) e correção do tônus cardíaco e/ou vascular com drogas vasoativas (dopamina, dobutamina, noradrenalina), quando houver médico presente no atendimento.
- **Tratamento da causa-base**: objetiva eliminar o desencadeante do choque, como cirurgias no caso de sangramentos, antibiótico, no caso de infecções, desobstrução da artéria coronária, no caso de IAM, punção do tórax, no caso de pneumotórax hipertensivo etc. Logo, a remoção imediata

para um serviço hospitalar de emergência é necessária, pois o tratamento suportivo é apenas temporário, até que a causa do choque possa ser revertida.

3.3.2 Hemorragias

Excetuando condições fisiológicas específicas, como a menstruação, a perda de sangue é sempre patológica, passando, então, a ser chamada de *hemorragia*.

Seja por essa condição de excepcionalidade, seja pela dramaticidade da cor vermelha, seja pela gravidade das situações, as hemorragias são motivos constantes de acionamento dos primeiros socorros. Como tem origens variadas (incluindo doenças graves ocultas) e há risco de óbito, toda perda de sangue deve ser encarada como síndrome hemorrágica, portanto, precisa ser abordada pelo socorrista de maneira sistematizada, visando à adequada qualificação diagnóstica, conforme os pontos indicados no Quadro 3.11.

Quadro 3.11 – Qualificação diagnóstica das hemorragias

Quanto à localização	
Externa: o sangue é visível, com origem identificada pelo examinador. Geralmente, ocorre em pele ou mucosas, por traumas, podendo haver controle externo por compressão.	**Interna**: não é visível, mas presumida, ou por meio de exames (segmentar, laboratorial, de imagem) ou pela exteriorização via orifício natural, não sendo possível o controle externo.

(continua)

(Quadro 3.11 – continuação)

Quanto ao vaso acometido		
Arterial: comum no trauma, em jato pulsátil, vermelho vivo, de difícil controle mesmo com compressão local, leva à perda volumosa de sangue em um curto espaço de tempo, com grande risco de vida.	**Venosa:** por trauma ou por doenças locais, tem fluxo constante, cor vermelho escuro e fácil controle por compressão local. Cursa com perda menos volumosa do que a arterial, logo, tem menor gravidade.	**Capilar:** por fragilidade do vaso capilar ou por distúrbios de coagulação, tem fluxo lento ("babação") de cor intermediária, podendo ser autolimitada ou mesmo parando com curativo simples local. Sem gravidade.
Quanto ao tipo de lesão		
Extrínseca: ocorre ruptura da parede em decorrência de forças externas ao vaso, como nos casos de trauma, infecção local ou ainda tumores invasores.	**Intrínseca:** a ruptura ocorre por problemas no próprio vaso, como na hipertensão arterial maligna, na dissecção e nos aneurismas.	**Sem ruptura:** ocorre por aumento na permeabilidade capilar ou por distúrbios na coagulação, por isso o sangramento é difuso e mais comum em mucosas.
Quanto à evolução		
Aguda: relacionada à ruptura de vasos arteriais e venosos, muito sintomática (piora em horas ou poucos dias), trazendo riscos ao paciente. Se houver sinais francos de choque hipovolêmico e instalação abrupta, é chamada de *súbita*, apresentando alta taxa de mortalidade por ter relação com sangramento em grandes vasos, como aorta e cavas.		**Crônica:** geralmente acomete pequenos vasos e é secundária à doença de base no órgão sangrante (tumores, inflamações), cursando com pouco sintomas hemodinâmicos, mas durando semanas a meses, levando à anemia crônica. Logo, exames de fezes, de urina, endoscópicos e de imagens são fundamentais para o diagnóstico.
Quanto à repercussão hemodinâmica		
Hemorragias agudas são classificadas de acordo com a perda de sangue em relação ao volume intravascular (VI) da pessoa (VI = peso × 7%). Para os exemplos de perda a seguir, será considerada uma pessoa de 70 kg e 5 litros de VI (7.000 g × 0,7 = 4.900 ml).		
Grau 1 (< 15%): perda estimada < 750 ml de sangue, sem necessidade de compensação fisiológica (no máximo, elevação discreta da FC em relação ao basal) e sem sintomas, como ocorre na menstruação.		

(Quadro 3.11 – conclusão)

Grau 2 (15 a 30%): perda entre 750 e 1.500 ml de sangue, levando à taquicardia (100 a 120 batimentos por minuto – bpm) e taquipneia (22 a 30 inspirações por minuto). A compensação fisiológica mantém os sinais de hipoperfusão ainda leves, como pulso radial fino, PP diminuída, hipotensão ortostática, leve diminuição da diurese e estado de ansiedade.

Grau 3 (30 a 40%) – Perda entre 1.500 e 2.000 ml de sangue, levando à taquicardia franca (120 a 140 bpm), taquidispneia (30-40 inspirações por minuto com esforço). A compensação fisiológica não consegue impedir os sinais francos de choque, como ausência de pulso radial, hipotensão mesmo em decúbito, extremidades frias, palidez, TEC > 4, sudorese fria, oligúria e confusão mental ou sonolência.

Grau 4 (> 40%): perda maior do que 2.000 ml de sangue, levando à taquicardia e à taquidispneia extremas. Não é possível manter a compensação fisiológica, aparecendo sinais de colapso circulatório, como pulso carotídeo fino, hipotensão severa, extremidade cianótica, pele com livedo, anúria e coma. A presença de bradicardia e respiração tipo *gasping* (quando a respiração se torna agônica, evidenciando iminência de parada respiratória) indica morte iminente.

Fonte: Elaborado com base em NAEMT, 2017a.

Em toda hemorragia aguda ou que curse com repercussão hemodinâmica, o socorrista deve realizar o tratamento inicial de imediato, em três eixos: 1) parar o sangramento; 2) expansão volêmica; 3) providenciar o transporte e adotar medidas gerais.

- **Parar o sangramento**: ato mais importante na cena para impedir o aumento da repercussão hemodinâmica. O profissional deve tentar a associação de:

    a) compressão direta (com curativo ou pano limpo) sobre o local sangrante até pará-lo, não devendo retirar o pano/curativo após a coagulação para evitar mover os coágulos – útil nas lesões sangrantes de partes moles;

    b) compressão do vaso (manual ou por curativo compressivo) a montante do sangramento, diminuindo o volume

de sangramento – efetivo em sangramento de um vaso específico, como em ferimentos perfurantes;
c) elevação do membro acima da linha do tórax, diminuindo a pressão do membro e, consequentemente, o fluxo do sangramento;
d) compressão total do membro (por torniquete ou garrote), medida drástica visando diminuir sangramento abundante e ameaçador à vida em múltiplos vasos, como nas lacerações e amputações de extremidades.

- **Expansão da volemia**: o ideal é sempre repor aquilo que foi perdido, tanto em volume quanto em componentes. Como raramente há sangue total ou hemoderivados à disposição, o socorrista deve infundir a solução cristaloide (como a solução de Ringer ou o soro fisiológico) que estiver disponível por via de infusão rápida, como um acesso venoso proximal (cubital ou jugular externa) tamanho 16 ou mais calibroso, nunca distal ao sangramento. Se houver dificuldades no acesso venoso, não deve haver perda de tempo para a realização de um acesso intraósseo (IO). Quando disponível, deve-se repor sangue total (tipo ABO específico ou O–), ou seus componentes (hemácias, plasma, crioconcentrados).
- **Transporte e medidas gerais**: como a hemostasia definitiva só será conquistada com a correção da causa-base, normalmente por meio de recursos hospitalares, o socorrista deve remover, o mais breve possível, todas as vítimas instáveis (com repercussão hemodinâmica), além das estáveis, que

não tiverem o sangramento cessado com as medidas primeiro item. Em todos os casos, o profissional deve fornecer O_2 suplementar (mesmo se $SatO_2$ > 95%), além de manter a vítima aquecida, quer seja passivamente (aquecimento do ambiente, cobertores, mantas térmicas), quer seja ativamente (infundir soluções aquecidas).

3.4 Emergências abdominais: abdome agudo e situações relacionadas

Certamente, a dor abdominal é uma das queixas mais frequentes nos serviços de emergência, podendo representar desde algo benigno e autolimitado até situações graves e letais, com comprometimento de órgãos variados, abdominais ou não.

Diante desse vasto cenário, é dever do socorrista qualificar adequadamente a síndrome dolorosa abdominal, identificando as situações que representam risco ao paciente, isto é, identificando os casos de abdome agudo entre os pacientes com queixa de dor abdominal. Mais uma vez, a abordagem sistematizada fornece ferramentas para a realização dessa difícil tarefa, aliando segurança e rapidez ao processo de qualificação dessa síndrome dolorosa, conforme os critérios indicados no Quadro 3.12.

Quadro 3.12 – Qualificação diagnóstica da dor abdominal

Quanto ao início		
Súbita: intensa e abrupta, sugere problema vascular (sangramento, dissecção), na parede de víscera (perfuração, torção, ruptura) ou obstrução de dutos (ureter, via biliar), devendo receber avaliação cirúrgica o mais rápido possível.	**Aguda**: a instalação em horas a dias remete à infecção aguda (bactéria, protozoário, parasita, vírus), inflamação aguda (diverticulite, cistite), distúrbio metabólico agudo (diabetes descompensada), além de intoxicação alimentar.	**Insidiosa**: a lenta evolução (dias a semanas) remete a processo crônico inflamatório (hepatites), tumoral, infeccioso (tuberculose em víscera), alimentar (intolerância à lactose) ou, ainda, a uma condição ginecológica ou obstétrica.
Quanto ao tipo		
Visceral: fraca correlação anatômica com a víscera doente, referida por região ou quadrante abdominal, em razão de torção, estiramento, distensão ou contração das vísceras, podendo ser contínua ou em cólicas (associada a náuseas).	**Somática**: decorrente de irritação do peritônio, piora com palpação ou descompressão brusca. Na forma localizada, tem relação com a víscera afetada. Na peritonite difusa, cursa com dor, defesa e contratura em toda parede abdominal.	**Referida**: sem relação entre o local da dor e o órgão doente, tanto nas dores sentidas no abdome de origem à distância (por exemplo, IAM de parede inferior) quanto no inverso (como na dorsalgia originada de problemas renais).
Quanto à periodicidade		
Contínua: dor sempre presente, sem período de alívio, podendo ter intensidade **constante** (como na aderência) ou **progressiva** (como na apendicite).		**Periódica**: intercala períodos de melhora e piora, podendo ser de periodicidade **regular** (como na cólica menstrual) ou **irregular** (como na litíase renal).
Quanto à localização		
Difusa: não respeita regiões abdominais, sem relação anatômica com sua causa, como na peritonite difusa, nas doenças vasculares (isquemias, dissecções, aneurismas, vasculites), nas doenças metabólicas (cetoacidose diabética) ou no acometimento difuso do intestino (enterites e constipação).		
Quadrante superior direito: relação anatômica com órgão da região, tanto em abdome (sistema biliar, fígado, duodeno, cabeça do pâncreas, recesso subdiafragmático direito) quanto fora dele (isquemia miocárdica inferior, pneumonia em base direita, herpes-zóster em nervo da região).		

(continua)

(Quadro 3.12 – continuação)

Quadrante superior esquerdo: relacionada a órgãos dessa região, intra-abdominais (cólon transverso/descendente, estômago, cauda do pâncreas, baço, área subdiafragmática esquerda) ou extra-abdominais (isquemia miocárdica inferior, pneumonia na base esquerda, herpes-zóster) na região.

Quadrante inferior direito: indica problemas em órgão próximos, como em intestinos (íleo terminal, ceco, apêndice e cólon ascendente), útero e anexos à direita, bexiga e ureter à direita, músculo psoas direito, hérnias à direita, além do peritônio/mesentério da região.

Quadrante inferior esquerdo: indica problemas em órgãos adjacentes, como cólon sigmoide, útero e anexos esquerdos, bexiga e ureter esquerdo, músculos psoas esquerdo, hérnias a esquerda, peritônio/mesentério da região. Testículo esquerdo pode referir dor nesse quadrante.

Quanto aos fatores associados

Náusea/vômito: associa-se à dor tipo cólica, indica patologias obstrutivas (intestinal, biliar ou ureteral). Se houver vômitos, avaliar a frequência e o conteúdo (sangue, bile, alimentos).

Evacuação diarreica: associa-se a cólicas, indica doença intestinal (infecciosa, inflamatória, secretiva, disabsortiva, psicogênica e, paradoxalmente, obstrutiva). É essencial perguntar sobre a frequência, o período do dia, a quantidade, a consistência e o conteúdo fecal.

Constipação: diminuição na frequência usual de evacuação por patologias obstrutivas (tumor, volvo, compressão externa), causando cólicas, ou por patologias fisiológicas (metabólicas, medicamentosas, dietéticas), gerando desconforto difuso contínuo.

Aumento de volume: diagnosticado pela inspeção, palpação e percussão, pode serpor gases (constipação), líquidos (sangue, pus, ascite), aumento de órgãos (hepatomegalia, útero gravídico, acúmulo de gordura) ou, ainda, por massas (tumores ou inflamações granulomatosas).

Fatores de piora e melhora: algumas situações têm fatores de alívio característicos (como a êmese e a evacuação nas cólicas) ou mesmo fatores de piora da dor (como a palpação na peritonite ou alimentação rica em gordura na pancreatite).

Gravidez: é mandatório definir se a paciente está em idade reprodutiva, perguntando sobre a menarca e a menopausa (não se recomenda supor pela idade apenas). Em caso afirmativo, deve-se inquerir sobre a data da última menstruação (DUM), da última relação sexual desprotegida e sobre o uso de anticoncepcional. Se persistir a dúvida, exame laboratorial de gravidez deve ser realizado.

(Quadro 3.12 – conclusão)

Quanto à estabilidade clínica	
Estável: são os casos que não apresentam alterações importantes, tanto nos sistemas vitais NABC (N = neurológico, A = via aérea, B = ventilação, C = perfusão) da avaliação sistematizada quanto no exame físico abdominal.	**Instável**: nos casos de comprometimento no NABC (como rebaixamento de consciência, obstrução de via aérea, insuficiência respiratória ou sinais de hipoperfusão) ou alteração grave do exame físico abdominal (como na peritonite difusa com abdome em tábua).

Fonte: Elaborado com base em NAEMT, 2017a; Martins, 2014.

Com base em uma qualificação, o profissional que presta o primeiro atendimento tem condições de separar os casos de mais baixo risco dos de alto risco (abdome agudo) em especial pela presença de critérios de instabilidade clínica. Esses casos têm grande possibilidade de necessitar de cirurgia de emergência, devendo ser transferidos para um serviço hospitalar com esse tipo de suporte. O manejo emergencial compreende medidas de suporte (O_2 suplementar e infusão de solução cristaloide) e de tratamento da causa-base, quando possível (como a administração de antibióticos).

Síntese

Neste capítulo, verificamos que:

- Algumas das emergências mais prevalentes têm como origem desordens nos sistemas neurológico, respiratório, circulatório ou abdominal.
- Entre as emergências neurológicas, as vertigens, os desmaios, as convulsões e os AVCs se destacam como grande causa dos acionamentos para atendimentos de emergência.

- Nas situações de queixas respiratórias, a dispneia, a DPOC e a asma estão entre as mais comuns.
- Entre as emergências do sistema circulatório, o choque e as hemorragias são as emergências mais relevantes.
- A dor abdominal é a queixa mais frequente nas situações de abdome agudo.
- O profissional que realiza o primeiro atendimento deve estar apto para realizar a qualificação diagnóstica em cada uma dessas situações, identificando os casos graves ou que ofereçam riscos ao paciente.
- A abordagem sistematizada é uma maneira rápida e segura de realizar uma boa qualificação dos casos.
- O manejo inicial deve ser instituído em todos esses casos de maior gravidade, visando à estabilidade do quadro ou à diminuição do risco do paciente.
- Como, na maioria das vezes, esses casos graves necessitarão de uma intervenção médica para o tratamento definitivo, o socorrista deve indicar a remoção em todas essas situações, evitando que haja perda de tempo no local do atendimento inicial.

Questões para revisão

1. Assinale a alternativa que apresenta a afirmativa correta:
    a) As vertigens acontecem somente na forma rotatória.
    b) Os desmaios se diferenciam das tonturas por causarem, obrigatoriamente, a perda de consciência.
    c) As convulsões são entidades frequentes na população, portanto, nunca representam uma emergência de fato para o indivíduo.

d) O AVC é uma emergência neurológica que é facilmente reconhecida pelo paciente ou pela família, sendo impossível a confusão com outras doenças.
e) O tempo não é um fator importante nos casos de suspeita de AVC, pois ainda não há tratamento eficaz para essa situação.

2. Analise as afirmativas a seguir e marque V para as verdadeiras e F para as falsas. Em seguida, assinale a alternativa com a sequência correta:
( ) Apesar de ser motivo frequente de procura nas emergências, os quadros virais agudos nunca evoluem para formas graves, como a SRAG.
( ) O paciente pode referir sensação de falta de ar (dispneia) em condições não relacionadas a doenças, como acontece no exercício físico intenso.
( ) Só é possível suspeitar que o paciente é portador de DPOC se ele for tabagista.
( ) Como a prova broncodilatadora é negativa no DPOC, é inútil a utilização de beta-agonistas nas exacerbações, devendo ser utilizados somente para os casos de asma.
( ) Como a asma é uma doença crônica, seu tratamento não deve restringir-se à reversão das crises, mas deve abranger também o controle do número de crises.
a) F – V – F – F – V.
b) V – F – V – V – F.
c) V – V – F – V – F.
d) F – V – F – V – F.
e) F – V – F – V – V.

3. Correlacione as sentenças com a asma ou a DPOC e assinale a alternativa que apresenta a sequência correta:
   ( ) Está associada à exposição crônica de agentes nocivos ao pulmão, principalmente às fumaças, por isso é mais comum em adultos tabagistas.
   ( ) Está associada às pessoas alérgicas, cursando com inflamação crônica dos brônquios, sendo mais comum na infância.
   ( ) A agudização é chamada de *descompensação* e pode ser clinicamente sugerida em virtude da piora da falta de ar, do aumento do volume e da purulência do escarro.
   ( ) A agudização é chamada de *crise*. O chio de peito é regra e pode ser desencadeado por gases, pó, polens, comidas e até pelo exercício.
   ( ) Na espirometria, a prova broncodilatadora é positiva.
   a) asma – DPOC – DPOC – Asma – DPOC
   b) DPOC – DPOC – asma – DPOC – asma
   c) asma – asma – DPOC – asma – DPOC
   d) DPOC – asma – asma – DPOC – asma
   e) DPOC – asma – DPOC – asma – DPOC

4. O choque é uma síndrome clínica grave caracterizada pela má perfusão. Descreva, com suas palavras, os quatro principais tipos e suas características mais importantes.

5. As hemorragias internas podem ter sua gravidade ocultada, uma vez que nem sempre ocorre a exteriorização de sangue, por isso a perda de sangue deve ser estimada pelo socorrista. Descreva os quatro graus de choque de acordo com a perda sanguínea estimada, indicando suas principais características.

Questão para reflexão

1. Neste capítulo, foram apresentadas diversas situações que comumente sobrecarregam os serviços de emergência. Como muitas dessas emergências são de alta gravidade, não raro podem causar, a despeito de terem recebido todo o atendimento preconizado, sequelas ou mesmo a morte. Infelizmente, o estudo das causas dessas mortes revela que grande parte poderia ter sido evitada se tivesse sido realizado um adequado controle dos fatores de risco ou das doenças de base. Esse achado indica que, no Brasil, ainda há uma fragilidade enorme na atenção primária à saúde, o que determina a sobrecarga dos sistemas de urgência. Logo, para realmente resolver as questões relacionadas às emergências, é preciso resolver as fragilidades de saúde básica da população. Em sua opinião, qual é a importância da atenção primária à saúde para as emergências? O que poderia ser realizado de modo efetivo para melhorar a situação das emergências no Brasil?

Capítulo 4

Principais emergências: parte II – metabólicas, exógenas, por mordeduras, geriátricas e de parto

Vanessa Bertoglio Comassetto Antunes de Oliveira

Conteúdos do capítulo:

- Emergências metabólicas.
- Intoxicações exógenas.
- Emergências relacionadas a mordeduras e picaduras.
- Emergências geriátricas.
- Emergências pediátricas.
- Emergências relacionadas ao parto (obstétricas).

Após esse capítulo você será capaz de:

1. compreender as técnicas de primeiros socorros nas situações de emergências metabólicas;
2. entender as técnicas de primeiros socorros nas situações de intoxicações exógenas relacionadas à intoxicação medicamentosa, por substâncias químicas, por plantas venenosas e por drogas ilícitas;
3. reconhecer as técnicas de primeiros socorros nas situações relacionadas a mordeduras e picaduras;
4. elencar as técnicas de primeiros socorros nas situações de emergências geriátricas;
5. compreender as técnicas de primeiros socorros nas situações de emergências pediátricas;
6. entender as técnicas de primeiros socorros nas situações de emergências relacionadas ao parto.

Entende-se por *emergência* qualquer situação que implica risco iminente de morte, necessitando de intervenção nos primeiros momentos após a ocorrência constatada. Agregam-se a essas informações os casos de urgência, considerados situações clínicas ou cirúrgicas sem risco de morte iminente, mas que precisam de rápida intervenção para evitar complicações e agravos. (Luongo, 2014).

Vários são os fenômenos de caráter urgente e emergente capazes de atingir indivíduos e coletividade, como ocorrência de traumatismos, processos infecciosos, contato com substâncias tóxicas, com animais peçonhentos, entre outras (Brasil, 2001).

Estudos apontam que o processo de urbanização, a intensa migração, as múltiplas tarefas sem intervalo para descanso, a alimentação inadequada, o sedentarismo, entre outros hábitos atuais de vida, expõem a população a fatores de risco que contribuem para a cronicidade e agravos de doenças. Somam-se a essas causas o aumento de transtornos depressivos e os quadros de morbimortalidade decorrentes de doenças crônicas não transmissíveis (DCNT), fomentando práticas nocivas de saúde adotados no dia a dia da população em praticamente todas as faixas etárias. Ademais, agregam-se situações de violência resultantes de eventos autoinfligidos, interpessoais e coletivos, principalmente entre os 14 e 44 anos, bem como os acidentes de trânsito, com lesões muitas vezes fatais em todas as faixas etárias (Hehn; Bueno, 2020).

Considerando que os índices de casos urgentes e emergentes estão em ascensão, é de fundamental importância o esclarecimento e o treinamento da população, principalmente dos profissionais de saúde, para o atendimento imediato, antes mesmo da chegada do socorro especializado, evitando ainda mais complicações para os casos. O atendimento precisa ser rápido, preciso, objetivo e eficaz, proporcionando aumento de sobrevida e redução de sequelas (Brasil, 2009b).

Nesse sentido, apresentaremos, neste capítulo, as técnicas de primeiros socorros nas situações de emergências metabólicas, emergências por intoxicações exógenas, emergências por mordeduras, emergências geriátricas, emergências pediátricas e emergências relacionadas ao parto.

4.1 Emergências metabólicas

Disfunções metabólicas no organismo humano envolvem o desequilíbrio de diversos componentes químicos essenciais à vida. Optamos, aqui, por apresentar as condições clínicas mais comuns envolvendo o desequilíbrio ácido-básico e o desequilíbrio hidroeletrolítico.

A compreensão dos distúrbios hidroeletrolíticos e ácido-básicos é fundamental na prática clínica da área da saúde por serem comuns em pacientes em condições de urgência e emergência, portadores de patologias como a cetoacidose diabética e a síndrome da resposta inflamatória sistêmica. Diante dessa problemática, é necessário que os profissionais da saúde estejam habilitados a reconhecer um distúrbio quando ele acontece e aptos a assistir e intervir quando necessário para identificar as alterações clínicas e dar seguimento ao atendimento do paciente.

4.1.1 Desequilíbrio hidroeletrolítico

Os líquidos corporais, em um adulto de tamanho mediano e em condição sadia, correspondem a aproximadamente 60% de seu peso corporal e são distribuídos entre os espaços intracelular e extracelular. O líquido extracelular (LEC) tem como principais solutos o sódio (Na^+), o cloreto (Cl^-) e o bicarbonato (HCO_3^-); já o líquido intracelular (LIC) tem o potássio (K^+) como principal soluto. As membranas celulares são as principais barreiras do movimento dos líquidos, sendo principalmente água, eletrólitos e íons entre os espaços (Fonseca, 2010).

Os eletrólitos são compostos que, quando dissolvidos em água, quimicamente se dissociam em íons (partículas) com cargas elétricas negativas (ânions) ou positivas (cátions).

Para a manutenção da homeostase do organismo, existe o movimento de água, íons, gases e outras substâncias entre os compartimentos, que pode ocorrer por meio de transporte ativo ou passivo (Fonseca, 2010).

Ao compreender tais condições orgânicas dos líquidos corporais, é possível conhecer as condições patológicas desencadeadas pelo desequilíbrio dessa homeostase, que pode ser desencadeado por diversas situações clínicas e apresentar diferentes níveis de gravidade, variando desde a sensação de desconforto até estados de risco à vida (Casey, 2004).

Uma das complicações provenientes desse desequilíbrio é o déficit isotônico de volume, caracterizado pela perda de volume do LEC, ou seja, perda proporcional de água, Na^+, Cl^- e HCO_3^- (Casey, 2004). O Quadro 4.1 apresenta as principais causas e manifestações clínicas do déficit isotônico de volume.

Quadro 4.1 – Principais causas e manifestações clínicas do déficit isotônico de volume

Principais causas	Manifestações clínicas
• hemorragias; • diarreia, vômitos, fístulas, drenagens; • incapacidade de deglutição ou de acesso a líquidos; • perdas renais anormais; • sudorese excessiva; • queimaduras; • acúmulo de líquido no terceiro espaço (pancreatite, peritonite ou lúmen intestinal).	• sede; • distúrbios da termorregulação; • redução do volume urinário; • aumento de hematócrito; • turgor cutâneo diminuído; • mucosas desidratadas; • hipotensão, redução do enchimento venoso, taquicardia, pulsos filiformes e choque hipovolêmico.

Fonte: Elaborado com base em Fonseca, 2010.

Diante de um caso em que haja desconfiança de déficit isotônico de volume, o profissional deve buscar identificar a(s) causa(s) e suprimir a necessidade hemodinâmica do organismo, oferecendo a manutenção do balanço hídrico e a reposição de eletrólitos perdidos (Casey, 2004). Entre os diversos tipos de soluções cristaloides, é importante considerar a condição clínica e os mecanismos causadores. Os mais comuns na prática clínica são:

- glicose a 5% (soro glicosado 5%);
- cloreto de sódio a 0,9% (soro fisiológico NaCl 0,9%);
- cloreto de sódio a 0,45%;
- cloreto de sódio a 7,5%;
- solução de Ringer Lactato (Na^+, K^+, Ca^+, Cl^- e lactato metabolizado em bicarbonato);
- albumina humana (disponível nas concentrações de 5 e 25%);
- gelatinas.

Outra complicação proveniente do desequilíbrio de líquidos é o excesso isotônico de líquidos, em que ocorre o aumento de volume do LEC, aumentando proporcionalmente os volumes dos espaços intersticial e intravascular. Nesse caso, quando o líquido não é eliminado, ocorre a formação de edema (Morton et al., 2005).

O edema pode ser localizado ou generalizado. Entre as situações clínicas urgentes e emergentes mais comuns associadas a esse quadro, destacam-se a insuficiência cardíaca, a doença renal, a hepatopatia com hipertensão portal, a trombose venosa, as queimaduras extensas, a desnutrição grave, a resposta inflamatória, a reação anafilática, as neoplasias, o trauma tecidual, entre outras (Casey, 2004).

Como consequência, o edema pode variar quanto à gravidade, dependendo da intensidade e da localização. Os edemas cerebrais e pulmonares são os mais complexos, pois resultam em aumento de pressão local (Casey, 2004).

O manejo terapêutico para os casos de excesso isotônico de volume tem como princípio a correção e/ou a estabilização da causa. São indicados diuréticos na solução de grande parte dos aumentos agudos de volume ou, então, a diálise, também conhecida como *terapia de substituição renal* (Morton et al., 2005).

Além dos desequilíbrios hídricos, é necessário considerar as complicações causadas pela desproporção eletrolítica, ou seja, dos níveis séricos de sódio (Na^+), potássio (K^+) e cálcio (Ca^{++}) (Morton et al., 2005).

Os desequilíbrios de Na^+, conhecidos como *hiponatremia* ou *hipernatremia*, são tipicamente associados às perdas de água e podem levar a disfunções neurológicas graves, como quadriplegia, paralisias, convulsões, coma e até mesmo o óbito. Sendo assim, diante de um quadro de qualquer alteração de volume hídrico (perda ou excesso), é importante avaliar as condições neurológicas e solicitar exames de sangue com agilidade para investigar os níveis de eletrólitos no organismo (Casey, 2004).

No que se refere à disfunção de K^+ no organismo, denominada *hipocalemia* e *hipercalemia*, as principais causas estão associadas à desnutrição grave, proveniente de bulimia, anorexia e jejum prolongado, vômitos, diarreia, abuso de medicações laxativas, queimaduras e perdas renais excessivas. A gravidade do caso varia com a intensidade da perda de potássio, com elevado risco de arritmias cardíacas potencialmente letais. Por essa razão, a terapêutica deve ser conduzida a nível de prioridade de emergência, onde serão identificadas as causas do problema e a reposição do eletrólito via endovenosa (Casey, 2004).

Quanto ao desequilíbrio do Ca^{++}, chamado também de *hipocalcemia* e *hipercalcemia*, as principais causas são diarreia, traumas e queimaduras extensas, perdas urinárias intensas, abuso de medicações ou drogas ilícitas, infarto do miocárdio, sepse, entre outras relacionadas a condições de urgência e emergência. A morbimortalidade dos desequilíbrios de cálcio se relaciona com o desempenho cardíaco, pelas ações de contratilidade miocárdica e pelo desenvolvimento de arritmias cardíacas. Quanto ao tratamento, é necessário identificar as disfunções causais e oferecer suporte, que deve ser prioritário em quaisquer situações (Casey, 2004).

4.1.2 Desequilíbrios ácido-básicos

O funcionamento adequado do metabolismo celular é dependente de condições estáveis de potencial hidrogeniônico (pH) do LEC. Conceitualmente, o pH representa o logaritmo da concentração de íons de hidrogênio (H^+), portanto, quanto maior for o pH, mais básica ou alcalina é uma substância, ao passo que o inverso representa uma solução ácida. A faixa de pH varia de 1 a 14, e o valor 7 é considerado neutro (Furoni et al., 2010).

A melhor estratégia clínica para a identificação dos valores de pH no organismo é por meio de avaliação laboratorial, com destaque para a gasometria (Évora; Garcia, 2008). O Quadro 4.2 apresenta os parâmetros de equilíbrio ácido-básico identificados em gasometria.

Quadro 4.2 – Parâmetros de equilíbrio acido-básico no organismo

Parâmetro	Valores de normalidade
Pressão parcial de oxigênio (PaO_2)	80 a 100 mmHg
Saturação de oxigênio (SaO_2)	93 a 97%
pH	7,35 a 7,45
Pressão parcial de gás carbônico ($PaCO_2$)	35 a 45 mmHg
Bicarbonato (HCO_3^-)	22 a 26 mEq/L
Quantidade de bases no organismo (BE)	−2 a +2
Anion Gap (AG)[1]	8 a 12 mEq/L

Fonte: Elaborado com base em Furoni et al., 2010.

A regulação do pH no organismo é multidependente, ou seja, as funções neurológicas, respiratórias e a ritmicidade cardíaca contribuem ou desencadeiam desequilíbrios e impõem riscos às funções vitais.

As principais condições de desequilíbrio acido-básico são: acidose respiratória, acidose metabólica, acidose mista, alcalose

---

[1] Diferença entre os cátions (principalmente sódio) e os ânions (principalmente bicarbonato e cloro) presentes no sangue.

respiratória, alcalose metabólica e alcalose mista. Os distúrbios de alterações da concentração de CO_2 no sangue são chamados de *acidose* ou *alcaloserespiratória*. Os problemas relacionados à concentração de HCO_3^- são chamados de *acidose* ou *alcalose metabólica* (Évora; Garcia, 2008).

O Quadro 4.3 expõe os principais desequilíbrios acidobásicos, os fatores desencadeantes e suas manifestações clínicas, com intuito de facilitar a identificação precoce de tais comorbidades:

Quadro 4.3 – Principais desequilíbrios ácido-básicos, fatores desencadeantes e manifestações clínicas

Desequilíbrio	Fatores desencadeantes	Manifestações clínicas
Acidose respiratória	Lesões medulares e encefálicas, parada respiratória, edema pulmonar, síndromes respiratórias agudas (por exemplo, Covid-19), lesões na parede torácica.	Hipoxemia, hipóxia, cefaleia, confusão mental, aumento de frequência cardíaca e pressão arterial.
Acidose metabólica	Hipóxia, choque, parada cardíaca, exercícios em excesso, convulsões, diarreia intensa.	Fraqueza, fadiga, mal-estar, cefaleia intensa, náuseas, dor abdominal, alterações do nível de consciência, coma, arritmias cardíacas, dispneias.
Acidose mista	Parada cardiorrespiratória, doença pulmonar obstrutiva crônica (DPOC), sepse, edema pulmonar e insuficiência renal.	Manifestações relacionadas aos distúrbios causadores.

(continua)

(Quadro 4.3 – conclusão)

Desequilíbrio	Fatores desencadeantes	Manifestações clínicas
Alcalose respiratória	Hipoxemia aguda, ansiedade, síndrome do pânico, ventilação mecânica mal ajustada, encefalite e febre.	Manifestações da hiperexcitabilidade neuromuscular e da diminuição do fluxo sanguíneo cerebral.
Alcalose metabólica	Vômitos em excesso, uso excessivo de bicarbonato de sódio, principalmente na ressuscitação cardiorrespiratória.	Arritmias cardíacas, insuficiência respiratória, coma, hipóxia, confusão mental.
Alcalose mista	Doença renal crônica, uso excessivo de diuréticos.	Manifestações relacionadas aos distúrbios causadores.

Fonte: Elaborado com base em Furoni et al., 2010.

As principais intervenções nos distúrbios ácido-básicos são realizadas em ambiente intra-hospitalar, entretanto, é necessário que, no primeiro atendimento, o profissional de saúde desconfie das complicações a fim de promover agilidade no atendimento.

4.1.3 Distúrbios da glicose

O estado de cetoacidose diabética e o coma hiperosmolar hiperglicêmico não cetótico são sérias complicações emergenciais provenientes da descompensação aguda do diabetes *mellitus* tipos 1 e 2, respectivamente.

A cetoacidose diabética é caracterizada por hiperglicemia, desidratação, cetonemia e acidose metabólica decorrente de profunda deficiência de insulina e um excesso de hormônios concomitantes, como as catecolaminas e cortisol. A cadeia fisiológica representa efeitos de perda de eletrólitos, o que ocasiona hiperosmolaridade no organismo, bem como depleção de volume líquido e cetoacidose. Tal condição leva o paciente ao estado de coma, choque e acidose metabólica (Casey, 2004).

Os primeiros sinais decorrentes da cetoacidose diabética são: fraqueza, adinamia, prostração, cansaço, náuseas, vômitos, presença de hálito cetônico, polidipsia e poliúria e taquicardia (Casey, 2004).

A condição de coma hiperosmolar não cetótico é uma complicação do diabetes *mellitus* tipo 2, que não é dependente de insulina, causada por hiperglicemia, hiperosmolaridade plasmática, profunda desidratação, ausência de cetonemia e cetonúria e alteração do nível de consciência. Por suas complicações e pela gravidade, o atendimento deve ser de emergência, afinal, se trata da disfunção diabética com maior mortalidade (Évora; Garcia, 2008).

Os sinais mais comuns dessa complicação são: sinais de choque (taquicardia e hipotensão), distensão gástrica e íleo paralítico. Ademais, pode haver manifestações de confusão mental, sonolência ou agitação, convulsões e até mesmo coma (Évora; Garcia, 2008).

O tratamento para ambas as complicações precisa ser imediato, por meio de reposição volêmica, com soro fisiológico a 0,9% e soro glicosado a 5%, em volumes adequados às condições hemodinâmicas do paciente (Furoni et al., 2010).

Diante de um cenário em que se observa um paciente com as características descritas, seja de cetoacidose diabética, seja de coma hiperosmolar, é importante que o profissional questione o próprio paciente ou alguém próximo sobre a condição prévia de diabetes e se o tratamento está sendo feito corretamente.

4.2 Intoxicações exógenas

As intoxicações exógenas são caracterizadas pelo uso inadequado ou abusivo de substâncias químicas que causam efeitos adversos à saúde humana e à integridade do meio ambiente. Os produtos químicos são essenciais para as atividades desenvolvidas pelo homem em diversas situações, como, por exemplo, controle de pragas, medicamentos de uso humano e animal, além das plantas venenosas.

Segundo dados do Sistema Nacional de Informações Tóxico-Farmacológicas (Sintox), da Fundação Oswaldo Cruz (Fiocruz, 2017), no ano de 2017, no Brasil, foram registrados 20.637 casos de intoxicação por medicamentos, 2.878 casos de contaminação por produtos químicos, 2.743 casos de abuso de drogas lícitas e ilícitas, 4.652 intoxicações por produtos domésticos e sanitários e 1.151 casos de uso de raticidas. Entretanto, é necessário considerar que muitos casos de intoxicação exógena são subnotificados, o que denota uma quantidade muito superior às demonstradas pelas estatísticas.

Cerca de 25% da população brasileira apresenta problemas relacionados ao uso abusivo do álcool, uma substância lícita e de consumo liberado na população acima de 18 anos (Sá et al., 2010). Seu consumo proposital e excessivo está entre as principais causas de atendimento de urgência e emergência em virtude das alterações comportamentais relacionadas com o aumento da substância no nível sanguíneo do paciente.

A exposição do organismo à substância tóxica e sua absorção podem ocorrer de várias maneiras, que, por ordem decrescente de rapidez e eficiência, são as seguintes: via endovenosa, respiratória, subcutânea, intramuscular, intradérmica, oral e tópica. Pode haver a contaminação via ocular, causando graves queimaduras locais, além das vias inalatórias, por gases venenosos, solventes e vapores. Por consequência, pode haver a penetração no sistema circulatório pelas paredes do aparelho digestivo. Venenos e drogas injetáveis são de penetração rápida na corrente sanguínea (Sá et al., 2007).

De acordo com Sá et al. (2007), a gravidade e a reversibilidade da intoxicação exógena aguda são dependentes de:

- dose (concentração do tóxico);
- tempo de contato e tipo da superfície exposta;
- doenças coexistentes e resposta individual;
- idade;
- farmacodinâmica (concentração tissular do produto[2]);
- farmacocinética (absorção, distribuição, metabolismo, eliminação do produto).

Os primeiros atendimentos a serem realizados diante de uma situação de emergência por intoxicação exógena precisam ser tomados com muita cautela até a chegada do socorro especializado. É preciso identificar relatos e/ou indícios de que houve a intoxicação, afinal, os sinais e sintomas podem ser confundidos com outras ocorrências de mesma gravidade. Na sequência, apresentaremos características clínicas sugestivas de intoxicação exógena, que contribuem para o andamento adequado dos cuidados imediatos e os cuidados imediatos a serem tomados até a chegada do atendimento especializado (Sá et al., 2007).

---

2   A concentração tissular do produto indica a concentração total dele no organismo.

Intoxicação por álcool

As principais características de intoxicação por abuso de álcool são: alteração do humor ou comportamento, fala arrastada, incoordenação, marcha instável, nistagmo, déficit na atenção ou memória e, em casos mais graves, estupor ou coma, hipoglicemia (principalmente em crianças e adolescentes), sinais de acidose metabólica, taquicardia, vasodilatação periférica e depleção de volume, o que pode contribuir para a indução de hipotermia e hipotensão (Butler et al., 2016).

Uma informação muito importante para o manejo do paciente intoxicado por uso de álcool é a estimativa de alcoolemia, seja por meio de bafômetro, seja por relatos de consumo da substância. Ademais, é necessário focar nas complicações clínicas apresentadas, como correção da hipoglicemia ou manejo da agitação. Outro cuidado a ser tomado é com relação à prevenção da aspiração de conteúdo gástrico, mantendo sempre a permeabilidade das vias aéreas. As demais ações devem ser realizadas em ambiente intra-hospitalar, com a administração de medicamentos e realização de exames laboratoriais (Butler et al., 2016).

Intoxicação por substâncias ilícitas: maconha

O quadro usual de intoxicação por maconha normalmente resulta nos seguintes efeitos: euforia, depressão da atenção, aumento da ansiedade, crises de pânico, disforia, vermelhidão das conjuntivas, hipotensão postural, síncope, aumento da pressão arterial, boca seca, aumento de apetite, nistagmo, mudanças na sensopercepção, aumento da frequência cardíaca (acima de 160 batimentos por minuto – bpm), arritmias e dispneia. Casos ainda mais graves podem levar ao infarto agudo do miocárdio (IAM) e ao acidente vascular cerebral (AVC) (Pianca et al., 2017).

O manejo inicial das intoxicações por maconha deve ser primeiramente de apoio. Nos casos nos quais há complicações cardíacas e/ou respiratórias, o cuidado deve ser direcionado à etiologia subjacente. Não é recomendado o uso de carvão ativado para reversão dos sintomas (Pianca et al., 2017).

Intoxicação por substâncias ilícitas: cocaína

A via de administração da droga influenciará a intensidade e a duração dos efeitos. As vias fumadas (*crack*) e a injetável terão efeitos mais intensos; já na via inalada, os efeitos são menos intensos, mas com maior duração. Os atendimentos devem ser emergenciais em razão dos efeitos psíquicos e cardíacos. Os principais efeitos psíquicos são de excitação, euforia, ansiedade, agitação e sintomas paranoides. Já as influências cardíacas são relacionadas à alteração de frequência cardíaca, pressão arterial e vasoconstrição. Há um aumento na demanda cardíaca, podendo levar a casos de isquemia, arritmia ventricular e supraventricular. Além disso, o uso da droga provoca o aumento da temperatura corporal, a diminuição da transpiração e da circulação periférica, podendo gerar um quadro de hipertermia grave. As complicações neurológicas envolvem convulsões, isquemia, hemorragia cerebral e intensa cefaleia (Pianca et al., 2017).

O manejo inicial é de apoio e devem ser priorizados os tratamentos da agitação, da hipertensão, da hipertermia ou de outras complicações vitais observadas. Nesse sentido, nota-se a importância da verificação dos sinais vitais como cuidado inicial ao paciente que fez uso abusivo da cocaína (Pianca et al., 2017).

Intoxicação por substâncias ilícitas: *ecstasy*

Os efeitos agudos da intoxicação por *ecstasy* são um misto da classe dos alucinógenos e dos estimulantes. Seus sinais clínicos principais são hipertermia, hipertensão, taquicardia, sudorese, hiponatremia (por secreção inadequada de hormônio antidiurético), tensão muscular, bruxismo e insônia. Os sintomas psicológicos são euforia e mudanças na sensopercepção (aumento do estímulo tátil, alucinações, aumento na percepção das cores e sons). O pico de ação acontece em torno de duas horas após o consumo, com meia-vida em torno de oito horas (Pianca et al., 2017).

O cuidado inicial ao paciente que apresenta sinais de intoxicação por *ecstasy* é direcionado ao apoio, à verificação dos sinais vitais, principalmente a hipertermia, que pode levar a convulsões (Pianca et al., 2017).

Intoxicação por medicamentos

A Organização Mundial da Saúde (OMS) estima que, anualmente, 1,5 a 3% da população mundial é intoxicada por medicamentos, e os casos de óbitos resultam em aproximadamente 0,1 a 0,4% (Bochner, 2013). Normalmente, os casos de intoxicação decorrem da ingestão de dosagens elevadas de medicamentos, podendo ser uma exposição profissional ou acidental, abuso, tentativa de suicídio ou homicídio (Nóbrega et al., 2015).

Considerando todo universo das intoxicações medicamentosas, independentemente da gravidade, as mais comuns são causadas por uso de antipsicóticos e depressores do sistema nervoso central (SNC) (Nóbrega et al., 2015).

O midazolam e o diazepam, por exemplo, são intensamente lipofólicos, sendo redistribuídos pelos tecidos adiposos e apresentando meia-vida consideravelmente maior (Oliveira, Assis; Barboni, 2010).

Os casos de uso abusivo de benzodiazepínicos podem levar à ataxia, fala empastada e muita sonolência. Casos raros têm como consequência o coma e a depressão respiratória. O atendimento inicial à vítima deve considerar a avaliação neurológica e dos sinais vitais, com intuito de identificação precoce de instabilidade hemodinâmica e possíveis crises convulsivas (Oliveira, Assis; Barboni, 2010).

Os medicamentos da classe dos barbitúricos, os anticonvulsivantes, têm como principal representante o fenobarbital. São medicamentos responsáveis por grande parte das intoxicações medicamentosas pelo rápido início de ação e longa meia-vida. O quadro clínico do uso abusivo é contínuo, e a progressão é limitada pela quantidade ingerida. Inicialmente a fala é empastada, com presença de ataxia, cefaleia, nistagmo e confusão mental. Com o passar do tempo de ação, a pessoa pode atingir vários graus de coma e até mesmo perda total dos reflexos. Ademais, pode apresentar hipotermia, depressão respiratória e contratilidade miocárdica, o que pode levar ao quadro de choque (Oliveira, Assis; Barboni, 2010).

Nesse sentido, diante de um atendimento inicial, é fundamental identificar sinais de choque para evitar complicações tardias, como edema pulmonar e edema cerebral.

Intoxicações por plantas venenosas

O número de intoxicações por plantas venenosas é relativamente pequeno em relação às demais intoxicações, entretanto, é de suma relevância, considerando que a maioria se trata de casos ocorridos em crianças (Bochner, 2013).

A maior causa das intoxicações por plantas venenosas reside no desconhecimento das espécies tóxicas presentes em residências, quintais, praças e parques públicos. Nesse sentido, é relevante a prevenção desses casos por meio da orientação e divulgação de informações para a população em geral, em especial as crianças (Bochner, 2013).

Algumas das espécies das principais plantas venenosas causadoras de intoxicação acidental são: comigo-ninguém-pode, alamanda, azaleia, antúrio e jiboia (Bochner, 2013; Campos et al., 2016). As principais manifestações sintomáticas e as imagens correspondentes a cada uma delas estão apresentadas no Quadro 4.4.

Quadro 4.4 – Principais espécies, sintomas e imagens correspondentes das plantas tóxicas

Espécie	Sintomas	Imagem
Jiboia	Edema em lábios, boca e língua, náuseas, vômito, diarreia, salivação abundante, asfixia, irritação de córnea.	
Antúrio	Dor e edema em cavidade oral, inflamação aguda em região orofaríngea, prurido em região oral, edema em boca, língua e garganta.	

(continua)

(Quadro 4.4 – conclusão)

Espécie	Sintomas	Imagem
Azaleia	Salivação, vômitos, irritação nos olhos, hipotensão, dor de cabeça, bradicardia, convulsões e coma.	
Alamanda	Náuseas, cólicas abdominais, vômitos, diarréia e alterações hidroeletrolíticas.	
Comigo-ninguém-pode	Edema de lábios e garganta, náuseas, vômito, asfixia e lesão de córnea.	

Giovani Dressler, Nitiphat, Chernyshkova Natalia, IZZ HAZEL e Elysangela Freitas/Shutterstock

Fonte: Elaborado com base em Bochner, 2013; Campos et al., 2016; Fiocruz, 2022.

O primeiro atendimento prestado à vítima de intoxicação por plantas venenosas deve ser voltado às complicações provenientes de edemas em região orofaríngea, o que pode desencadear um quadro mais grave de dificuldade respiratória e, até mesmo, parada respiratória.

Intoxicação por pesticidas

A intoxicação por pesticidas é uma importante causa de mortalidade no Brasil. Por essa razão, é fundamental que os profissionais de saúde observem o quadro clínico da intoxicação por esse tipo de veneno. A maioria das situações é de uso de raticidas. Muitos dos casos de ingestão do raticida são relacionados ao uso proposital, por intenção suicida, em razão do fácil acesso e baixo custo (Campos et al., 2016).

Os raticidas mais comuns no comércio são os *cumarínicos*, que são inibidores competitivos da vitamina K, interferindo nas etapas da coagulação sanguínea, da qual ela é cofator.

As principais manifestações clínicas são: hematúria, epistaxe, sangramento gengival, equimoses, sangramentos em SNC, além de hemorragias em outros órgãos (Campos et al., 2016).

O primeiro atendimento deve envolver a identificação do agente tóxico e a identificação de sinais de hemorragias, pois essa é a principal razão de complicações e mortalidade.

4.3 Emergências relacionadas a mordeduras e picaduras

As mordeduras de animais domésticos ou selvagens representam uma parcela significativa no atendimento de urgência, portanto, entende-se que são ocorrências comuns. Uma estimativa do número de casos de mordeduras é praticamente incerta, uma vez que muitos acidentes não são devidamente relatados ou notificados, pois não necessariamente são atendidos em ambiente hospitalar (Haddad Júnior; Campos Neto; Mendes, 2013).

As características clínicas das mordeduras variam de acordo com o agente causador. Os dentes rombos dos cachorros associados à força da mandíbula causam esmagamento de tecidos e lacerações, o que pode causar lesões em estruturas profundas, como músculo, vasos, tendões e até ossos. Já as mordeduras causadas por gatos são puntiformes, profundas e sem esmagamento, o que aumenta a possibilidade de complicações tardias, principalmente relacionadas a infecções bacterianas e fúngicas, já que os dentes dos gatos são mais afiados e têm maior poder de penetração na pele (Carvalho; Silva, 2007).

A maioria dos acidentes ocorre em regiões das extremidades corporais, o que pode agravar a situação, considerando que as mordeduras nas mãos, por exemplo, têm maior probabilidade de apresentarem infecções, em virtude da circulação terminal e da anatomia, que dificulta a limpeza adequada da região do ferimento (Haddad Júnior; Campos Neto; Mendes, 2013).

O tratamento diante de casos de mordeduras envolve duas etapas. A primeira delas pode ser realizada antes do atendimento especializado, a fim de evitar complicações tardias. Inicialmente, a vítima precisa ser tranquilizada e manipulada apenas com equipamentos de proteção individual (EPI), como luvas, em razão do risco de infecções e da invariável presença de sangue no ferimento (Haddad Júnior; Campos Neto; Mendes, 2013).

Considerando um cenário em que o paciente apresenta sangramento intenso, o profissional de saúde, em um momento inicial de atendimento, deve lavar o ferimento com água corrente e sabão por 5 a 10 minutos, retirando todas as substâncias e sujidades da área lesionada. Caso o profissional tenha acesso, é recomendada também a lavagem com solução salina estéril, mesmo em ferimentos puntiformes, utilizando seringa e uma agulha de grosso calibre. É fundamental afirmar que a limpeza efetiva logo após a ocorrência do ferimento é fundamental na prevenção das infecções, especialmente nos ferimentos lacerados, sendo mais decisiva na prevenção de infecções do que o próprio uso de antibióticos (Haddad Júnior; Campos Neto; Mendes, 2013).

A sequência do atendimento deve ser realizada em ambiente hospitalar, pois envolve a retirada de tecidos desvitalizados, especialmente na borda do ferimento, promovendo o debridamento do tecido necrótico.

As picaduras por animais peçonhentos também são relativamente comuns nos atendimentos de urgência e emergência. Os casos variam de acordo, principalmente, com a região geográfica, o que determina a presença de determinados animais peçonhentos (Brasil, 2001).

Entende-se por *animais peçonhentos* aqueles que possuem glândulas de veneno que se comunicam com dentes ocos, ou ferrões, por onde o veneno passa ativamente. Assim, eles injetam veneno de maneira ativa e com facilidade para os humanos. São exemplos de animais peçonhentos: serpentes, aranhas, escorpiões, abelhas e vespas (Brasil, 2001).

Os atendimentos iniciais para esses casos são semelhantes e envolvem fundamentalmente o monitoramento dos sinais vitais, em especial o padrão respiratório, como frequência, ritmo, esforço, cianose, tosse e sons adventícios. Ademais, o profissional de saúde deve monitorar o nível de consciência da vítima. Os demais cuidados devem ser realizados em ambiente hospitalar, como controle medicamentoso da dor, hidratação e balanço hídrico, controle do débito urinário e administração da soroterapia específica para cada agente tóxico (Brasil, 2001).

É importante que o profissional identifique sinais clínicos específicos de cada animal peçonhento, o que pode contribuir para o atendimento rápido na unidade especializada para a aplicação de soroterapia. Com essa finalidade, o Quadro 4.5 apresenta as principais manifestações clínicas decorrentes da ação dos diferentes venenos.

Quadro 4.5 – Manifestações clínicas decorrentes da ação dos diferentes venenos dos animais peçonhentos mais comuns na Região Sul do Brasil

Animal peçonhento	Manifestações clínicas
Serpentes	Dor, edema, calor e rubor imediatos no local da picada, hemorragias, bolhas, equimoses, necrose, oligúria e anúria, diarreia, hipotensão arterial, ptose palpebral, diplopia, dispneia, mialgia e, em casos mais graves, choque e insuficiência renal aguda.
Aranhas	Dor intensa no local e irradiação para o membro afetado, choque neurogênico, edema, eritema, sensação de queimadura no local da lesão, febre, icterícia, equimose, vesículas, bolhas, necrose e ulceração no membro afetado, mialgia generalizada, contraturas musculares e convulsões.
Escorpiões	Dor, parestesia local, náuseas, vômitos, sudorese, dor abdominal, taquicardia, taquipneia e sialorreia, agitação ou prostração, sonolência, hipo/hipertermia, hipo/hipertensão arterial e confusão mental.
Abelhas e vespas	Depende da sensibilidade do indivíduo ao veneno e do número de picadas. Reação inflamatória local, pápulas eritematosas, dor, calor, edema de glote, broncoespasmo acompanhado de choque anafilático.

Fonte: Elaborado com base em Brasil, 2001.

4.4 Emergências geriátricas

A OMS aponta que, nas próximas décadas, a população mundial com mais de 60 anos deve chegar a 2 bilhões até 2050. Estima-se que, em 2025, o Brasil será o sexto país em contingente de idosos, com cerca de 32 milhões de pessoas (Unic Rio, 2014).

Nesse sentido, não há dúvidas de que está ocorrendo um aumento constante e progressivo da expectativa de vida e, com isso, o envelhecimento da população, principalmente em países em desenvolvimento, como o Brasil. Reflexo disso é o perfil de morbimortalidade das pessoas, o que gera preocupação com manutenção da saúde, qualidade de vida e uma vida independente dos idosos na comunidade (OHL et al., 2019).

No que se refere ao perfil de doenças na população com a característica de envelhecimento, nota-se a prevalência de doenças crônicas não transmissíveis, o que gera necessidades de saúde mais complexas e maior utilização dos serviços de saúde, entre eles o serviço de emergência (Santos et al., 2020).

O atendimento aos idosos representa, atualmente, 12 a 21% dos casos de emergência, entretanto, sabe-se que esse número tende a aumentar gradativamente, principalmente ao considerarmos que os idosos costumam ter doenças mais agravadas em comparação com outras faixas etárias. A principal causa de atendimento de idosos pelo Serviço de Atendimento Móvel de Urgência (Samu), segundo pesquisa realizada em uma cidade no nordeste brasileiro, indica causas clínicas, com 77,5%, seguidas por trauma (19,17%) (Santos et al., 2020).

Nessa perspectiva, abordaremos as principais ações a serem realizadas antes da chegada do atendimento especializado em casos de emergências clínicas e traumáticas nos idosos, considerando as especificidades fisiológicas da faixa etária (Rissardo, Kantorski; Carreira, 2019).

Como já mencionamos, as doenças crônicas não transmissíveis são especialmente comuns nos idosos, com destaque para o *diabetes mellitus* e a hipertensão arterial. Os casos emergenciais diante de complicações decorrentes dessas doenças refletem diretamente na descompensação dos equilíbrios hidroelétrolíticos, ácido-básicos e dos padrões glicêmicos, que foram conteúdos abordados em seção anterior deste capítulo. Por essa razão, agora, evidenciaremos complicações clínicas e traumáticas prevalentes em idosos e decorrentes das características do processo de envelhecimento, como o *delirium* e as quedas.

Com base na compreensão das principais alterações fisiológicas do organismo do idoso é que se organiza e se planeja o atendimento inicial e especializado em situações de urgência e emergência proveniente de quaisquer causas, clínicas ou traumáticas.

Com o avançar da idade, é observada a diminuição da força muscular e da elasticidade, prejuízo da estabilidade e dinâmica articular, alterações do sistema sensorial e nervoso, que refletem na redução da acuidade visual e auditiva dos idosos. Além das dificuldades de visão e audição, esse comprometimento reflete também nos mecanismos de controle postural, alterando a postura, a marcha e o equilíbrio (Santos et al., 2020).

Ademais, o envelhecimento pode causar processos degenerativos que reduzem significativamente a habilidade do organismo processar sinais visuais, proprioceptivos e vestibulares, o que causa vertigens e tonturas nos idosos. É importante ressaltar que essas complicações são acrescidas, geralmente, de doenças cardiovasculares, neurológicas, diabetes e uso excessivo de medicações (OHL et al., 2019).

No que se refere ao sistema pulmonar, a reserva respiratória do idoso costuma ser diminuída, o que favorece a ocorrência de casos de enfisema pulmonar, bronquite e pneumonia nessa faixa etária (OHL et al., 2019).

Com relação ao sistema circulatório, os sinais de choque associados à perda sanguínea podem estar retardados no idoso, por essa razão é fundamental ressaltar que se deve evitar a taquicardia compensatória relacionada à hipovolemia (OHL et al., 2019).

Outra condição de relevância para atendimentos imediatos aos idosos é a diminuição na capacidade de regulação térmica, da função de barreira contra invasão bacteriana e no comprometimento de cicatrização de feridas. Isso ocorre em decorrência das alterações extensas da pele e dos tecidos conjuntivos, com redução do número de células, perda de força e função comprometida da população idosa (OHL et al., 2019).

O *delirium* – ou estado confusional agudo – é um distúrbio comportamental muito frequente em situações agudas de hospitalização, podendo acometer até 72% dos idosos internados em unidades emergenciais e críticas. Nos episódios de crises, os idosos têm comprometimento transitório da atividade cerebral, caracterizado por alteração cognitiva com início súbito, curso flutuante, prejuízo em níveis de consciência, atenção, orientação, memória, pensamento, percepção e comportamento (OHL et al., 2019).

A razão da ocorrência das crises de *delirium* é multifatorial, ou seja, envolve associação entre fatores predisponentes e precipitantes. Entre os fatores predisponentes, considera-se a idade avançada, o déficit cognitivo, a fragilidade, a intensidade da crise e as demais comorbidades associadas. Já os fatores precipitantes são os medicamentos utilizados de modo contínuo, as alterações laboratoriais, seguidos de eventos cardiovasculares, traumatismos e iatrogenias (OHL et al., 2019).

O atendimento inicial pelo profissional da saúde vai se basear nas manifestações clínicas apresentadas pelo paciente. Inicialmente, o paciente idoso se manifesta de maneira hiperativa com agitação psicomotora e alucinação, ou então de modo hipoativo, com apatia, sonolência, letargia e, até mesmo, rebaixamento do nível de consciência. Em alguns casos, é possível observar a alternância dos dois estados em uma mesma crise de *delirium* (OHL et al., 2019).

É fundamental ressaltar que o diagnóstico de *delirium* é de responsabilidade médica e, geralmente, é feito com embasamento e acompanhamento clínico, portanto, em uma condição aguda de crise, é muito difícil afirmar que se trata dessa patologia. Nesse sentido, as ações de um atendimento inicial, antes da chegada do socorro especializado, precisam ser direcionadas às manifestações apresentadas pelo paciente idoso (Rissardo, Kantorski; Carreira, 2019).

O profissional de saúde precisa utilizar uma abordagem calma e tranquilizadora, além de escutar o paciente com atenção, mesmo com confusão nas informações que ele possa manifestar. É importante garantir o acesso a informações prévias, se possível com algum familiar ou conhecido do paciente, com intuito de saber se já existe um diagnóstico de *delirium* preestabelecido, medicações que ele toma de modo contínuo, além de outros fatores predisponentes e precipitantes (Rissardo, Kantorski; Carreira, 2019).

Caso o idoso esteja agitado, deve-se manter o ambiente seguro e privativo, evitando traumas que possam acontecer, além de oferecer tranquilidade e conforto na medida do possível.

Ademais, o profissional precisa monitorar constantemente os sinais vitais e o nível de consciência do paciente, bem como identificar sinais de complicação, a exemplo de alterações metabólicas e respiratórias e problemas neurológicos. Dessa forma, há condições de redução de danos que possam piorar o quadro (Rissardo, Kantorski; Carreira, 2019).

Outra causa de atendimento comum em idosos em situações de emergência são as quedas. Um estudo nacional estimou que, aproximadamente, 30,3% dos idosos caíram uma vez ao ano e 13,9% sofreram quedas recorrentemente. Existem evidencias de que a frequência das quedas aumenta com a idade e o nível de fragilidade dos idosos e se referem à principal causa de morbimortalidade na velhice (Stolt et al., 2020).

As quedas podem ser resultado de múltiplos fatores, intrínsecos ao idoso e ao ambiente em que ele vive. Entre as razões mais comuns, além dos aspectos fisiológicos do envelhecimento, destacam-se: o uso de medicamentos que causam sonolência, alteram o equilíbrio e a tonicidade muscular e provocam hipotensão; a inadequação dos espaços domésticos e coletivos, com presença de pisos e tapetes escorregadios, escadas sem corrimão e/ou apoio, objetos no meio do caminho, calçadas irregulares; entre outros (Vieira et al., 2018).

O protocolo de atendimento a idosos vítimas de queda é o mesmo indicado para as outras faixas etárias, entretanto, é necessário ressaltar que existem especificidades a serem consideradas durante o atendimento aos idosos, como a incapacidade de responder ao aumento das demandas fisiológicas resultantes do trauma, por eles terem pouca reserva funcional (Vieira et al., 2018). Portanto, uma abordagem mais efetiva geralmente está associada a um melhor desfecho.

O atendimento inicial é permeado pelo mnemônico do trauma X-A-B-C-D-E, em que X é o controle de grandes hemorragias; A identifica a obtenção da via aérea e controle da coluna cervical; B determina o manejo da respiração adequada; C reforça a manutenção da circulação; D prioriza a avaliação neurológica; e E refere-se à exposição do paciente (Stolt et al., 2020).

No Quadro 4.6, apresentamos as principais especificidades referentes ao atendimento ao idoso em situação de trauma por queda, segundo o mnemônico X-A-B-C-D-E.

Quadro 4.6 – Especificidades referentes ao atendimento ao idoso em situação de trauma por queda

Atendimento inicial	Especificidades
X – Controle de hemorragias	- Dificuldades na reversão do choque hipovolêmico. - Cuidados com lesões de pele secundárias. - Muitos idosos costumam tomar, de modo contínuo, medicamentos diuréticos para controle de pressão e de anticoagulantes para prevenção de trombose, o que pode aumentar o risco de perda sanguínea em traumas.
A – Abertura da via aérea e controle da coluna cervical	- Priorizar a administração de oxigênio suplementar mesmo que o idoso tenha doenças respiratórias associadas. - A ausência de dentes pode dificultar a vedação da máscara facial. Assim, as próteses dentárias danificadas devem ser retiradas, mas é melhor deixá-las íntegras e bem adaptadas até que seja conseguido o controle da via aérea. - É possível que o idoso apresente sinais de cifose na coluna vertebral, o que pode resultar em dificuldades no alinhamento do segmento cefalotorácico. Podem ser usados coxins, travesseiros ou outros materiais que acomodem a curvatura da coluna.
B – Respiração adequada	- Identificar a simetria da expansão, a frequência respiratória, a ausculta, a palpação e a percussão do tórax, considerando possibilidades de doenças respiratórias prévias.

(continua)

(Quadro 4.6 – conclusão)

Atendimento inicial	Especificidades
C – Manutenção da circulação	▪ Nos idosos vítimas de trauma, a pressão arterial (PA) e a frequência cardíaca (FC) com valores normais não necessariamente indicam normovolemia, ou seja, volume sanguíneo normal. Frequentemente, os idosos apresentam PA acima dos valores considerados normais em adultos jovens. Isso significa que uma PA sistólica de 120 mmHg pode significar hipotensão para os idosos. ▪ Muitos idosos costumam tomar, de modo contínuo, medicamentos diuréticos para controle de pressão.
D – Avaliação neurológica	▪ Considerar a possibilidade de o paciente apresentar *delirium*. ▪ Usar tom de voz adequado e alto, pausado e amigável, pois há possibilidade de perda auditiva do idoso. ▪ Diferenciar condições neurológicas preexistentes, como, por exemplo, a doença de Alzheimer, se possível com familiares ou pessoas próximas da vítima.
E – Exposição do paciente	▪ Expor apenas a área a ser avaliada, considerando a rápida perda de calor que o idoso apresenta.

Fonte: Elaborado com base em Stolt et al., 2020.

Portanto, reforçamos que a compreensão e o respeito pelas necessidades específicas do idoso diante de uma condição aguda de atendimento de emergência são considerados diferenciais para o manejo do cuidado, bem como das chances de sucesso no suporte sequencial em ambiente intra-hospitalar.

4.5 Emergências pediátricas

A mortalidade infantil no Brasil, em 2015, foi de 13,3%. Estimativas do Ministério da Saúde indicam que esse índice é crescente, ou seja, mais crianças não chegam a completar o primeiro ano de vida; isso é reflexo das desigualdades sociais, da prestação de serviços, das dificuldades no acesso à saúde e do atendimento retardado (Ezequiel, 2019).

Em virtude da natureza dos casos emergenciais em pediatria, considera-se que a emergência pediátrica é uma situação frequente, complexa e grave. O atendimento precoce pode evitar complicações do quadro vigente, parada cardiorrespiratória, choque e insuficiência respiratória. Além disso, o atendimento resolutivo e precoce tem potencial de reduzir complicações e sequelas (Melo; Vasconcelos, 2005). As causas mais comuns dos atendimentos de urgência e emergência na infância são as injúrias não intencionais envolvendo acidentes de trânsito, quedas, asfixias e queimaduras. As causas clínicas mais comuns envolvem, principalmente, complicações do trato respiratório, como pneumonias, crises de asma, bronquite e bronquiolite, geralmente tratadas unicamente em ambiente intra-hospitalar (Wiggers et al., 2020).

Há de se considerar as diferenças anatômicas, fisiológicas e psicológicas das crianças para promover o manejo das emergências. As prioridades na avaliação e na conduta da criança são as mesmas do adulto, entretanto, essas diferenças reforçam a ideia de que a criança tem suas necessidades individuais, o que exige a adoção de uma abordagem diferenciada e condutas específicas (La Torre et al., 2013).

No Quadro 4.7, apresentamos as principais diferenças a serem consideradas nas crianças com relação aos adultos, o que favorecerá uma melhor compreensão para o manejo do atendimento antes da chegada do serviço especializado:

Quadro 4.7 – Diferenças fisiológicas, anatômicas e psicológicas entre crianças e adultos para o atendimento às situações de emergência

Cabeça proporcionalmente maior em relação ao corpo.
Crianças até 3 anos têm região occipital maior; por isso, deve-se atentar para a posição em decúbito dorsal horizontal. Pode haver necessidade de uso de um coxim sob os ombros para manter a cabeça em posição neutra.
Área superficial maior e com maior perda de calor e água, o que pode ocasionar hipotermia rapidamente. Por isso, deve-se atentar para a exposição desnecessária durante a abordagem.
Reserva funcional maior, o que acarreta sinais clínicos tardios de choque.
Tanto a via aérea superior quanto a via aérea inferior são menores do que as do adulto, o que acarreta maior risco de obstrução e, consequentemente, de falência respiratória na presença de secreções, sangue, edema e corpo estranho.
A língua do lactente é proporcionalmente maior do que a orofaringe, podendo mais facilmente obstruir a via aérea.
O espaço subglótico tem menor diâmetro e é mais complacente, já que conta com uma cartilagem de sustentação menos desenvolvida; pode sofrer compressão externa ou colapso durante esforço respiratório mais intenso.
A traqueia do bebê tem, aproximadamente, 5 centímetros de comprimento e cresce para 7 centímetros aos 18 meses, fato que predispõe à intubação seletiva no suporte avançado de vida.
Maior risco de hipóxia em razão do maior consumo de oxigênio e da menor capacidade respiratória pulmonar.
Taquipneia surge mais rapidamente em resposta fisiológica à hipóxia.

(continua)

(Quadro 4.7 – conclusão)

Respiração de característica diafragmática, o que leva à fadiga precoce e à deglutição aumentada de ar.
Imaturidade emocional e menor capacidade de interação com estranhos em situações inusitadas. O estresse e a dor podem fazer com que ela colabore ainda menos durante a abordagem e o exame físico.

Fonte: Elaborado com base em Abramovici; Waksman, 2013.

Com base na compreensão das características individuais das crianças, abordaremos o manejo inicial às maiores afecções emergenciais em pediatria, entre elas o trauma pediátrico, as queimaduras e a asfixia.

Assim como ocorre com o atendimento ao adulto, "as crianças vítimas de **traumas** também precisam ser atendidas segundo o mnemônico X-A-B-C-D-E. Especial atenção deve ser dada à avaliação cardiorrespiratória com estabelecimento de ventilação, oxigenação e perfusão adequadas e efetivas" (Abramovici; Waksman, 2013, p. 33). Assim, o profissional que atender inicialmente uma situação de emergência traumática, como acidentes de trânsito e quedas, precisa observar a seguinte ordem de cuidado, conforme orientado por Abramovici e Waksman (2013):

- **X** – Identificar e estancar grandes hemorragias.
- **A** – Estabelecer as vias aéreas e estabilizar a coluna cervical e ventilação. Nessa etapa, deve-se recordar a possibilidade do uso de coxim para deixar a cabeça em posição neutra ao corpo. O estabelecimento de uma via aérea pérvia com controle simultâneo da coluna cervical é relativamente difícil na criança politraumatizada. Corpos estranhos, como muco, sangue, fragmentos de dentes, obstruem facilmente as vias aéreas da criança. Demais procedimentos devem ser realizados por equipe especializada mesmo no momento pré-hospitalar, com continuidade no espaço hospitalar apropriado.

- **B** – A verificação da ventilação e da oxigenação deve ser realizada por meio de oximetria de pulso e gasometria arterial, entretanto, em um atendimento inicial na cena do evento, o profissional de saúde deve analisar por meio de observação a expansibilidade e a ausculta simétrica de ambos os hemitórax, além do grau de consciência e a presença de cianose.
- **C** – Os sinais de choque podem ser evidentes imediatamente após a ocorrência do trauma ou gradativamente se desenvolver. Por essa razão, é imprescindível que o profissional esteja atento às possíveis hemorragias e sinais de falência circulatória, como taquicardia, diminuição de pulsos periféricos, aumento do tempo de enchimento capilar e extremidades frias. Assim que a equipe especializada chegar ao evento, deve-se providenciar o acesso vascular, que, em crianças, costuma ser mais complexo, sobretudo em condição de trauma.
- **D** – A avaliação neurológica em eventos de emergência pediátrica é de extrema importância. Devem ser avaliados a resposta pupilar, o grau de consciência e a resposta motora, devidamente identificados na Escala de Coma de Glasgow adaptada para crianças e lactentes, conforme indicado no Quadro 4.8, a seguir. Os profissionais costumam ter dificuldades na avaliação neurológica da criança vítima de trauma, pois a ela pode estar muito assustada, com dores, insegura e com imaturidade emocional para lidar com a situação.
- **E** – No momento da exposição, o profissional precisa avaliar de modo efetivo o exame físico da criança atentando-se para perdas de calor e manutenção de temperatura. Quanto mais nova a criança, mais termolábil ela é.

Quadro 4.8 – Escala de Coma de Glasgow adaptada para crianças e lactentes

Escala de Glasgow pediátrica			
Medida	Criança > 1 ano	Criança < 1 ano	Escore
Abertura dos olhos (AO)	Espontaneamente	Espontaneamente	4
	Ao comando	À fala	3
	À dor	À dor	2
	Nenhuma resposta	Nenhuma resposta	1
Resposta verbal (RV)	Orientada	Sorri, orientada	5
	Desorientada	Choro, consolável	4
	Palavra inapropriada	Choro persistente	3
	Sons incompreensíveis	Agitada e inquieta	2
	Nenhuma resposta	Nenhuma resposta	1
Resposta motora (RM)	Obedece a comandos	Obedece a comandos	6
	Localiza a dor	Localiza a dor	5
	Flexão à dor	Flexão à dor	4
	Flexão anormal à dor	Flexão anormal à dor	3
	Extensão anormal à dor	Extensão anormal à dor	2
	Nenhuma resposta	Nenhuma resposta	1
Escores totais normais	< 6 meses		13
	6 – 12 meses		13
	1 – 2 anos		14
	2 – 5 anos		15
	> 5 anos		15

Fonte: Abramovici; Waksman, 2013, p. 201.

Observamos, portanto, que a efetividade de um atendimento inicial, associada ao entendimento das necessidades específicas da criança, segundo suas características fisiológicas, anatômicas e emocionais, favorece a recuperação, bem como a redução de danos físicos e emocionais após o trauma.

As **queimaduras** representam a quarta principal causa de morte em pediatria por lesão traumática. Os casos geralmente acontecem no ambiente doméstico, por derramamento de líquidos quentes sobre o corpo, lesões causadas pelo fogo, lesões por contato com sólidos quentes e queimaduras químicas e elétricas (La Torre et al., 2013).

Estudos destacam que, aproximadamente, 11% dos casos envolvendo queimaduras em crianças estão relacionadas com algum tipo de violência sofrida, como lesões com ponta de cigarro, marcas de ferro quente, líquidos escaldantes por imersão e lesões envolvendo a região perineal (Melo; Vasconcelos, 2005). Nesse sentido, o profissional que desenvolve os atendimentos iniciais precisa estar atento às justificativas e às circunstâncias descritas da ocorrência.

Ademais, em um momento inicial e sequencial ao evento da queimadura e antes mesmo da chegada do socorro especializado, o profissional deve afastar da criança toda fonte de calor, a fim de impedir a continuidade da lesão por meio da retirada de roupas, anéis, relógios e cintos. Esses objetos podem reter o calor e exercer efeito de torniquete em decorrência do edema que pode ocorrer na sequência (Melo; Vasconcelos, 2005).

O uso de água corrente em temperatura ambiente sobre as lesões pode ser feito nos primeiros 15 minutos do acidente, para tentar evitar o aprofundamento da lesão. As medidas de esfriamento são contraindicadas, pois podem levar à hipotermia. Nos casos de queimaduras químicas, deve-se lavar a lesão com água corrente durante mais de 20 minutos (La Torre et al., 2013).

Após as condutas iniciais, a área queimada deve ser protegida com lençóis limpos e secos, além de cobertores, para minimizar a perda de calor. Os procedimentos sequenciais devem ser realizados pela equipe avançada de atendimento, oferecendo manejo para o controle da dor e reposição fluídica (La Torre et al., 2013).

Outra condição comum de atendimento emergencial em crianças é decorrente de **asfixia**, caracterizada pela dificuldade de respirar em virtude da presença de corpos estranhos nas vias aéreas que impedem a respiração adequada.

Segundo a Sociedade Brasileira de Pediatria, *corpo estranho* é qualquer objeto ou substância que penetra inadequadamente no corpo humano e em suas cavidades. Pode ser ingerido, inalado ou colocado no conduto auditivo, mas o risco maior de complicações ocorre quando atinge o pulmão (Abramovici; Waksman, 2013).

Segundo dados do Ministério da Saúde, citado por Spina (2017), no ano de 2017 o número total de casos de óbitos por asfixia foi de 777 na faixa etária de 0 a 14 anos, sendo 581 deles referentes a crianças menores de 1 ano. Quanto às hospitalizações, no mesmo ano ocorreram 477 casos, o que demonstra que há mais casos de óbitos do que de internações. Nesse sentido, esses casos precisam de atendimento imediato, pois o desfecho em óbito infelizmente é rápido e, muitas vezes, sequer oferece tempo para hospitalização.

Diante do exposto, é fundamental que a criança asfixiada receba socorro imediatamente ao evento, o que justifica a necessidade de educação em saúde para oferecer orientações aos pais e demais familiares, além de professores de escolas e creches (Spina, 2017).

É importante entender que os casos de asfixia são comuns durante o período de alimentação da criança, portanto, é um momento que requer cuidado e atenção, além de manobras que visem à prevenção da ocorrência (La Torre et al., 2013).

Os alimentos mais comuns na asfixia, segundo La Torre et al. (2013), são:

- milho;
- feijão;
- amendoim;
- balas;
- uva;
- outros grãos duros;
- brinquedos com peças pequenas;
- bexiga;
- baterias e pilhas.

A situação da asfixia é considerada mais grave à medida que a criança é impedida de chorar, tossir ou falar, pois isso indica que as vias aéreas estão completamente obstruídas. Nesses casos, a vítima pode apresentar sinais graves de hipóxia, esforço respiratório exagerado, movimento respiratório ausente, perda e consciência, além de cianose em boca e extremidades. Para as vítimas nessa situação, o atendimento deve ser imediato, se possível no local do engasgo. Em casos de obstrução parcial, a vítima apresenta tosse e pode esboçar alguns sons, de aspecto ruidoso. Dessa forma, é importante encaminhar a criança o quanto antes ao atendimento de emergência para garantir a expulsão completa do corpo estranho (La Torre, 2013).

O profissional de saúde, bem como qualquer pessoa que possa prestar o primeiro atendimento em ambas as situações, de obstrução tanto total quanto parcial das vias aéreas, deve evitar retirar o objeto causador da asfixia com as mãos, ao menos que consiga visualizá-lo ao abrir a boca da criança, pois há grande risco de acabar empurrando ainda mais profundamente o objeto para as vias aéreas inferiores (Abramovici; Waksman, 2013).

Em crianças até um ano de idade, a manobra de desobstrução das vias aéreas precisa seguir as recomendações conforme exposto no Quadro 4.9.

Quadro 4.9 – Manobra de desobstrução das vias aéreas em crianças até um ano de vida

1. **Reconhecer os sinais de engasgo**
   - Dificuldade para respirar
   - Tosse ineficaz
   - Respiração com ruídos
   - Dificuldade para chorar
   - Coloração arroxeada dos lábios
   - Coloração arroxeada das pontas dos dedos
   - Respiração ausente

2. **Acionar o serviço de emergência**
   - Pedir para alguém ligar para o Samu (192) ou para o Corpo de Bombeiros (193)
   - Se estiver sozinho, acionar o serviço de emergência pelo celular e deixar no viva-voz para receber orientações

3. **Virar o bebê de bruços**
   - Segurar a cabeça do bebê e virá-lo de bruços
   - Utilizar sua perna como apoio
   - Aplicar 5 golpes no meio das costas com a parte de baixo das mãos
   - A cabeça do bebê deverá permanecer mais baixa que o restante do corpo

4. **Virar o bebê de barriga para cima**
   - Se o bebê não apresentar melhora após a manobra anterior, virar de barriga para cima
   - Manter o bebê apoiado em sua perna
   - Com dois ou 3 dedos, pressionar o meio do peito do bebê (entre os mamilos)
   - A cabeça do bebê deverá permanecer mais baixa que o restante do corpo

5. **Repetir os procedimentos 3 e 4**
   - Se o bebê não apresentar sinais de melhora, repetir a manobra (item 3 e 4) até a chegada do serviço de emergência

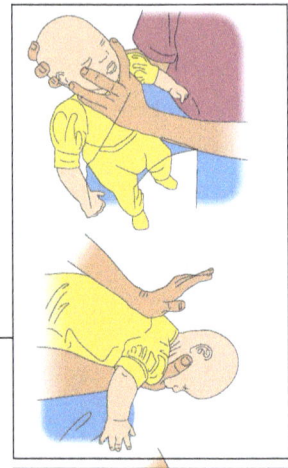

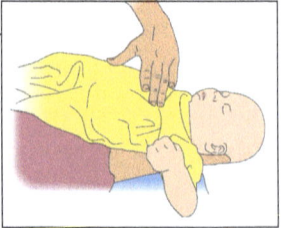

Atenção:
- Não colocar os dedos na boca do bebê
- Só retirar o objeto (se for o caso) quando estiver visível e bem próximo aos lábios, para isso é preciso ser cuidadoso e utilizar o dedo mínimo, ou o objeto voltará para a via aérea do bebê.

Eduardo Borges

Fonte: Spina, 2017, grifo do original.

Em crianças maiores de 1 ano, a recomendação é seguir o seguinte passo a passo, conforme a Manobra de Heimlich (Spina, 2017):

1. ao reconhecer a asfixia, posicionar-se atrás da criança de joelhos, conforme item 3 do Quadro 4.9;
2. abraçar o tronco da criança, envolvendo-a com os dois braços;
3. fechar uma das mãos e colocar a parte plana, onde está localizado o polegar, na região inferior ao osso esterno;
4. segurar o punho com a outra mão e realizar cinco compressões rápidas, movimentando para dentro e para cima simultaneamente;
5. durante a manobra, encorajar a criança a tossir caso ela consiga;
6. continuar a manobra até a chegada de um socorro especializado, acionado por alguém enquanto a manobra é realizada.

Figura 4.1 – Manobra de Heimlich em crianças acima de 1 ano

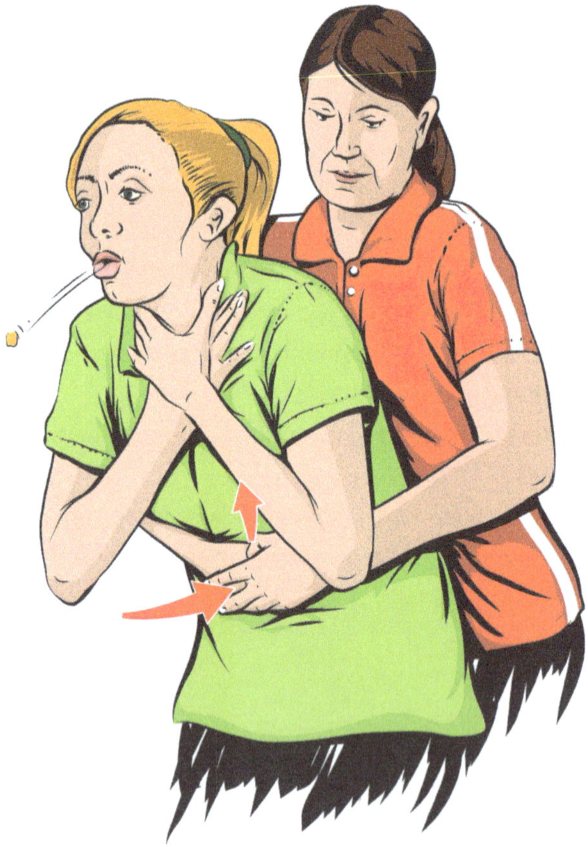

Fonte: Spina, 2017.

Constata-se que, assim como para o adulto, o atendimento precoce da criança diante de qualquer condição de emergência é fundamental para garantir a sobrevida e a redução de danos, além de traumas emocionais. Outrossim, os profissionais devem estar devidamente habilitados para promover ações eficientes e adaptadas para as especificidades da criança ainda antes da chegada do atendimento especializado.

4.6 Emergências relacionadas ao parto (obstétricas)

A OMS aponta que, em 2013, houve 303 mil casos de óbitos materno relacionados à gestação, ao parto, ao puerpério e ao abortamento no mundo. Há também o apontamento afirmando que, para a redução dessas taxas, é fundamental o atendimento imediato e adequado às emergências obstétricas (Mortalidade..., 2014).

Importantes eventos de emergência em gestantes envolvem situações de **hemorragia**. Nesse sentido, é essencial conhecer as características que as diferenciam para estabelecer as intervenções adequadas para cada condição (Andrade; Madureira, 2010).

As principais situações hemorrágicas podem ser divididas entre as que ocorrem na primeira metade da gestação e as que surgem na segunda. Os abortamentos, a gestação ectópica, a doença trofoblástica gestacional (proliferação de tecido trofoblástico em gestantes ou mulheres que tenham passado por gestação recente) e o descolamento corioamniótico (em que a placenta se separa do útero) são situações que podem ocorrer na **primeira metade** da gravidez. Já na **segunda metade** podem ocorrer situações como o descolamento prematuro de placenta e a placenta prévia (quando a placenta está presa sobre a abertura do colo do útero, na parte inferior do útero, em vez de na parte superior) (Araújo; Porto, 2012).

Embora seja importante o reconhecimento das causas, para um atendimento imediato, é fundamental que se realize o manejo adequado para a ocorrência de hemorragia e o controle dos sinais associados, como dor abdominal (que pode variar de pequena a grande intensidade) e início súbito. Nos casos de sangramentos intensos, a gestante pode apresentar sinais de choque hipovolêmico, com taquicardia importante e hipotensão (Araújo; Porto, 2012).

Os primeiros cuidados a serem realizados em situações de hemorragias obstétricas, antes mesmo do atendimento intra-hospitalar, envolvem: buscar identificar histórico da hemorragia, como início, quantidade, presença de dor ou coágulos; identificar a idade gestacional; monitorar os sinais vitais maternos e a presença e intensidade de dor; monitorar coloração da pele e o nível de consciência; palpar o abdômen para avaliar presença de aumento de tônus ou contrações uterinas; monitorar os sinais de choque hipovolêmico, como aumento de sede, frequência cardíaca aumentada, resistência vascular sistêmica aumentada, débito urinário diminuído, estado mental ou respirações alteradas; elevar extremidades inferiores para aumentar a perfusão aos órgãos vitais e ao feto ou embrião; acionar atendimento especializado ou encaminhar a gestante para o hospital o quanto antes (Andrade; Madureira, 2010).

Outra ocorrência emergencial no período da gestação envolve as síndromes hipertensivas. A **hipertensão arterial** é considerada uma importante complicação do ciclo gravídico puerperal, resultando em alto risco de morbidade materna e perinatal. No Brasil, assim como nos demais países em desenvolvimento, a hipertensão arterial constitui a primeira causa de morte materna (Santana et al., 2010).

Dentre as complicações hipertensivas na gestação, as mais comuns são a pré-eclampsia e a eclampsia, que ocorrem geralmente após as 20 semanas de gestação, acompanhadas de proteinúria (proteína na urina) significativa, e costumam desaparecer após as 12 semanas após o parto. Além da elevação da PA (sistólica ≥ 140 mmHg ou diastólica ≥ 90 mmHg) em duas medidas com intervalo mínimo de quatro horas, outros sintomas associados à complicação podem ser: cefaleia frontal, escotomas e visão turva, além de convulsão seguida de coma em casos mais graves (Santana et al., 2010).

Nesse sentido, o profissional que prestar o atendimento inicial, ainda em ambiente pré-hospitalar, precisa monitorar os sinais vitais, monitorar o padrão respiratório em busca de dificuldades respiratórias, como dispneia, taquipneia e falta de fôlego, e atentar-se para presença de edema, principalmente em membros inferiores (Santana et al., 2010). Os demais procedimentos de cuidado devem ser realizados em ambiente intra-hospitalar, com apoio de indicativos clínicos laboratoriais e procedimentos invasivos, como administração de medicamentos (Andrade; Madureira, 2010).

Além do manejo das hemorragias e das complicações provenientes do aumento da PA, é fundamental, em casos de emergência, o entendimento da condução de um parto.

O parto natural, o mais comum em ocasiões de emergência, é caracterizado por ser constituído por três fases, que precisam ser reconhecidas para que o atendimento seja prestado de maneira adequada conforme as necessidades de cada paciente (Andrade; Madureira, 2010). Para tanto, o Quadro 4.10 destaca as características e as principais ações a serem realizadas nas três fases do parto.

Quadro 4.10 – Principais características e ações nas diferentes fases do parto natural

Fases do parto natural	Características	Principais ações
Fase 1 – Dilatação	Acontecem as contrações e o processo de dilatação do colo do útero e do canal do parto. Pode durar até 12 horas, pois a velocidade da dilatação varia de acordo com as reações bioquímicas da mulher. As dilatações chegam até 10 cm, permitindo a passagem do bebê pelo canal de parto.	Levar a gestante ao serviço de saúde imediatamente, caso não haja tempo suficiente, deve-se: • afastar outras pessoas que não estejam envolvidas no atendimento ao parto; • preparar o local para que a gestante fique confortável; • retirar as roupas que possam obstruir o canal de parto, tomando cuidado para preservar a privacidade da mulher; • não tentar impedir, retardar ou acelerar o processo do nascimento; • lavar as mãos e os braços se possível com sabão ou antisséptico; • calçar as luvas (se tiver).
Fase 2 – Expulsão	Após a dilatação completa, as contrações tendem a aumentar a intensidade e diminuir os intervalos. O bebê já começa a coroar, ou seja, estar visível no canal do parto. Essa fase costuma durar entre 1 e 2 horas e encerra quando o bebê sai por completo do útero.	• Solicitar que a mãe faça força nos mesmos momentos em que as contrações aparecem, facilitando o trabalho de parto. • É importante analisar e cuidar com o cordão umbilical, que pode estar enrolado em torno do bebê; nesse caso, é preciso desenrolá-lo com cuidado e agilidade. • Pode ser que o saco amniótico não se rompa e a criança nasça dentro dele, são os casos de parto empelicado; sugere-se, com cuidado e equipamento limpo, romper a bolsa.

(continua)

(Quadro 4.10 – conclusão)

Fases do parto natural	Características	Principais ações
Fase 3 – Dequitação	Na última fase do parto, o útero diminui de volume e ocorre o descolamento total da placenta para que esta seja totalmente expelida.	- Atentar-se para complicações provenientes de hemorragias. - O cordão umbilical deve ser cortado após 2 a 3 minutos após o nascimento e com as ligaduras realizadas (pode ser utilizado cordão limpo, por exemplo) com uma margem mínima de segurança de aproximadamente 6 cm da barriga do bebê e da vagina da mãe. O corte deve ser realizado com uma tesoura limpa e, se possível, esterilizada.

Fonte: Elaborado com base em Andrade; Madureira, 2010.

Após a conclusão das três fases, orienta-se que a mãe permaneça deitada e aguarde o serviço de emergência para que, em ambiente apropriado, seja constatada a ausência de sinais de hemorragias ou outras complicações (Andrade; Madureira, 2010).

Os cuidados necessários com o bebê são direcionados à limpeza com um tecido macio, retirando toda secreção de olhos e nariz, impedindo qualquer obstrução. É importante secar e enrolar o bebê em um tecido confortável e limpo para evitar que ele perca calor. É fundamental observar a adaptação do bebê para os movimentos respiratórios, sendo o choro um sinal positivo. Independentemente disso, o recém-nascido precisa ser encaminhado, juntamente à mãe, para o atendimento especializado para dar seguimento aos exames (Araújo; Porto, 2012).

Para saber mais

Conheça mais sobre emergências metabólicas em:

SIQUEIRA, R. A. **Emergências endócrinas e metabólicas**. São Paulo: Rubio, 2019.

Conheça mais sobre emergências por intoxicações exógenas em:

TOXBASE.ORG. Disponível em: <http://www.toxbase.org>. Acesso em: 10 fev. 2022.

Conheça mais sobre emergências relacionadas a picaduras e mordeduras em:

HADDAD JÚNIOR, V.; CAMPOS NETO, M. F.; MENDES, A. L. Mordeduras de animais (selvagens e domésticos) e humanas. **Revista de Patologia Tropical**, v. 42, n. 1, p. 34-49, 2013. Disponível em: <https://www.revistas.ufg.br/iptsp/article/view/23587>. Acesso em: 10 fev. 2022.

Conheça mais sobre emergências geriátricas, pediátricas e obstétricas em:

NAEMT – National Associationof Emergency Medical Technicians. **PHTLS**: atendimento pré-hospitalar ao traumatizado. 8. ed. Rio de Janeiro: Elsevier, 2017.

Síntese

Neste capítulo, verificamos os seguintes pontos:

- As principais alterações metabólicas são a acidose, a alcalose, a desidratação e os distúrbios do metabolismo da glicose. O desequilíbrio dessas funções geralmente acarreta uma sequência de reações que precisam de intervenção imediata e emergente.
- As intoxicações exógenas são caracterizadas pelo uso inadequado ou abusivo de substâncias químicas que causam efeitos adversos à saúde humana e à integridade do meio ambiente. Para o manejo imediato de tais situações, é importante que o profissional identifique o produto ingerido e a quantidade, pois são informações necessárias para o efetivo cuidado emergencial.
- A maioria dos acidentes com mordeduras ou picaduras ocorre em regiões das extremidades corporais, o que pode agravar a situação, considerando que as mordeduras nas mãos, por exemplo, têm maior probabilidade de apresentarem infecções, em virtude da circulação terminal e da anatomia, que dificultam a limpeza adequada da região do ferimento.
- As emergências geriátricas precisam ser tratadas com mais cautela, uma vez que os pacientes idosos apresentam, geralmente, comorbidades associadas que podem vir a agravar a condição.
- As causas mais comuns dos atendimentos de urgência e emergência na infância são as injúrias não intencionais envolvendo acidentes de trânsito, quedas, asfixias e queimaduras. As causas clínicas mais comuns envolvem, principalmente,

complicações do trato respiratório, como pneumonias, crises de asma, bronquite e bronquiolite, geralmente tratadas unicamente em ambiente intra-hospitalar.
- Em situações de emergências obstétricas, o profissional precisa considerar o binômio mãe-feto (ou embrião), o que significa entender que sinais vitais podem não seguir padrões semelhantes aos de adultos não gestantes.

Questões para revisão

1. A coluna da esquerda se refere aos desequilíbrios acidobásicos. A coluna da direita apresenta possíveis fatores desencadeantes de tais desequilíbrios. Assinale a alternativa que contempla a ordem correta de numeração (de cima para baixo).

DESEQUILÍBRIO ÁCIDO-BÁSICO	POSSÍVEIS FATORES DESENCADEANTES
1. Acidose respiratória	( ) Síndrome do pânico e ansiedade
2. Acidose metabólica	( ) Síndromes respiratórias agudas graves, como Covid-19 e edema pulmonar
3. Alcalose respiratória	( ) Uso excessivo de bicarbonato de sódio, vômitos em excesso
4. Alcalose metabólica	( ) Parada cardíaca provocada por excesso de exercícios físicos

a) 1 – 2 – 4 – 3.
b) 3 – 1 – 4 – 2.
c) 3 – 2 – 1 – 4.
d) 4 – 1 – 2 – 3.
e) 4 – 2 – 1 – 3.

2. A exposição do organismo à substância tóxica e sua absorção pode ocorrer de várias maneiras. Assinale a alternativa que apresenta, em ordem decrescente, a via de absorção quanto à rapidez e eficiência:
   1. Via subcutânea
   2. Via endovenosa
   3. Via respiratória
   4. Via tópica
   5. Via oral
   6. Via intramuscular
   7. Via intradérmica
   a) 2 – 3 – 1 – 6 – 7 – 5 – 4.
   b) 6 – 3 – 2 – 7 – 1 – 4 – 5.
   c) 2 – 1 – 3 – 7 – 6 – 4 – 5.
   d) 2 – 6 – 1 – 3 – 4 – 5 – 7.
   e) 6 – 2 – 1 – 4 – 7 – 5 – 3.

3. As mordeduras de animais domésticos ou selvagens representam uma parcela significativa no atendimento de urgência, portanto, trata-se de ocorrências comuns. A respeito das emergências relacionadas às mordeduras e picaduras, assinale a alternativa correta:
   a) As características clínicas de mordeduras costumam ser as mesmas, independentemente do agente causador, sendo elas: esmagamento de tecidos e tendões, lacerações profundas e sangramento intenso.
   b) A maioria dos acidentes envolvendo mordeduras ocorre em região abdominal e torácica, tendo em vista o maior espaço corporal nessas regiões.
   c) Diante de uma situação em que o paciente apresenta sangramento intenso, o profissional da saúde, em um

primeiro momento, deve lavar o ferimento com água e sabão por, aproximadamente, 5 a 10 minutos.

d) Os atendimentos envolvendo picadura por animais peçonhentos somente são realizados em ambiente intra-hospitalar, com a administração de soros e medicações.

e) Os atendimentos envolvendo mordeduras e picaduras são relativamente iguais, variando apenas quanto à intensidade da dor e à região lesionada.

4. Uma importante causa de atendimento comum em idosos em situações de emergência são as quedas. Estudos estimam que, aproximadamente, 30,3% dos idosos caíram uma vez ao ano e 13,9% sofreram quedas recorrentemente (Santos, 2020). Quais os primeiros cuidados necessários em um atendimento ao idoso vítima de queda?

5. É importante compreender e considerar as diferenças anatômicas, fisiológicas e psicológicas das crianças para promover o manejo em casos de emergências. As prioridades na avaliação e na conduta da criança são as mesmas do adulto, entretanto, essas diferenças reforçam a ideia de que a criança tem suas necessidades individuais, o que exige a adoção de uma abordagem diferenciada e condutas específicas. Quais as principais diferenças fisiológicas e anatômicas entre as crianças e adultos e de que forma essas diferenças interferem no atendimento em casos de acidentes?

Questões para reflexão

1. Suponha que você é um profissional de saúde que está em um transporte público. O dia está quente, e o ônibus, com lotação máxima. Durante o trajeto, você observa um idoso

à sua frente devidamente acompanhado pela esposa, que começa a abaná-lo. Alguns segundos depois, percebe que o idoso perde a consciência e desmaia. Você saberia como proceder diante de uma situação como essa? Qual seria sua primeira ação como profissional da saúde? Quais os cuidados necessários até que o socorro especializado chegue? Reflita sobre a situação e os questionamentos. Se necessário, retome a leitura do texto para sanar suas dúvidas.

2. Os casos clínicos relacionados aos traumas pediátricos podem estar ligados à exposição da criança à violência. São situações ocultadas pela família, mas que, geralmente, compõem estilos característicos de lesões, como queimaduras e fraturas. Diante dessa realidade, reflita sobre o papel do profissional de saúde no atendimento inicial à criança vítima de trauma em que as lesões observadas não condizem com o relato da ocorrência. Como proceder?

3. A maior causa das intoxicações por plantas e produtos domésticos decorre do desconhecimento das espécies e dos produtos tóxicos presentes em residências, quintais, praças e parques públicos. Nesse sentido, reflita sobre estratégias de educação em saúde para toda a população com vistas à prevenção de casos de envenenamento.

4. De que forma as práticas educativas poderiam ser mais efetivas para prevenção de situações de emergência por quedas em crianças e idosos? Como os profissionais de saúde podem intervir para evitar que ocorram agravos decorrentes desse tipo de acidente?

5. Atualmente, observamos um aumento na tendência de escolha das gestantes para o parto natural e domiciliar. São inúmeras as vantagens para essa escolha, tais como melhor evolução e recuperação do pós-parto e respeito ao período de nascimento da criança. Diante do exposto, reflita sobre a importância das consultas de pré-natal como instrumento para detecção precoce de casos emergenciais, tais como hipertensão e hemorragias gestacionais. Como conscientizar a população sobre a importância da prevenção em agravos para o binômio mãe-filho?

Capítulo 5
Principais emergências: parte III – queimaduras

Juliana Helena Montezeli

Conteúdos do capítulo:

- Conceito e epidemiologia das queimaduras.
- Classificação das queimaduras: etiologia, profundidade, extensão/gravidade e complexidade.
- Primeiros socorros nos diferentes tipos de queimaduras.
- Prevenção das queimaduras.
- Emergências relacionadas a extremos de temperatura ambiental.

Após o estudo deste capítulo você será capaz de:

1. compreender o conceito, a epidemiologia e as diferentes formas de classificação das queimaduras;
2. identificar como devem ser prestados os primeiros socorros às vítimas de diferentes tipos de queimaduras até a chegada do socorro especializado;
3. elencar as medidas para prevenção das queimaduras;
4. entender como devem ser prestados os primeiros socorros às vítimas de extremos de temperatura ambiental até a chegada do socorro especializado.

As queimaduras correspondem a um importante problema de saúde pública brasileira, uma vez que elas proporcionam danos ao indivíduo que vão além de questões físicas, abrangendo problemas de ordem emocional e social (Brasil, 2017).

Para entender o universo das queimaduras, é preciso ter noções básicas sobre a pele e suas funções, pois, a partir do comprometimento desse órgão, a vítima poderá ter uma série de complicações desde o momento da injúria até sua recuperação; complicações que podem, inclusive, culminar em óbito. A pele é o maior órgão do corpo humano, correspondendo a 16% do peso corporal. Ela é constituída pelas seguintes camadas: epiderme, derme e hipoderme (tecido subcutâneo), conforme podemos observar na Figura 5.1.

Figura 5.1 –Representação da pele humana e suas divisões

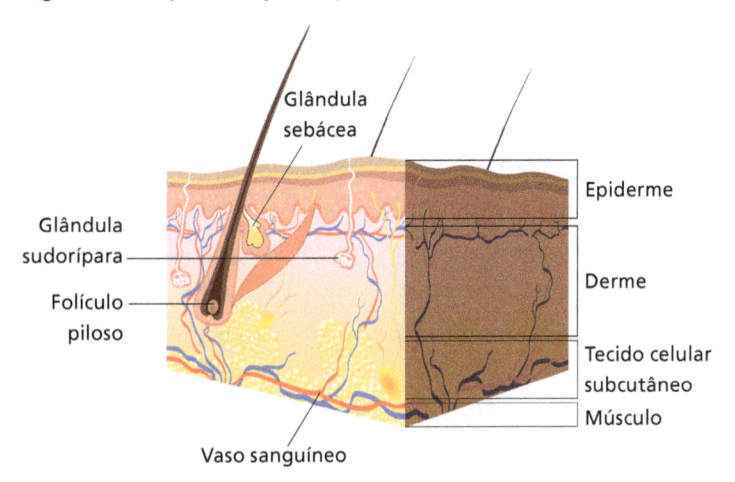

Fonte: NAEMT, 2017b, p. 408.

A **epiderme** é a camada mais externa e pode ser visualizada a olho nu. Sua principal função é de barreira, protegendo contra a entrada de patógenos e a saída excessiva de líquidos. Nela se encontram os melanócitos, responsáveis pela cor da pele. A **derme** é uma camada intermediária formada por fibras de colágeno, vasos sanguíneos e rica em terminações nervosas. Nela se encontram os folículos pilosos, os nervos sensitivos, as glândulas sebáceas e as glândulas sudoríparas. Por fim, a camada mais interna chama-se *hipoderme* e é rica em gordura. Ela mantém a temperatura do corpo e acumula energia para outras funções biológicas (SBD, 2021).

A pele tem várias funções essenciais para a sobrevivência do ser humano, destacando-se as seguintes:

a) **função excretora**: a secreção das glândulas sudoríparas e sebáceas proporciona a saída de toxinas e dos resíduos do metabolismo;
b) **função protetora**: protege o organismo contra a penetração de microrganismos e outras substâncias indesejadas, além de proteger os órgãos internos contra traumatismos, pois é resistente, elástica e densa, e proteger, ainda, contra os raios solares (ultravioletas);
c) **função de relação**: diz respeito a sensações como dor, tato, pressão, entre outras, a partir de receptores sensoriais que são transmitidos ao sistema nervoso central;
d) **função termorreguladora**: por meio de diversos mecanismos, busca estabilizar a temperatura corporal;
e) **função metabólica**: síntese de vitamina D e reservatório energético (localizado na hipoderme).

Queimaduras que acometem grande superfície da pele fazem com que o indivíduo tenha todas essas funções comprometidas, com destaque para a perda excessiva de líquidos e de calor pelo corpo, além de infecções severas (Brasil, 2017).

Sabendo disso, imagine que, em um domingo, você está em uma confraternização com amigos e familiares e, ao acender a churrasqueira com álcool, algo dá errado e seu pai sofre uma queimadura. Você saberia como proceder em uma situação como essa? O que fazer primeiro? Quais cuidados devem ser providenciados até que haja um atendimento por profissionais devidamente treinados?

Pode parecer algo muito raro, mas é mais comum do que a maioria da população pensa. Grande parcela das queimaduras acontece em ambiente doméstico e, mesmo com o amplo acesso à informação proporcionado pelos meios eletrônicos na atualidade, o conhecimento do público leigo sobre os primeiros socorros permanece escasso, o que pode comprometer a recuperação da vítima (Antoniolli et al., 2014). Diante desse cenário, abordaremos, neste capítulo, conceitos básicos sobre as queimaduras e os principais cuidados que devem ser prestados às vítimas até que o tratamento definitivo possa ser instituído.

5.1 Conceito e epidemiologia das queimaduras

As *queimaduras* são definidas como lesões dos tecidos orgânicos causadas por exposição térmica, a radiações, a produtos químicos ou ao excesso de frio. Esses agentes são capazes de produzir calor ou frio excessivos que danificam os tecidos corporais e acarretam a morte celular (Brasil, 2012).

A fisiopatologia das queimaduras é complexa. Se você é profissional da saúde, recomendamos um aprofundamento no entendimento fisiopatológico dessa injúria por meio da leitura indicada na seção "Para saber mais" deste capítulo, de modo a instituir uma assistência mais apropriada. Para fins da prestação de primeiros socorros, é importante compreender que a grandeza da resposta fisiopatológica das queimaduras é proporcional à sua extensão e envolve uma variedade de alterações eletrolíticas e metabólicas, além de perturbações funcionais em vários sistemas do corpo. Nas áreas queimadas, há um aumento da permeabilidade vascular, ocasionada por lesão endotelial direta ou por liberação de substâncias vasoativas, com extravasamento de plasma para o espaço intersticial (edema) (Lucena; Vasconcelos; Campos, 2016).

Trata-se de um acometimento democrático, que afeta todas as faixas etárias e níveis socioeconômicos. As principais vítimas de acidentes relacionados à causa térmica são menores de 15 anos e idosos, e dois terços desses acidentes ocorrem no próprio domicílio, comumente atingindo adultos e jovens do sexo masculino (Secundo; Silva; Feliszyn, 2019).

A epidemiologia desse trauma apresenta variações em diferentes partes do mundo, com evidências que indicam que ele está relacionado às práticas culturais, às crises sociais e circunstâncias individuais, com maior prevalência em pacientes com menos condições socioeconômicas (Lima Júnior; Serra, 2008).

Sabe-se que há uma subnotificação dos casos de queimaduras no país. Estima-se que aconteçam cerca de 1 milhão desses incidentes anualmente, com 100 mil pacientes buscando assistência hospitalar, dos quais, 2.500 acabam morrendo em virtude das lesões ou de suas complicações, principalmente as infecções (Brasil, 2017).

No decorrer do tempo, vários avanços no tratamento de queimados têm sido observados, o que tem melhorado a qualidade de vida dessas vítimas. Contudo, as complicações infecciosas seguem como importante obstáculo. Ciente disso, o Ministério da Saúde criou, no âmbito do Sistema Único de Saúde (SUS), mecanismos para a implantação e a organização da Rede Estadual de Assistência a Queimados. O objetivo é organizar a assistência e garantir o acesso dos pacientes com queimaduras aos diversos níveis de assistência, com equipe multidisciplinar e multiprofissional habilitadas, em locais com área física adequada e suporte de serviços auxiliares de diagnóstico e terapia que propiciem intervenções de alta complexidade (Brasil, 2017).

Compõe a Rede Estadual de Assistência a Queimados, o Centro de Referência na Assistência a Queimados – Alta Complexidade, com estabelecimento habilitado pelo Ministério da Saúde, que segue uma série exigências, definidas na Portaria n. 1.273, de 21 de novembro de 2000 (Brasil, 2000a), sendo credenciado para a realização de intervenções complexas no tratamento de queimaduras. O Centro de Referência na Assistência a Queimados – Alta Complexidade é uma unidade hospitalar que conta com ambulatório, pronto-socorro, sala cirúrgica e leitos de enfermaria e Unidade de Terapia Intensiva (UTI), exclusivos para atendimento a pacientes vítimas de queimaduras (Brasil, 2000a).

No entanto, mesmo com toda essa estrutura organizativa, grande parte do sucesso na recuperação de uma vítima de queimadura depende de um atendimento inicial realizado adequadamente, daí a importância de instituir rapidamente os primeiros socorros de modo efetivo e eficaz.

5.2 Classificação das queimaduras

As queimaduras podem ser classificadas de acordo com: etiologia, profundidade, superfície corporal queimada, complexidade e gravidade.

5.2.1 Etiologia das queimaduras

As queimaduras podem ser ocasionadas por diferentes agentes. Nesta seção, analisaremos os agentes físicos, químicos e biológicos.

Agentes físicos

As queimaduras ocasionadas por agentes físicos compreendem aquelas de origem térmica, elétrica e por radiação (SBCP, 2008; Lucena; Vasconcelos; Campos, 2016). As **queimaduras térmicas** originam-se por exposição a líquidos quentes, gordura quente, ferro quente (contato direto), vapor ou por meio do fogo (chama direta). Os líquidos superaquecidos são a causa mais comum de queimaduras em idosos e crianças, cuja exposição ocorre, principalmente, no ambiente domiciliar. Provocam as queimaduras mais conhecidas como *escaldaduras*, resultantes do derramamento do líquido superaquecido sobre a pele. A chama direta é provocada, principalmente, por líquidos inflamáveis, e a lesão causada por ela tende a ser mais extensa e de diferentes profundidades.

Queimaduras por contato direto ocorrem nos casos em que a vítima tem contato direto e prolongado com a superfície quente, ou que se expõe por um período curto de tempo, mas a área aquecida se encontra em temperatura muito elevada. O atrito ou fricção em determinadas superfícies, como o asfalto, pode levar a esse tipo de queimadura.

As **queimaduras por eletricidade** podem ser por corrente de baixa voltagem (eletrodomésticos), alta tensão ou raio. Elas envolvem a exposição à corrente elétrica, que percorre o corpo de um ponto a outro e origina vários pontos de entrada e de saída, o que agrava as lesões. A intensidade da lesão provocada nos tecidos dependerá da voltagem, da amperagem, do tipo de corrente, da resistência do tecido exposto e da duração do contato, podendo gerar, inclusive, amputação das extremidades do corpo. A corrente elétrica, ao passar pelos tecidos, é convertida em calos, e os danos são de difícil avaliação, pois dependem da profundidade da destruição celular. A corrente de alta tensão ocasiona danos mais severos, contudo, as voltagens mais baixas como as das residências também podem causar lesões fatais. As lesões locais nas queimaduras elétricas nem sempre são significativas, mas sua principal complicação é a parada cardíaca, principalmente nos casos em que a corrente passa através do tórax (Santos et al., 2005; Vale, 2005; Lima Júnior; Serra, 2008; NAEMT, 2017b).

As lesões térmicas produzidas pela passagem da eletricidade podem causar danos vasculares e musculares semelhantes aos provocados por lesões por esmagamento. Podem ser, conforme Barbieri (2002):

- **tipo I**: danos ao longo de caminho condutor, incluindo dano vascular e trombose;
- **tipo II**: danos decorrentes de arco de corrente elétrica de uma fonte de alta tensão, geralmente com um ferimento incisivo pequeno e um ferimento de saída maior;
- **tipo III**: uma combinação dos tipos I e II, acompanhada de queimadura superficial pela incandescência das roupas.

Várias outras lesões podem ocorrer no indivíduo que sofre choque elétrico, como mostra a Figura 5.2.

Figura 5.2 – Possíveis efeitos das queimaduras elétricas no corpo

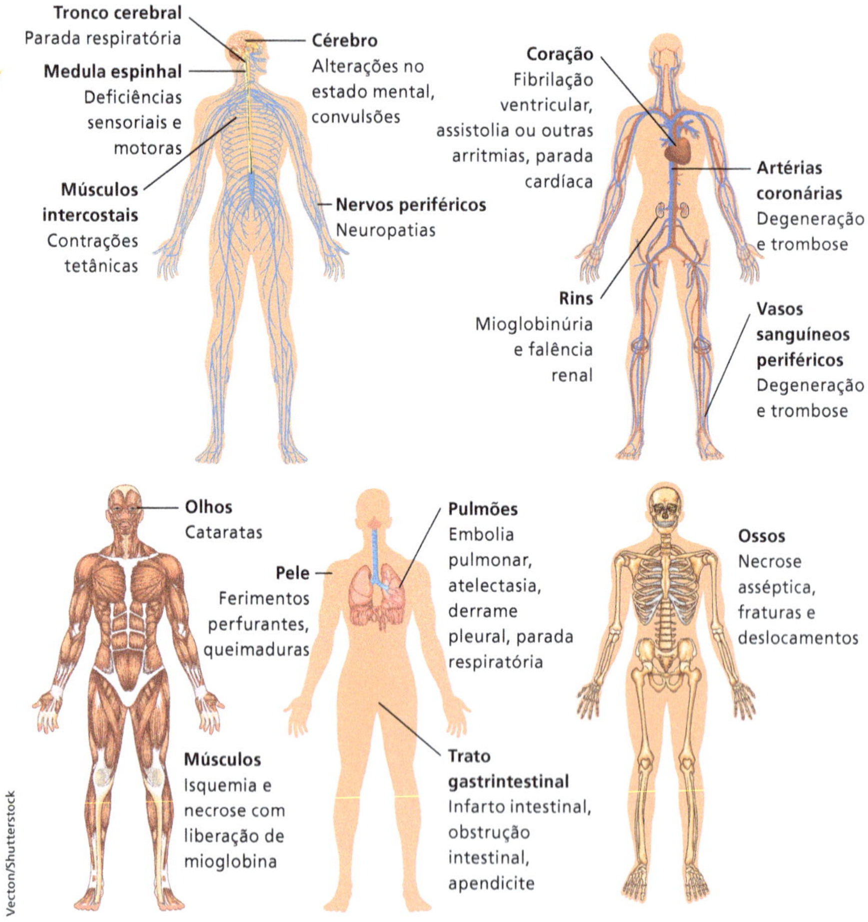

Tronco cerebral
Parada respiratória

Medula espinhal
Deficiências sensoriais e motoras

Músculos intercostais
Contrações tetânicas

Cérebro
Alterações no estado mental, convulsões

Nervos periféricos
Neuropatias

Coração
Fibrilação ventricular, assistolia ou outras arritmias, parada cardíaca

Rins
Mioglobinúria e falência renal

Artérias coronárias
Degeneração e trombose

Vasos sanguíneos periféricos
Degeneração e trombose

Olhos
Cataratas

Pele
Ferimentos perfurantes, queimaduras

Músculos
Isquemia e necrose com liberação de mioglobina

Pulmões
Embolia pulmonar, atelectasia, derrame pleural, parada respiratória

Trato gastrintestinal
Infarto intestinal, obstrução intestinal, apendicite

Ossos
Necrose asséptica, fraturas e deslocamentos

Vecton/Shutterstock

Fonte: Barbieri, 2002, p. 126.

Queimaduras por radiação resultam da exposição à luz solar ou fontes nucleares. Incluem-se radiação eletromagnética, raios X (RX), raios gama e radiação gama e particulada e a lesão tecidual resulta da absorção da radiação.

Agentes químicos

As queimaduras por agentes químicos podem ser produzidas por substâncias químicas industriais, produtos de uso doméstico, como solventes, soda cáustica, alvejantes ou qualquer ácido ou álcalis. Incluem ácidos, bases, compostos orgânicos ou inorgânicos. Sua extensão e intensidade dependem da natureza, da concentração, da duração do contato e do mecanismo de ação da substância química (SBCP, 2008; Lucena; Vasconcelos; Campos, 2016).

Agentes biológicos

As queimaduras por agentes biológicos acontecem a partir do contado com seres vivos, como, por exemplo, taturanas, água viva, urtiga etc. (SBCP, 2008; Lucena; Vasconcelos; Campos, 2016).

5.2.2 Profundidade das queimaduras

Quanto à profundidade, as queimaduras classificam-se de acordo com as camadas da pele acometidas, podendo ser de primeiro, segundo ou terceiro graus (Lima Júnior; Serra, 2008).

Queimaduras de primeiro grau

As queimaduras de primeiro grau atingem a camada mais externa da pele, a epiderme, e não provocam alterações hemodinâmicas ou clínicas significativas, pois esse tecido não tem vascularização. Causam dor, eritema local (mas com palidez na pele quando se toca) e, às vezes, um leve edema, com possível descamação em sua evolução, mas sem a formação de flictenas (bolhas). As estruturas responsáveis pela reepitelização e terminações nervosas livres são preservadas, culminando em uma cicatrização total de modo a não deixar cicatriz em poucos dias. Boa parte das queimaduras causadas pelo sol são consideradas queimaduras de primeiro grau (Roth; Hughes, 2006; Lima Júnior; Serra, 2008).

Queimaduras de segundo grau

As queimaduras de segundo grau podem ser superficiais ou profundas. As queimaduras de segundo grau superficiais são as que envolvem a epiderme e a porção mais superficial da derme. A maioria dos anexos dérmicos (cabelos e glândulas) é preservada. Os sintomas são os mesmos da queimadura de primeiro grau, incluindo o aparecimento de flictenas e uma aparência úmida da lesão. A cicatrização é mais demorada, podendo levar até três semanas, e não costuma deixar cicatriz (Roth; Hughes, 2006).

Já as queimaduras de segundo grau profundas são aquelas que acometem toda a derme, sendo semelhantes às queimaduras de terceiro grau. Como há risco de destruição das terminações nervosas da pele, esse tipo de queimadura é considerado bem mais grave e é mais dolorosa que a de primeiro grau. As glândulas sudoríparas e os folículos capilares também podem ser destruídos, fazendo com a pele fique seca e perca seus pelos. A cicatrização demora mais do que três semanas e costuma deixar cicatrizes; não raro, necessitarão de procedimentos cirúrgicos durante a recuperação (Roth; Hughes, 2006).

Queimaduras de terceiro grau

As queimaduras de terceiro grau são mais graves, porque podem atingir não somente a pele, mas também músculos e ossos. Suas lesões são de grande gravidade, e a cura é obtida somente por meio de enxertos e cirurgia. Essas queimaduras não são dolorosas, contudo, um paciente pode experimentar uma quantidade significante de dor proveniente das áreas adjacentes que sofreram queimaduras de espessura parcial completa. As lesões têm aspecto céreo (semelhante à cera), como uma escara dura, seca e rígida, aparentando couro; a cor pode variar de negro e vermelho vivo a branco, essa última indica isquemia total da área. Às vezes, é aparente a trombose dos vasos sanguíneos superficiais, e não se observa branqueamento do tecido à pressão; outras vezes, a cor vermelho vivo do tecido se deve à fixação de hemoglobina liberada nas hemácias destruídas, ou apresentam transparência dos vasos sanguíneos esclerosados. Essas lesões não reepitelizam, havendo perda dos anexos epidérmicos, das terminações nervosas epidérmicas e dérmicas e causando desconforto estético e perda funcional (Roth; Hughes, 2006; Lima Júnior; Serra, 2008).

O Quadro 5.1 sintetiza as características das queimaduras em cada grau de acometimento dos tecidos corporais.

Quadro 5.1 – Características das queimaduras em cada grau de acometimento tissular

Profundidade	Estruturas afetadas	Características
1º grau	Epiderme	- Dor - Eritema local - Palidez ao toque - Leve edema

(continua)

(Quadro 5.1 – conclusão)

Profundidade	Estruturas afetadas	Características
2° grau superficial	Epiderme + porção superficial da derme	<ul><li>Dor intensa</li><li>Eritema</li><li>Edema</li><li>Palidez ao toque</li><li>Flictenas</li><li>Aparência úmida</li></ul>
2° grau profundo	Epiderme + derme na sua totalidade + anexos dérmicos	<ul><li>Dor intensa</li><li>Edema acentuado</li><li>Flictenas (geralmente rompidas)</li><li>Esbranquiçada</li></ul>
3° grau	Epiderme + derme + tecido subcutâneo Pode atingir músculos e ossos	<ul><li>Indolor</li><li>Aspecto céreo, como uma escara dura</li><li>Seca e rígida, como se fosse couro</li><li>Cor pode variar de negro e vermelho vivo a branco (isquemia total da área)</li></ul>

5.2.3 Extensão e gravidade das queimaduras

É importante que as vítimas de queimaduras sejam classificadas em pequenos queimados (vítimas de pequena gravidade), médios queimados (vítimas de média gravidade) ou grandes queimados (vítimas de grande gravidade), para que possam ser definidos o fluxo de atendimento no sistema de saúde e a melhor terapêutica para sua recuperação. Para tal, estimar o percentual de superfície corporal queimada (SCQ) é fundamental. Apresentamos, aqui, três métodos para esse cálculo: 1) a regra da palma da mão; 2) a regra dos nove (regra de Wallace); 3) a tabela de Lund-Browder.

A **regra da palma da mão** é a forma mais rudimentar e menos precisa de se estimar a SCQ. Considera-se a superfície palmar da vítima (incluindo os dedos) como 1% de sua superfície corporal total (na realidade, é de 0,85%). Assim pode ser estimada a extensão de uma queimadura, calculando-se o "número de palmas". Ela deve ser utilizada apenas em último caso e por leigos. É importante ressaltar que a superfície apenas da palma da mão da vítima, sem contar a área palmar dos dedos, pode ser considerada como 0,5% da superfície total do corpo (Roth; Hughes, 2006).

A **regra dos nove (regra de Wallace)** é indicada em atendimentos pré-hospitalares, incluindo os primeiros socorros. Em seu uso, é atribuído, a cada segmento corporal, o valor nove ou múltiplo dele, com pequenas modificações em crianças (Roth; Hughes, 2006; Lima Júnior; Serra, 2008; NAEMT, 2017b), como pode ser conferido na Figura 5.3.

Figura 5.3 – Regra dos nove para estimativa da superfície corporal queimada

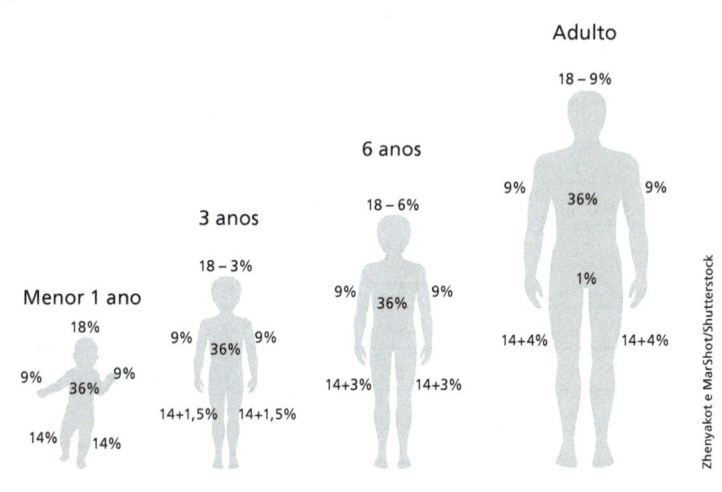

Adulto
18 – 9%
9% 36% 9%
1%
14+4% 14+4%

6 anos
18 – 6%
9% 36% 9%
14+3% 14+3%

3 anos
18 – 3%
9% 36% 9%
14+1,5% 14+1,5%

Menor 1 ano
18%
9% 36% 9%
9% 36% 9%
14% 14%

Fonte: SBCP, 2008, p. 5.

A maneira mais fidedigna para calcular a SCQ é por meio da tabela de Lund-Browder (Quadro 5.2). Ela foi proposta em 1944 e leva em conta as alterações corporais nas diferentes faixas etárias da criança, proporcionado uma estimativa mais adequada e, consequentemente, subsidiando cuidados pediátricos mais específicos. Quanto mais preciso for o cálculo da SCQ, mais adequada poderá ser a reanimação volêmica da vítima no tratamento definitivo (Lund; Browder, 1944; Lima Júnior; Serra, 2008; NAEMT, 2017b).

Quadro 5.2 – Tabela Lund-Browder para estimativa da superfície corporal queimada

Região corporal	Idade (anos)					
	0	1	5	10	15	> 15
Cabeça	19	17	13	11	9	7
Pescoço	2	2	2	2	2	2
Tronco anterior	13	13	13	13	13	13
Tronco posterior	13	13	13	13	13	13
Nádegas	2,5	2,5	2,5	2,5	2,5	2,5
Genitais	1	1	1	1	1	1
Braço	4	4	4	4	4	4
Antebraço	3	3	3	3	3	3
Mão	2,5	2,5	2,5	2,5	2,5	2,5
Coxa	5,5	6,5	8	8,5	9	9,5
Perna	5	5	5,5	6	6,5	7
Pé	3,5	3,5	3,5	3,5	3,5	3,5

Fonte: Lund; Browder, citados por NAEMT, 2017b.

A tabela de Lund-Browder pode ser adaptada e estilizada em formato de diferentes tipos de diagrama para facilitar o preenchimento e a visualização pelas equipes de saúde, como exemplificado na Figura 5.4.

Figura 5.4 – Exemplo de diagrama estilizado da tabela de Lund-Browder para cálculo de SCQ

Região %	
Cabeça	
Pescoço	
Anterior Tronco	
Posterior Tronco	
Braço direito	
Braço esquerdo	
Glúteos	
Genitália	
Perna direita	
Perna esquerda	
Queimadura total	

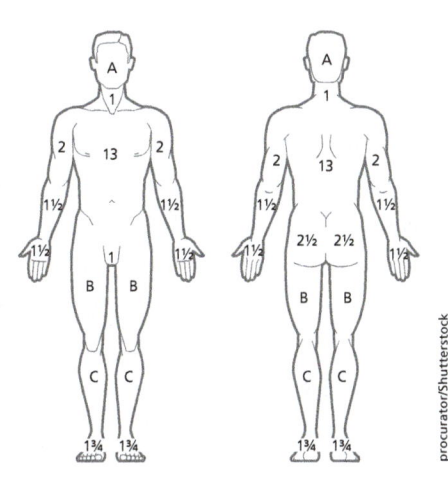

Percentuais relativos da área de superfície corporal afetada pelo crescimento

Idade (anos)	A (½ da cabeça)	B (½ de uma coxa)	C (½ de uma perna)
0	9 ½	2 ½	2 ½
1	8 ½	3 ½	2 ½
5	6 ½	4	2 ½
10	5 ½	4 ½	3
15	4 ½	4 ½	3 ½
Adulto	3 ½	4 ½	3

Fonte: NAEMT, 2017b, p. 414, grifo do original.

Sabendo dessas possibilidades para estimar a SQC, enfatiza-se que é importante informar qual dos métodos foi utilizado, seja na prestação dos primeiros socorros, seja no tratamento em serviço especializado. Se você é profissional de saúde, recomendamos compreender como deve ser realizada a reposição volêmica inicial na vítima queimada por meio da leitura indicada na seção "Para saber mais" deste capítulo, pois o sucesso de outras fases do tratamento do grande queimado depende sobremaneira de uma adequada reanimação volêmica.

A partir do conhecimento da SCQ, é possível proceder à classificação da vítima em pequeno, médio ou grande queimado. Para tal, o Ministério da Saúde normatizou, por meio da Portaria n. 1.274, de 22 de novembro de 2000 (Brasil, 2000b), essa classificação, como exposta no Quadro 5.3.

Quadro 5.3 – Classificação da extensão e gravidade das queimaduras

Pequeno queimado ou de pequena gravidade	• Queimaduras de 1° e 2° graus com até 10% da área corporal atingida.
Médio queimado ou de média gravidade	• Queimaduras de 1° e 2° graus, com área corporal atingida entre 10% e 25%. • Queimaduras de 3° grau com até 10% da área corporal atingida. • Queimadura de mão e/ou pé.
Grande queimado ou de grande gravidade	• Queimaduras de 1° e 2° graus, com área corporal atingida maior do que 26%. • Queimaduras de 3° grau com mais de 10% da área corporal atingida. • Queimadura de períneo.

Fonte: Elaborado com base em Brasil, 2000b.

Será igualmente considerado grande queimado o paciente que for vítima de queimadura de qualquer extensão que apresente uma ou mais das seguintes situações: lesão inalatória; politrauma; trauma craniano; trauma elétrico; choque; insuficiência renal; insuficiência cardíaca; insuficiência hepática; distúrbios de hemostasia; embolia pulmonar; infarto agudo do miocárdio; quadros infecciosos graves decorrentes ou não da queimadura; síndrome compartimental; doenças consuptivas (doenças que geram perda de peso involuntária) (Brasil, 2000b).

Para fins de internação da vítima queimada, o Conselho Federal de Medicina (CFM, 2012) complementa a classificação do Ministério da Saúde e determina como critérios para encaminhamento adequado da vítima ao centro de referência de queimados:

- queimaduras de 2° grau em áreas maiores que 20% de SCQ em adultos;
- queimaduras de 2° grau maiores de 10% de SCQ em crianças ou pessoas acima de 50 anos;
- queimaduras 3° grau em qualquer extensão;
- lesões em face, olho, períneo, mão, pé e grande articulação;
- queimadura elétrica;
- queimadura química;
- lesão inalatória ou lesão circunferencial de tórax ou de membros;
- doenças associadas, autoextermínio, politrauma, maus tratos ou situações sociais adversas.

5.2.4 Complexidade das queimaduras

Classificar as queimaduras quanto à sua complexidade é um meio complementar que pode contribuir no processo decisório para encaminhamento a um centro de tratamento especializado, pois toda queimadura considerada complexa necessitará, obrigatoriamente, de uma equipe multiprofissional especializada na abordagem de tal clientela. De acordo com Santos et al. (2005), as queimaduras complexas são as localizadas nas seguintes regiões:

- **mãos e pés**: podem causar severas retrações após cicatrização, causando incapacidades permanentes no paciente;
- **face**: geralmente estão associadas a queimaduras de vias aéreas, inalação de fumaça, intoxicação por monóxido de carbono e desfiguração;
- **olhos**: podem causar perda da visão;
- **períneo**: o tratamento é difícil em virtude da alta possibilidade de infecções;
- **queimaduras circunferenciais**: qualquer região queimada profundamente de modo circunferencial pode causar graves complicações; no pescoço, pode impedir a respiração; no tórax, restrição da expansão pulmonar; nas extremidades, obstrução da circulação e isquemia do membro.

Complementando, queimaduras em áreas especiais (nobres), como as assinaladas na Figura 5.5, também requerem tratamento em centros de referência ao atendimento a queimados.

Figura 5.5 – Áreas especiais nas vítimas de queimaduras

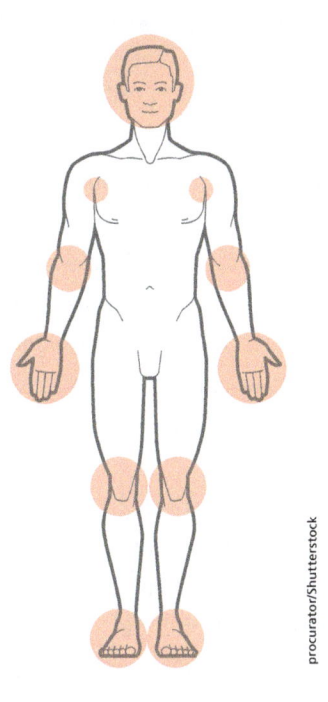

Fonte: Lima Júnior; Serra, 2008, p. 49.

5.3 Primeiros socorros nos diferentes tipos de queimaduras

Os cuidados iniciais prestados adequadamente ao queimado são determinantes para o êxito final do tratamento, constituindo importante contribuição para a diminuição da morbidade e mortalidade dessa clientela (Vale, 2005).

Contudo, antes de prestar os primeiros socorros a uma pessoa, qualquer que seja a situação de emergência, é importante obedecer à seguinte premissa: **não se tornar mais uma vítima!** Assim, o socorrista deve prezar pela própria segurança em primeiro lugar. É o chamado *controle da cena*, em que o socorrista deve avaliar o ambiente do evento de modo a não se expor a situações que possam representar risco à sua própria vida (Santos et al., 2005; Lima Júnior; Serra, 2008).

Vale ressaltar que, independentemente da etiologia da queimadura, o primeiro passo para o atendimento da vítima sempre será interromper o processo da lesão (NAEMT, 2017b). Outro ponto fundamental é que o serviço de atendimento pré-hospitalar seja acionado rapidamente. Assim, se possível, enquanto alguém presta os primeiros cuidados, outra pessoa deve providenciar o chamado.

Se você é um socorrista treinado ou profissional da área da saúde, é relevante lembrar que a vítima de queimadura deve ser abordada como uma vítima de trauma, obedecendo às suas especificidades e às informações coletadas durante o histórico da injúria. Assim, o atendimento inicial deve seguir protocolos de atendimento ao politraumatizado. Aconselhamos, portanto, que você aprofunde seus estudos com a leitura recomendada na seção "Para saber mais" deste capítulo.

5.3.1 Primeiros socorros nas queimaduras por agentes físicos

Nesta seção, abordaremos algumas especificidades no atendimento inicial à vítima, de acordo com as diferentes etiologias de queimadura.

Queimaduras térmicas

Inserimos, aqui, os cuidados às pessoas vitimadas por líquidos superaquecidos, chama direta ou por contato direto.

Para iniciar os primeiros socorros, o socorrista deve, inicialmente, realizar o controle da cena, prezando pela sua segurança. Na sequência, deve extinguir a fonte de calor, eliminando o contato da vítima com líquidos superaquecidos ou com objetos/superfícies quentes. No caso da presença de chamas, há uma tendência de que a vítima saia correndo quando se percebe envolta pelo fogo – e isso pode aumentar ainda mais o fogo; é importante que as chamas sejam abafadas, deitando a pessoa no chão, fazendo com que ela role de um lado para outro e cobrindo-a com uma coberta ou algo similar. Para esse abafamento, nunca utilizar artefato de tecido sintético, pois pode ativar ainda mais as chamas e aderir à pele do indivíduo. O processo de abafamento deve começar na cabeça e seguir em direção aos pés, objetivando que a vítima inale a menor quantidade possível de fumaça (Santos et al., 2005; Vale, 2005; Lima Júnior; Serra, 2008).

O próximo passo é resfriar a lesão com água em temperatura ambiente. Nos casos de queimaduras menores e localizadas, pode-se manter a região sob água corrente. Quando se trata de queimaduras extensas, a exposição prolongada à água pode fazer com que a vítima perca calor e desenvolva hipotermia, sendo desaconselhável esse processo. Nunca utilizar água gelada (risco de hipotermia) ou outros produtos refrescantes, como creme dental ou hidratantes. Além de promover a limpeza da ferida, removendo possíveis agentes nocivos, a água em temperatura ambiente é capaz de interromper a progressão do calor, limitando o aprofundamento da lesão e, se isso for realizado precocemente, pode aliviar a dor e reduzir o edema (Santos et al., 2005; Vale, 2005; Lima Júnior; Serra, 2008).

É essencial remover roupas e adornos que não estejam aderidos à vítima. O indivíduo queimado tende a edemaciar rapidamente, e esses artefatos podem gerar interrupção do fluxo sanguíneo. Além disso, adornos de metal podem preservar o calor agravar a queimadura (Santos et al., 2005; Vale, 2005; Lima Júnior; Serra, 2008).

Também são cuidados importantes: não romper flictenas (bolhas), não aplicar absolutamente nada nas lesões (nenhum tipo de pomada, óleo ou qualquer outra substância!), não tocar nas lesões, evitando infecções e cobrir a área acometida com tecido seco estéril (de preferência) ou limpo, que não seja sintético, para evitar a adesão à lesão. Em grandes queimados, cobrir a vítima com lençol seco limpo e aquecê-lo com cobertores para evitar a hipotermia (Santos et al., 2005; Vale, 2005; Lima Júnior; Serra, 2008).

Deve-se dar uma atenção especial aos casos em que haja possibilidade de inalação de fumaça e/ou queimaduras de vias aéreas. Essas lesões necessitam que o atendimento médico seja rápido, pois podem ocasionar edema e consequente obstrução da passagem do ar pelas vias respiratórias, impossibilitando que a vítima respire. Suspeitar de queimadura de vias aéreas nos casos de (Santos et al., 2005):

- queimadura de face;
- sobrancelhas queimadas;
- pelos nasais queimados;
- queimaduras na boca;
- escarro carbonáceo (negro);
- lábios edemaciados;

- voz rouca;
- estridor (ruído agudo semelhante a uma foca);
- queimaduras que aconteceram em locais confinados.

Quando se trata de incêndio em local confinado, pode haver intoxicação da vítima por monóxido de carbono (CO), um gás inodoro e incolor presente na fumaça, produto da combustão de uma série de materiais. Ele se liga à hemoglobina e impede o transporte de oxigênio pelo sangue. Nesses casos, o socorro precisa ser rápido para que possa ser administrado oxigênio à vítima. Um cuidado imprescindível é que ela seja levada a um ambiente arejado e, caso o quadro clínico piore, se necessário, devem ser instituídas manobras de reanimação cardiopulmonar (Santos et al., 2005). O Quadro 5.4 especifica a sintomatologia da intoxicação por CO em seus diferentes graus.

Quadro 5.4 – Sintomatologia da intoxicação por CO em seus diferentes graus

Grau	Quadro clínico
Intoxicação leve	- Dor de cabeça pulsátil - Falta de ar (dispneia) aos esforços
Intoxicação moderada	- Dor de cabeça - Irritabilidade - Tonturas - Visão diminuída - Dispneia em repouso
Intoxicação severa	- Confusão mental ou inconsciência - Convulsões - Ausência de respiração (apneia) - Parada cardiorrespiratória

Fonte: Santos et al., 2005, p. 245.

Queimaduras por eletricidade

Nas queimaduras elétricas, deve sempre ser lembrado o risco de parada cardiorrespiratória, pois há possibilidade de arritmias cardíacas geradas com a passagem da eletricidade pelo coração. Assim, é possível que os primeiros socorros à vítima possam incluir a necessidade de reanimação cardiopulmonar (Vale, 2005). Os cuidados iniciais nesses casos são (Santos et al., 2005; Vale, 2005; Lima Júnior; Serra, 2008; NAEMT, 2017b):

- realizar o controle da cena, prezando pela própria segurança;
- desligar a fonte de energia antes de tocar na vítima – caso a pessoa que estiver realizando o atendimento inicial não tenha treinamento para isso, aguardar pessoal especializado;
- não tentar manipular alta voltagem com pedaços de madeira ou luvas de borracha, pois qualquer substância pode transformar-se em condutor de eletricidade;
- interromper o contato entre a vítima e a fonte de eletricidade de maneira segura ao socorrista é a prioridade;
- em casos de inconsciência, verificar pulso carotídeo rapidamente e, estando ausente, proceder às manobras de reanimação cardiopulmonar, seguindo as recomendações especificadas no capítulo deste livro sobre tal temática;
- as lesões visíveis devem ser cobertas com pano limpo e seco para posterior tratamento em serviço especializado;
- não oferecer líquidos ou alimentos à vítima, pois, chegando ao hospital, é possível que algum procedimento invasivo com anestesia seja necessário.

Nem sempre haverá grandes lesões externas nesse tipo de vítima. Geralmente, há um ponto de entrada e um de saída da corrente elétrica e as lesões costumam ser nas estruturas internas do corpo, pelo trajeto que a eletricidade percorreu. Se a pessoa que estiver realizando o atendimento inicial for um socorrista treinado, pode antecipar a existência de lesões maiores do que as visíveis e, ao examinar o indivíduo, procurar lesões associadas (NAEMT, 2017b).

As roupas do acidentado podem incendiar-se e causar queimaduras adicionais da pele. A passagem da corrente através dos músculos pode gerar violenta contração muscular com fraturas e luxações. Pode haver lesão muscular e de nervos. Devem ser considerados os mesmos cuidados nos casos de vítimas de arco voltaico (faísca), que são aquelas queimaduras decorrentes da passagem da corrente elétrica entre dois pontos de contato próximos à pessoa, pois a pele pode ser exposta a altas temperaturas (NAEMT, 2017b).

Queimaduras por radiação

A grande maioria das queimaduras por radiação ocorre por exposição ao sol, o que geralmente ocasiona lesões de primeiro grau. Nesses casos, os cuidados principais são uma adequada hidratação da vítima e a observação da área afetada, visto que, em poucos dias, há a tendência de a região cicatrizar espontaneamente.

Se a exposição solar for mais agressiva a ponto de gerar lesões bolhosas (queimaduras de segundo grau), o socorrista deve proceder como descrito no atendimento às queimaduras térmicas. Ainda, se a vítima apresentar outros sinais clínicos, como alteração de nível de consciência, vômitos, convulsões etc., um serviço médico deve ser procurado, uma vez que pode haver outras complicações associadas à exposição, além das lesões cutâneas propriamente ditas (Santos et al., 2005; Lima Júnior; Serra, 2008; NAEMT, 2017b).

Se as fontes radioativas forem outras, o atendimento não deve ser realizado por leigos, mas sim por equipes especializadas para lidar com esses tipos de substâncias. As primeiras medidas são: proteção do público, limitar a propagação do dano, monitorar, determinar e eliminar as fontes radioativas e, posteriormente, de modo concomitante, realizar o atendimento aos indivíduos expostos. Os profissionais que atenderem esses pacientes devem estar com material e medidas apropriadas para tal. Nesses casos, é importante saber que a segurança do socorrista está em risco se houver exposição a substâncias radioativas (Santos et al., 2005; Lima Júnior; Serra, 2008; NAEMT, 2017b).

5.4 Primeiros socorros nas queimaduras por agentes químicos

São inúmeras as substâncias químicas que podem causar queimaduras, e algumas delas podem ser voláteis, gerando lesão por inalação ou, até mesmo, envenenamento. Portanto, é importante, sempre que possível, saber com qual substância o prestador de socorro está lidando e obedecer a um rigoroso controle da cena para não se tornar mais uma vítima. É também relevante guardar a embalagem do produto para que a equipe de atendimento especializada possa levar ao hospital, pois isso pode guiar um tratamento mais preciso (Santos et al., 2005). Preferencialmente, não manipular a vítima sem luvas, aventais e óculos de proteção (NAEMT, 2017b).

As queimaduras químicas podem ser causadas por ácidos ou bases (álcalis). As substâncias ácidas resultam em necrose coagulativa, gerando forte produção de ulceração subjacente; já as alcalinas penetram na pele e nela podem permanecer ativas por longo período, levando à necrose tecidual profunda (Barbieri, 2002).

Para prestar os primeiros socorros nessas ocorrências, destacamos que, se a substância química for líquida, será necessário lavar abundantemente a região com água corrente, pois o produto continua a reagir enquanto não for totalmente removido. A lavagem deve começar imediatamente após o contato. A melhor lavagem é aquela realizada com o acidentado debaixo de um chuveiro. Pode também ser feita com uma mangueira, mas, nesse caso, usar o bom senso, pois um forte jato de água contra um tecido já lesado pode piorá-lo. Assim, o fluxo de água corrente deve ser abundante, mas não muito forte (Barbieri, 2002; Santos et al., 2005; NAEMT, 2017b).

É necessário remover totalmente as roupas que estejam embebidas pela substância, sem interromper a lavagem. Não se deve tentar neutralizar a substância com qualquer outro produto, pois isso pode gerar reações com produção de calor (reação exotérmica) e piora da lesão. Além disso, o socorrista pode contaminar-se ao fazer esse procedimento (Barbieri, 2002; Santos et al., 2005; NAEMT, 2017b).

Se a substância for sólida (em pó, por exemplo), escovar a pele do paciente até a completa retirada dos resíduos, tomando cuidado para não entrar em contato com o produto. Somente após isso, deve-se iniciar a irrigação copiosa. São exemplos dessas substâncias a soda cáustica e a cal (Barbieri, 2002; Santos et al., 2005; NAEMT, 2017b).

Finalizada essa etapa inicial de retirada da substância, líquida ou sólida, os cuidados devem seguir aqueles já mencionados nos casos das lesões térmicas. São eles (Barbieri, 2002; Santos et al., 2005; NAEMT, 2017b):

- remover roupas e adornos que não estejam aderidos à vítima – o indivíduo queimado tende a edemaciar rapidamente, e esses artefatos podem gerar interrupção do fluxo sanguíneo;
- não romper flictenas (bolhas);
- não aplicar absolutamente nada nas lesões (nenhum tipo de pomada, óleo ou qualquer outra substância);
- não tocar nas lesões, evitando infecções;
- cobrir a área acometida com tecido seco estéril (de preferência) ou limpo, que não seja sintético, para evitar a adesão à lesão – nos casos de grande superfície corporal comprometida, cobrir a vítima com lençol seco limpo e aquecê-lo com cobertores para evitar a hipotermia;
- não oferecer líquidos ou alimentos à vítima, pois, chegando ao hospital, é possível que algum procedimento invasivo com anestesia seja necessário.

No caso de contato dos olhos com substâncias químicas, é essencial posicionar a vítima de uma maneira que a água corrente não escorra em direção ao pescoço nem ao outro olho, para evitar que lesione outras regiões durante esse trajeto. Lembrar de retirar lentes de contato, caso não esteja aderida à superfície do globo ocular. A lavagem em água corrente deve durar, no mínimo, 15 minutos e, na sequência, deve-se providenciar o fechamento delicado do olho com a pálpebra, a colocação de um curativo macio e o transporte do paciente, o mais rápido possível, para assistência especializada (Barbieri, 2002; Santos et al., 2005; NAEMT, 2017b).

5.5 Primeiros socorros nas queimaduras por agentes biológicos

As queimaduras por agente biológicos, como já mencionado anteriormente, são aquelas decorrentes do contato da pele com animais ou plantas venenosas. Nesses casos, um cuidado importante é identificar qual foi o organismo vivo responsável pela injúria, objetivando direcionar o atendimento da equipe de saúde. Os primeiros socorros para esse tipo de evento incluem os cuidados listados para as queimaduras térmicas (Barbieri, 2002; Santos et al., 2005; NAEMT, 2017b).

5.5.1 Prevenção das queimaduras

Embora as queimaduras ocorram nas mais diferentes faixas etárias, sua prevenção não requer grandes manobras, visto que o cenário predominante dessas ocorrências é a casa das vítimas. A grande maioria dos acidentes ocorre em ambiente doméstico (cerca de 77%), e acredita-se que 40% deles sejam com crianças de até 10 anos, sobretudo na cozinha (SBQ, 2020).

Em uma revisão integrativa da literatura publicada em 2016, observou-se que os principais fatores de risco para queimaduras infantis são: idade inferior a cinco anos, sexo masculino, contato com líquidos superaquecidos e manipulação de álcool doméstico. As medidas de prevenção sugeridas nos estudos foram: implementação de legislação e políticas específicas, campanhas de prevenção voltadas ao público-alvo, ações educativas a serem desenvolvidas no ambiente escolar e/ou nos principais meios de comunicação e medidas preventivas pontuais, considerando a população e o contexto local (Meschial; Sales; Oliveira, 2016).

Nesse sentido, a implementação de campanhas educativas que orientem a população sobre a problemática das queimaduras faz-se essencial, sendo de responsabilidade tanto das equipes de saúde quanto do Poder Público (Araújo, 2006). Assim como as campanhas de prevenção para inúmeras doenças são a melhor forma de combatê-las e/ou diminuir suas vítimas, a redução de mortes e internamentos causados pelas queimaduras depende de uma população mais informada a respeito de como evitar situações que possam levar a esse problema (Takejima et al., 2011).

Um passo importante nesse sentido foi a criação da Lei n. 12.026, de 9 de setembro de 2009 (Brasil, 2009a), em que se instituiu o Dia Nacional de Luta contra Queimaduras, a ser comemorado em todo o território nacional, no dia 6 de junho de cada ano. Além disso, segundo o documento, o Ministério da Saúde é autorizado a estabelecer a Semana Nacional de Prevenção e Combate a Queimaduras, em data contígua ao dia 6 de junho de cada ano, com a finalidade de divulgar as medidas preventivas necessárias à redução da incidência de acidentes envolvendo queimados.

Na prática, a prevenção de queimaduras requer medidas relativamente simples, como as listadas a seguir (SBQ, 2020):

- manter as crianças longe da cozinha;
- bloquear o acesso de crianças a fontes de calor, como fogão, churrasqueira, lareira e aquecedor;
- não usar as bocas da frente do fogão;
- colocar os cabos das panelas virados para dentro do fogão;
- nunca deixar itens cozinhando no fogão sem vigilância;

- nunca cozinhar enquanto estiver usando roupas soltas que possam pegar fogo no fogão;
- manter o registro do gás fechado quando não estiver utilizando o fogão;
- manter líquidos quentes fora do alcance de crianças e animais de estimação;
- não usar álcool líquido, dando preferência para o álcool gel;
- manter os aparelhos elétricos longe da água;
- desconectar ferros e dispositivos semelhantes quando não estiverem em uso e deixá-los guardados fora do alcance de crianças pequenas;
- proteger as tomadas elétricas não utilizadas com tampas de segurança;
- manter os cabos elétricos e os fios afastados para que as crianças não os mastiguem;
- evitar fumar em casa e, especialmente, nunca fumar na cama;
- evitar utilizar qualquer tipo de chama dentro de casa, seja para aquecimento, seja para iluminação (se não puder evitar, deixar as chamas distantes de tecidos – cortinas, tapetes, toalhas – e sempre sob a visão de um adulto);
- não espalhar velas pelos cômodos da casa;
- manter um extintor de incêndio em casa;
- manter produtos químicos, isqueiros e fósforos fora do alcance de crianças;
- evitar exposição prolongada ao sol e sempre usar filtro solar.

5.6 Emergências relacionadas a extremos de temperatura ambiental

Assim como os agentes físicos, químicos e biológicos podem causar lesão tecidual, temperaturas muito elevadas ou muito baixas podem ser geradoras de queimaduras no corpo humano.

5.6.1 Exposição excessiva ao frio

Embora o Brasil seja um país tropical e não haja grande incidência de emergências relacionadas à exposição ao frio, destacaremos, nesta seção, algumas condutas básicas a serem tomadas nesse tipo de situação. As lesões por frio são diferentes daquelas por queimaduras, mesmo que a pele esteja envolvida em ambas. Nos traumas por frio, predominam alterações na temperatura central corporal do indivíduo e na circulação, a qual se torna muito reduzida, e a exposição prolongada junto ao excesso de umidade são os fatores usuais que geram essas lesões. Elas se encontram predominantemente nas extremidades corporais, como dedos das mãos e dos pés, face e orelhas, pois são regiões mais expostas e distantes da área central do tronco (NAEMT, 2017b). Aqui, trataremos da hipotermia e do congelamento.

Hipotermia

A hipotermia é uma alteração sistêmica muito comum em casos de exposição ao frio e que corresponde à diminuição da temperatura do corpo abaixo dos 35 °C, pois o corpo não produz calor na mesma proporção que perde. Essa situação ocorre quando a temperatura ambiente é muito baixa, especialmente se o frio é acompanhado por chuva, umidade ou neve, ou por imersão em mares, lagos ou rios. A falta de preparação física, a fadiga, a fome e a desidratação aumentam o risco de hipotermia (Braz, 2005; Hall; Guyton, 2017).

Quando o corpo se encontra com uma temperatura inferior a 35 °C, há redução da frequência cardíaca, respiratória e pressão arterial, além da queda progressiva da perfusão cerebral e periférica. Iniciam-se processos para elevar essa temperatura corporal e corrigir a perda do calor; o primeiro deles é o aparecimento de tremores, que são movimentos musculares involuntários na tentativa de produzir calor, podendo evoluir para alteração do estado mental e até inconsciência (Braz, 2005; Hall; Guyton, 2017).

Os sinais e sintomas mais comuns na hipotermia são:

- pele fria, pálida e seca;
- temperatura corporal baixa (35 °C ou menos);
- diminuição da lucidez e alterações do comportamento;
- pulso e ventilação abaixo do normal;
- à medida que a vítima vai perdendo a consciência, as funções vitais tornam-se cada vez mais difíceis de se detectar, podendo evoluir para uma parada cardiorrespiratória e, nesse caso, devem ser iniciadas imediatamente manobras de suporte básico de vida.

Quanto à gravidade, a hipotermia pode ser **moderada** (quando a temperatura está acima dos 32 °C) ou **profunda** (temperatura corporal abaixo de 32 °C). Já a duração da exposição que contribui para a condição hipotérmica pode ser dividida em (NAEMT, 2017b):

- **aguda**: redução rápida da temperatura corpórea central, em poucos minutos, como em uma imersão em água fria;
- **subaguda**: diminuição da temperatura corporal central no período de uma hora até vários dias;
- **crônica**: redução lenta da temperatura corporal, durante semanas – comumente acontece em idosos.

A hipotermia é uma condição que pode levar à morte, portanto, é fundamental iniciar os primeiros socorros prontamente para preservar a temperatura do corpo. Os cuidados básicos são (NAEMT, 2017b):

- remover a vítima do frio e levá-la para um lugar quente e protegido das baixas temperaturas;
- retirar roupas molhadas, se houver;
- colocar cobertores sobre a pessoa, aquecendo, inclusive, o pescoço e a cabeça;
- colocar bolsas de água quente sobre o cobertor, aquecedores de ambiente ou outros dispositivos que ajudem a aumentar a temperatura corporal (não é recomendado aplicar diretamente calor, como água quente ou lâmpada de calor, por exemplo, pois podem provocar queimaduras);
- se a pessoa estiver consciente, oferecer uma bebida quente (caso a vítima esteja inconsciente ou não seja capaz de engolir, não é aconselhável dar bebidas, pois podem provocar engasgamento e vômitos), sendo contraindicado dar bebidas alcoólicas e café à vítima, pois podem alterar a circulação sanguínea, interferindo, também, no processo de aquecimento corporal;
- manter a temperatura corporal monitorada, usando um termômetro;
- providenciar o transporte para o hospital.

Congelamento

O congelamento de um segmento corporal acontece quando há o congelamento da água presente nos tecidos. Quando o indivíduo é exposto a baixas temperaturas, o corpo reduz o fluxo sanguíneo para a superfície da pele por meio da vasoconstrição periférica, objetivando reduzir a troca de calor com o ambiente e levar o sangue aquecido para a região central do corpo no intuito de preservar órgãos nobres, como o coração e o pulmão.

Com a exposição prolongada a essa condição fria, os líquidos intra e extracelulares podem congelar e, à medida que há a proliferação desses cristais de gelo, eles podem causar danos nos tecidos locais, incluindo a formação de coágulos. O congelamento pode ser parcial ou profundo, e suas especificidades estão dispostas no Quadro 5.5.

Quadro 5.5 – Especificidades do congelamento parcial e profundo

Grau de congelamento	Características clínicas
PARCIAL	Dor suave ou queimação na extremidade afetada que evolui para dormência. Pele acinzentada ou amarelada. Tecido de consistência mole e maleável quando se faz a compressão digital da região.
PROFUNDO	Área afetada com aspecto de cera, sólida e não se flexiona. Desaparecimento da dor e da dormência em virtude do congelamento das terminações nervosas. Bolhas podem aparecer após o reaquecimento.

Fonte: Elaborado com base em NAEMT, 2017b.

É um acometimento relativamente comum em alpinistas (congelamento de altitude), e sua progressão pode gerar necrose e necessidade de amputação dos dedos ou até do membro afetado.

A conduta inicial a ser tomada com vítimas de congelamento consiste em (NAEMT, 2017b):

- afastar a vítima do ambiente frio para uma área aquecida, aplicando cobertores sobre ela;
- retirar roupas e adornos que possam restringir a circulação;
- colocar gazes ou tecido de algodão entre os dedos para evitar aderência e aumento das lesões;
- nos casos de **congelamento parcial**, colocar a área afetada em contato com uma região mais aquecida do corpo (por exemplo, proteger as orelhas congeladas com as mãos aquecidas ou colocar os dedos acometidos sob a axila);
- toda vítima de **congelamento profundo** deve ser encaminhada a um hospital para o devido reaquecimento e investigação de possíveis complicações.

5.7 Exposição excessiva ao calor

Um indivíduo que apresenta temperatura corporal acima de 37 °C produz suor excessivo, podendo desidratar-se. Além disso, há um processo de dilatação dos vasos sanguíneos e a consequente queda da pressão arterial. Quando o acúmulo de calor no corpo for maior do que a dissipação, vários sistemas internos passam a funcionar mal e podem ser gerados danos teciduais graves, dependendo do tempo e da severidade da exposição ao ambiente quente (Braz, 2005; Hall; Guyton, 2017; NAEMT, 2017b). Discutiremos, aqui, duas situações de exposição ao calor excessivo: insolação e intermação.

Insolação

A insolação é uma condição clínica, mais comum em crianças e idosos, decorrente da ação direta dos raios solares sobre o corpo humano, sobretudo quando a cabeça do indivíduo está desprotegida. Ela acontece por exposição prolongada ao sol, quando a temperatura corporal ultrapassa os 40 °C, fazendo com que o mecanismo de transpiração falhe e o corpo não consiga se resfriar. Está associada ao clima quente e seco, mas também pode ocorrer em ambientes úmidos (Braz, 2005; Hall; Guyton, 2017; NAEMT, 2017b). É um acometimento relativamente comum nos casos de o indivíduo se expor por tempo prolongado ao sol sem protetor solar, praticar exercícios físicos excessivos que gerem esgotamento físico, vestir-se com abundância de roupas em dias quentes e hidratar-se precariamente (tomar pouca água) (Brasil, 2020).

Os principais sinais e sintomas apresentados pelas vítimas são (NAEMT, 2017b; Brasil, 2020):

- pele quente e corada;
- pulso rápido e fino;
- alterações no nível de consciência;
- elevação da temperatura corporal;
- dor de cabeça intensa;
- irritabilidade;
- vertigem;
- transtornos visuais;
- náuseas.

Dependendo do tempo de exposição ao sol, os sintomas podem ser mais graves e incluir, entre outras coisas: alterações respiratórias, com taquidispneia (respiração rápida e dificultosa), palidez cutânea que pode ou não estar aliada a desmaio, crises convulsivas, aumento da temperatura corporal, extremidades corporais de coloração arroxeada (cianose), sensação de fraqueza generalizada, coma e morte (esses dois últimos, nos casos de extrema gravidade) (NAEMT, 2017b; Brasil, 2020).

O quadro de insolação merece especial atenção porque, com o aumento rápido da temperatura corporal, a pessoa se desidrata, ou seja, acaba perdendo muita água, sais e nutrientes importantes para a manutenção do equilíbrio do organismo. O atendimento médico deve ser rápido para evitar complicações e óbito, como danos no cérebro, no coração, nos rins e nos músculos. Contudo, há alguns cuidados de primeiros socorros que podem ser providenciados (NAEMT, 2017b; Brasil, 2020):

- remover a vítima para um local fresco, à sombra e ventilado;
- retirar o máximo possível de peças de roupa da pessoa;
- se a vítima estiver consciente, com condições de deglutir, oferecer bastante água fria ou gelada ou qualquer líquido frio não alcoólico;
- borrifar água fria em todo o corpo da pessoa;
- aplicar compressas de água fria na cabeça, testa, pescoço, axilas e virilhas da pessoa;
- se possível, a pessoa deve ser imersa em banho frio ou envolta em panos ou roupas encharcadas;
- monitorar a temperatura corporal com termômetro;
- procurar atendimento médico.

Algumas recomendações do Ministério da Saúde para prevenir a insolação são (Brasil, 2020):

- evitar permanecer sob o sol entre as 10 e as 16 horas;
- em dias quentes, usar roupas leves, de cores claras e que não fiquem apertadas ao corpo;
- usar protetor solar com fator de proteção 30 ou mais;
- beber muito líquido para evitar a desidratação, preferencialmente água, água de coco e/ou sucos de frutas naturais;
- ter muito cuidado com as bebidas alcoólicas, que, em excesso, causam desidratação;
- ao se exercitar no verão, ingerir bastante líquido duas horas antes da atividade, durante e depois;
- evitar permanecer muito tempo no carro em dias de muito sol;
- consumir alimentos leves, como frutas e verduras.

Intermação

A intermação é uma emergência clínica decorrente da exposição prolongada ao calor excessivo em locais úmidos e não arejados, como ambientes onde funcionem fornos, fogões, caldeiras etc., levando a vítima a um quadro de desidratação severa. Ocorre quando os mecanismos compensatórios para dissipar o calor não funcionam e a temperatura central aumenta substancialmente. Acarreta uma série de alterações no organismo, com graves consequências para a saúde da vítima. Apresenta sintomatologia similar à insolação, porém, é mais grave porque a elevada temperatura corporal está associada a uma resposta inflamatória sistêmica que pode danificar vários órgãos, podendo ser fatal (Camargo; Furlan, 2011; NAEMT, 2017b).

Os sinais e os sintomas de intermação incluem (NAEMT, 2017b):

- rubor facial;
- dor de cabeça;

- sede intensa;
- tontura;
- euforia;
- náuseas;
- vertigens leves ou ansiedade;
- fadiga e apatia;
- câimbras;
- a vítima se sente melhor quando está deitada e apresenta vertigem ao se sentar ou se levantar (hipotensão ortostática);
- pele fria e úmida;
- sudorese difusa;
- aumento da frequência cardíaca e da frequência respiratória;
- temperatura acima de 40 °C;
- alterações do nível de consciência.

Em virtude do quadro de desidratação severa presente nas vítimas de intermação, apenas a hidratação via oral é insuficiente e o tratamento com líquidos endovenosos é essencial, logo, a pessoa deve ser levada ao serviço de saúde. Até que isso seja providenciado, podem ser instituídas as seguintes condutas como primeiros socorros (Barbieri, 2002; NAEMT, 2017b):

- retirar a vítima do ambiente fechado e levá-la para um local mais fresco e arejado;
- deitar a vítima com a cabeça mais baixa do que o resto do corpo;
- retirar as roupas e envolver o corpo em lençol úmido;
- se a vítima estiver consciente com condições de deglutir, deve ser hidratada com bastante água;
- monitorar a temperatura corporal da pessoa com termômetro;
- encaminhar a vítima imediatamente para atendimento médico.

Para saber mais

Conheça mais sobre a fisiopatologia das queimaduras em:

SERRA; M. C. V. F.; GOMES, D. R.; CRISÓSTOMO, M. R. Fisiologia e fisiopatologia. In: LIMA JÚNIOR, E. M.; SERRA, M. C. V. F. **Tratado de queimaduras**. 2. ed. São Paulo: Atheneu, 2008. p. 37-42.

Conheça mais sobre a reposição volêmica inicial na vítima queimada em:

ACS – American College of Surgeons. Thermal Injuries. In: ACS – American College of Surgeons. **ATLS-Advanced Trauma Life Support**: Student Course Manual. 10. ed. Chicago, 2018. p. 168-185.

Conheça mais sobre o atendimento pré-hospitalar à vítima de queimaduras em:

NAEMT – National Association of Emergency Medical Technicians. Lesões por queimaduras. In: NAEMT – National Association of Emergency Medical Technicians. **PHTLS**: atendimento pré-hospitalar ao traumatizado. 8. ed. Rio de Janeiro: Elsevier; 2017. p. 406-428.

Síntese

Neste capítulo, verificamos que:

- As queimaduras são definidas como lesões dos tecidos orgânicos causadas por exposição térmica a radiações, a produtos químicos ou ao excesso de frio e que danificam os tecidos corporais e acarretam a morte celular.
- As queimaduras são um importante problema de saúde pública brasileira, pois causam danos físicos, emocionais e sociais ao indivíduo.
- As queimaduras podem ser classificadas de acordo com a etiologia, a profundidade, a superfície corporal queimada, a complexidade e a gravidade.
- Há diferenças nos cuidados a serem prestados como primeiros socorros nos diferentes tipos de queimaduras.
- A prevenção das queimaduras não requer grandes manobras, pois o cenário predominante dessas ocorrências é a casa das vítimas.
- A exposição excessiva ao frio pode causar hipotermia ou congelamentos, e a exposição excessiva ao calor pode causar insolação ou internação – há primeiros socorros específicos para cada um desses acometimentos.

Questões para revisão

1. Para cada situação da coluna da direita, marque a etiologia da queimadura, de acordo com as opções que constam na coluna da esquerda. Em seguida, assinale a alternativa que apresenta a ordem de numeração correta da coluna da direita (de cima para baixo).

Etiologia da queimadura	Situação
1. Queimaduras por agentes físicos 2. Queimaduras por agentes químicos 3. Queimaduras por agentes biológicos	( ) Criança de 8 anos pisou em uma água viva quando caminhava pela praia e apresenta vermelhidão e dor intensa na sola do pé direito. ( ) Mulher de 38 anos apresentou crise convulsiva enquanto fazia café e a água quente foi derramada em seu abdômen e sua coxa direita. ( ) Homem de 48 anos tocou a fiação elétrica com um instrumento metálico e longo quando tentava apanhar mangas em um pomar e apresenta lesão de entrada da eletricidade na mão direita e de saída em pé esquerdo. ( ) Mulher de 45 anos derrubou soda cáustica em seu braço esquerdo durante o processo de fabricação de sabão caseiro.

a) 2 – 1 – 2 – 3.
b) 1 – 2 – 2 – 1.
c) 3 – 1 – 1 – 2.
d) 2 – 3 – 1 – 3.
e) 3 – 1 – 2 – 2.

2. Uma criança de 7 anos estava em um acampamento e, ao acender uma fogueira, teve queimaduras na parte da frente do tórax e do abdômen. Qual a superfície corporal queimada estimada de acordo com a regra dos nove?

a) 18%.
b) 9%.
c) 36%.
d) 27%.
e) 45%.

3. Como pode ser classificada uma queimadura que atinge epiderme e derme, apresenta bolhas e é muito dolorida?
   a) Queimadura de 1º grau.
   b) Queimadura de 2º grau.
   c) Queimadura de 3º grau.
   d) Queimadura mista, com 1º e 2º graus.
   e) Queimadura mista, com 2º e 3º graus.

4. Você organizou um churrasco para a turma de colégio de seu filho de 14 anos. Ele e seus amigos passaram um dia muito divertido, com brincadeiras na piscina e jogo de futebol no gramado o dia todo, quase nem pararam para o almoço. O dia estava extremamente quente e ensolarado e, perto das 16 horas, um dos garotos sentiu-se mal, queixando-se de náuseas, vertigem e muita dor de cabeça. Sua face estava corada e ele se irritava por qualquer coisa. De que você suspeita? Quais os primeiros socorros para esse garoto?

5. Você está em uma festa junina e inicia-se a famosa brincadeira de pular a fogueira. Em certo momento, seu cunhado tropeça e cai sobre a fogueira. Ele se levanta rapidamente, mas as vestes dele estão pegando fogo e você já consegue perceber que os braços estão bastante queimados. Como você procede diante desse acontecimento?

Questões para reflexão

1. Aqui, vamos retomar o questionamento lançado no início deste capítulo: "Em um domingo, você está em uma confraternização com amigos e familiares e, ao acender a churrasqueira com álcool, algo dá errado e seu pai sofre uma queimadura. Você saberia como proceder em uma situação

como essa? O que fazer primeiro? Quais cuidados devem ser providenciados até que haja um atendimento por profissionais devidamente treinados?". Reflita sobre como você agiria e, em caso de dúvidas, retome a leitura do texto para sanar possíveis lacunas de conhecimento.

2. Como você avalia a atuação da mídia nas campanhas de prevenção de queimaduras? Você já viu alguma propaganda voltada para divulgar medidas preventivas para esse problema de saúde pública? Reflita como os meios de comunicação poderiam contribuir com a sociedade nesse sentido.

3. As medidas preventivas relacionadas às queimaduras são simples, já que a maioria dos acidentes é doméstico. Avalie, em sua residência, se há cenários, dispositivos ou comportamentos que possam favorecer a ocorrência de queimaduras e reflita: Como você pode evitar esses eventos em sua casa? Como você pode divulgar as medidas preventivas em seu meio social (escola, amigos, família, trabalho etc.)?

4. De que forma as práticas educativas poderiam ser mais efetivas no que se refere às medidas preventivas de queimaduras para que a sociedade se conscientizasse sobre esse importante problema de saúde pública em nosso país?

5. Em sua opinião, qual é a importância de pessoas leigas conhecerem os primeiros socorros sobre queimaduras e, também, de estarem capacitadas para divulgar as medidas preventivas sobre esses eventos?

Capítulo 6
Principais emergências: parte IV – parada cardiorrespiratória e suporte básico de vida

Juliana Helena Montezeli

Conteúdos do capítulo

- Conceito, epidemiologia e questões legais relacionadas à parada cardiorrespiratória (PCR).
- Anatomia e fisiologia do sistema cardiovascular.
- Suporte básico de vida (SBV) ao adulto.
- SBV em pediatria.

Após o estudo deste capítulo você será capaz de:

1. compreender a constituição e o funcionamento do sistema cardiovascular;
2. entender o que é uma PCR, sua epidemiologia e os aspectos legais da prestação de primeiros socorros nessa circunstância;
3. assimilar como devem ser prestados os primeiros socorros às vítimas de PCR por meio do SBV ao adulto, à criança e ao bebê.

A PCR é a condição de emergência mais grave que pode acometer um ser humano, sendo definida como a cessação da atividade mecânica do coração, confirmada pela ausência de sinais de circulação. No intuito de se restabelecer a circulação espontânea da vítima, devem ser instituídas as manobras de ressuscitação cardiopulmonar (RCP) por meio de uma intervenção rápida, apropriada, coordenada e padronizada, almejando o alcance do sucesso em sua reversão, pois, a cada minuto transcorrido do início do evento arrítmico súbito sem desfibrilação, a probabilidade de sobrevivência diminui em 7 a 10% (Bernoche et al., 2019).

Esse acometimento permanece como uma das emergências cardiovasculares de grande prevalência e com morbidade e mortalidade elevadas. Nos Estados Unidos, durante o ano de 2015, cerca de 350 mil adultos sofreram PCR de cunho não traumático fora de ambiente hospitalar (AHA, 2020b). Estima-se que, no Brasil, no ano de 2017, 335.213 pessoas apresentaram PCR fora de hospital, em média 748 por dia, uma a cada dois minutos, bem como que a média de sobrevida dessas vítimas não ultrapassa 5% (Bernoche et al., 2019).

Apesar dos muitos avanços, menos de 40% dos adultos recebem RCP iniciada por leigos e menos de 12% das vítimas são submetidas ao uso de um desfibrilador externo automático (DEA) antes da chegada de um serviço especializado na cena. Aditivamente, afirma-se que, quanto maior for o tempo sem a oferta de SBV adequado à vítima, menor será a chance de reversão da PCR e pior será o prognóstico neurológico observado após o retorno à circulação espontânea (AHA, 2020b).

Assim, notamos que ainda há um grande despreparo da população em geral para prestar o primeiro atendimento nessas ocasiões, sendo essencial o despertar de cada cidadão para sua importância nesse cenário, pois a instituição rápida de manobras adequadas de RCP aumenta sobremaneira as chances de sobrevivência da vítima.

Diante dessa realidade, o International Liaison Committee On Resuscitation (ILCOR), que inclui representantes de diversos órgãos da área de cardiologia e medicina de urgência, atualiza a cada cinco anos os protocolos de atendimento à PCR, com base nas mais recentes evidências científicas publicadas na literatura correlata. As primeiras diretrizes de RCP foram publicadas em 1966, sendo atualizadas frequentemente desde então. As mais recentes atualizações foram lançadas em outubro de 2020, com vigência até outubro de 2025 (AHA, 2020b).

Destarte, é importante que você, sendo ou não profissional da área da saúde, em sua condição de cidadão, tenha consciência de que, a cada cinco anos, deve atualizar seus conhecimentos sobre essa temática, visto que o saber não é perene e está sempre evoluindo junto às pesquisas científicas.

Diferentemente do que muitos imaginam, todo e qualquer cidadão tem obrigações legais no âmbito da prestação de primeiros socorros, independentemente de ser ou não profissional da área da saúde e estar ou não envolvido no fato que gerou a emergência. Aquele que não o fizer incorre no crime de omissão de socorro, que significa não ofertar nenhum tipo de assistência à vítima, podendo, dependendo da situação, essa assistência ser o simples ato de usar o telefone para chamar o atendimento especializado. A omissão de socorro está prevista no art. 135 do Código Penal brasileiro, Decreto-Lei n. 2.848, de 7 de dezembro de 1940 (Brasil, 1940), cuja redação especifica:

> Art. 135. Deixar de prestar assistência, quando possível fazê-lo sem risco pessoal, à criança abandonada ou extraviada, ou à

pessoa inválida ou ferida, ao desamparo ou em grave ou iminente perigo; ou não pedir, nesses casos, o socorro da autoridade pública:

Pena – detenção, de 1 (um) a 6 (seis), ou multa.

Parágrafo único. A pena é aumentada de metade, se da omissão resulta lesão corporal de natureza grave, e triplica, se resulta a morte. (Brasil, 1940, grifo nosso)

É importante salientar que a lei é interpretativa e que casos específicos devem ser analisados por juristas competentes. De qualquer maneira, recomendamos um aprofundamento no entendimento desse aspecto legal por meio da leitura indicada na seção "Para saber mais".

Para finalizar os elementos introdutórios, cabe enfatizar que, para o manejo de PCR, os indivíduos são divididos em três grupos:

1. bebês: menores de 1 ano de idade;
2. crianças: maiores de 1 ano de idade até antes de entrar na puberdade;
3. adultos: pessoas a partir da puberdade – para fins de suporte de vida em pediatria, considera-se que meninas entram na puberdade a partir do momento em que apresentam desenvolvimento mamário, e meninos, a partir do momento que apresentam pelos no peito e/ou nas axilas.

Em virtude dessa divisão, os procedimentos de RCP descritos neste capítulo serão estruturados nos seguintes tópicos:

- SBV no adulto;
- SBV em pediatria (englobando as condutas a serem adotadas nas crianças e nos bebês em PCR).

6.1 Anatomia e fisiologia do sistema cardiovascular

Para que haja entendimento das manobras de RCP, primeiramente, é preciso obter uma noção sobre a estruturação e o funcionamento do sistema cardiovascular.

O sistema cardiovascular é responsável pela circulação do sangue de modo a transportar os nutrientes e o oxigênio por todo o corpo, além de remover gás carbônico e metabólitos. Ele traz de volta o sangue de todo o corpo, que está pobre em oxigênio e que precisa passar de novo pelos pulmões, de modo a fazer as trocas gasosas. É um conjunto que inclui o coração e os vasos sanguíneos (artérias, veias, capilares) (Dutra et al., 2019).

O **coração** corresponde ao principal órgão desse sistema. Ele é formado por um músculo oco, localizado no centro do tórax, que funciona como uma bomba. Internamente, ele se divide em quatro compartimentos:

1. átrio esquerdo: recebe o sangue vindo dos pulmões;
2. átrio direito: recebe o sangue vindo do corpo;
3. ventrículo esquerdo: de onde parte o sangue rumo ao corpo;
4. ventrículo direito: de onde parte o sangue rumo ao pulmão.

Separando os átrios dos ventrículos estão as válvulas. O lado direito do coração recebe o sangue rico em gás carbônico, também conhecido como *sangue venoso*, e o leva para os pulmões, onde recebe oxigênio. Dos pulmões, o sangue segue para o átrio esquerdo e deste, para o ventrículo esquerdo, de onde sai a artéria aorta, que leva o sangue rico em oxigênio e nutrientes para todo corpo (Dutra et al., 2019).

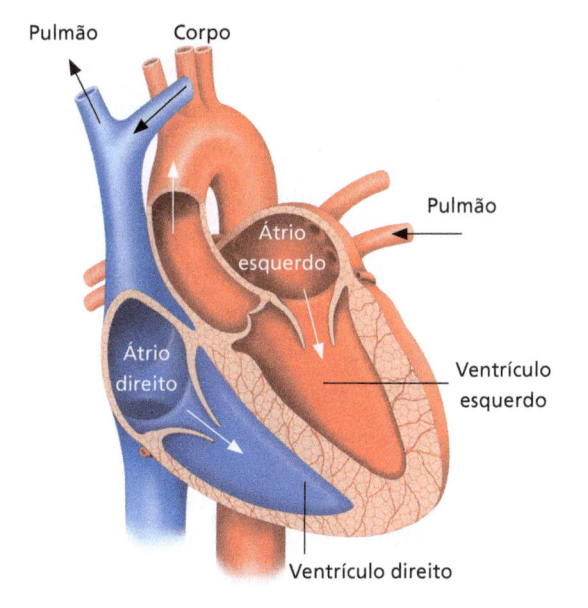

Figura 6.1 – Câmaras cardíacas

O coração adulto, normalmente, bombeia em torno de 5 litros de sangue por minuto durante toda vida. Em média, o órgão tem entre 13 e 15 cm altura, 9 cm de largura e 6 cm de espessura. Nos homens, pesa entre 280 e 340 gramas, e nas mulheres, entre 230 e 280 gramas. Em repouso, o coração "bate" (contrai-se) de 60 a 100 bpm (batimentos por minuto) em adultos e adolescentes sob condições fisiologicamente normais (Dutra et al., 2019).

O trajeto do sangue por todo o corpo acontece dentro de **vasos sanguíneos**, sendo eles: artérias; artérias menores e arteríolas; capilares; veias.

- **Artéria**s: são fortes e flexíveis, pois precisam transportar o sangue do coração e suportar pressões sanguíneas elevadas.

Sua elasticidade ajuda na manutenção da pressão arterial durantes os batimentos cardíacos.
- **Artérias menores e arteríolas**: têm paredes musculares que ajustam seu diâmetro a fim de aumentar ou diminuir o fluxo sanguíneo em determinada área.
- **Capilares**: são vasos sanguíneos pequenos e de paredes extremamente finas, que atuam como pontes entre artérias. Eles permitem que o oxigênio e os nutrientes passem do sangue para os tecidos e que os resíduos metabólicos passem dos tecidos para o sangue.
- **Veias**: transportam o sangue de volta para o coração e, geralmente, não estão sujeitas a grandes pressões, não precisando ser tão flexíveis quanto as artérias.

Todo o funcionamento do sistema cardiovascular está baseado no bombeamento do coração, e seus átrios e ventrículos relaxam e se contraem ordenadamente, formando um ciclo que garantirá toda a circulação do organismo. O órgão realiza dois movimentos básicos: sístole (contração) e diástole (relaxamento). Esses movimentos são conduzidos por um sistema nervoso próprio, capaz de produzir automaticamente seus estímulos elétricos (Dutra et al., 2019).

De maneira simplista, o funcionamento do sistema cardiovascular pode ser dividido em duas partes principais: 1) a circulação pulmonar (**pequena circulação**), que leva o sangue do coração aos pulmões e dos pulmões de volta ao coração; 2) a circulação sistêmica (**grande circulação**), que leva o sangue do coração para todos os tecidos do organismo através da artéria aorta, conforme mostra a Figura 6.2. As etapas da fisiologia do sistema cardiovascular esboçada na pequena e grande circulação podem ser conferidas no fluxograma expresso na Figura 6.3.

Figura 6.2 – Pequena e grande circulação

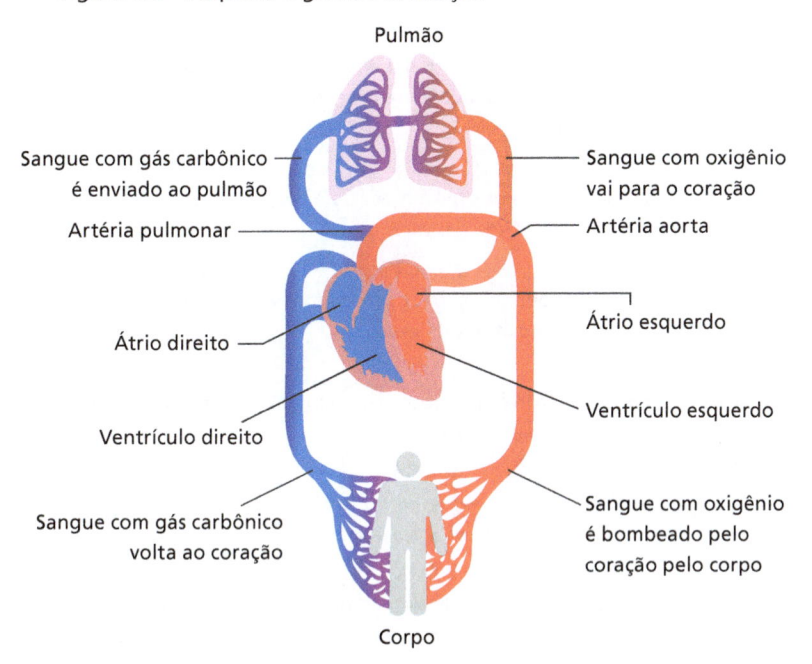

- Pulmão
- Sangue com gás carbônico é enviado ao pulmão
- Artéria pulmonar
- Átrio direito
- Ventrículo direito
- Sangue com gás carbônico volta ao coração
- Corpo
- Sangue com oxigênio vai para o coração
- Artéria aorta
- Átrio esquerdo
- Ventrículo esquerdo
- Sangue com oxigênio é bombeado pelo coração pelo corpo

Fonte: Magalhães, 2020.

Figura 6.3 – Fluxograma das etapas que compõem a pequena e a grande circulação

1. O sangue vindo do corpo, pobre em oxigênio e rico em gás carbônico, flui através das veias cavas até o átrio direito;

2. Ao encher, o átrio direito envia o sangue até o ventrículo direito;

3. Quando o ventrículo direito fica cheio, ele bombeia o sangue através da válvula pulmonar até as artérias pulmonares, que vão suprir os pulmões;

4. O sangue flui para os capilares nos pulmões, absorvendo o oxigênio e eliminando gás carbônico;

5. O sangue rico em oxigênio retorna ao coração através das veias pulmonares até o átrio esquerdo;

6. Ao encher, o átrio esquerdo envia o sangue rico em oxigênio até o ventrículo esquerdo;

7. Quando o ventrículo esquerdo fica cheio, ele bombeia o sangue através da válvula aórtica até a aorta;

8. O sangue rico em oxigênio irriga todo o organismo, fornecendo a energia necessária para o funcionamento de todos os órgãos.

Quando o sistema cardiovascular não funciona adequadamente, uma série de complicações podem ocorrer ao indivíduo. Especificamente, quando o coração deixa de exercer sua função de bomba, uma PCR está instaurada e serão necessárias medidas rápidas de intervenção. Assim, se você é da área da saúde, é fundamental que seus conhecimentos sobre a anatomia e a fisiologia cardiovasculares não se limitem ao exposto nesta seção, visto que, aqui, nosso objetivo é fornecer subsídios basilares apenas para sustentar a aplicação do SBV. Destarte, recomendamos que você estude com mais profundidade a bibliografia indicada na seção "Para saber mais".

6.2 SBV no adulto

Nos atendimentos à PCR, como mencionado anteriormente, são consideradas adultas as pessoas a partir do aparecimento das características sexuais da puberdade. Considera-se que meninas entram na puberdade a partir do momento que apresentam desenvolvimento mamário, e meninos, a partir do momento em que desenvolvem pelos no peito e/ou nas axilas (Bernoche et al., 2020).

Antes de discorrermos sobre os aspectos técnicos e operacionais da RCP em adultos, é fundamental saber que seus passos devem ser sistematizados, obedecendo a uma sequência de eventos conhecida como *cadeia de sobrevivência*. Nas diretrizes 2020-2025, essa cadeia é dividida em etapas a serem seguidas no ambiente intra e extra-hospitalar, sendo este último o foco do capítulo ora apresentado e que será explorado com maiores detalhes.

A cadeia de sobrevivência extra-hopitalar vigente para adultos é composta por seis elos sequenciais (AHA, 2020b), os quais devem ser rigorosamente obedecidos para o sucesso da RCP. São eles:

1. acionamento do serviço de emergência;
2. RCP de alta qualidade;
3. desfibrilação;

4. ressuscitação avançada;
5. cuidados pós-PCR;
6. recuperação.

Figura 6.4 – Cadeia de sobrevivência extra-hospitalar no adulto

| Acionamento do Serviço Médico de Emergência | RCP de alta qualidade | Desfibrilação | Ressuscitação avançada | Cuidados pós-PCR | Recuperação |

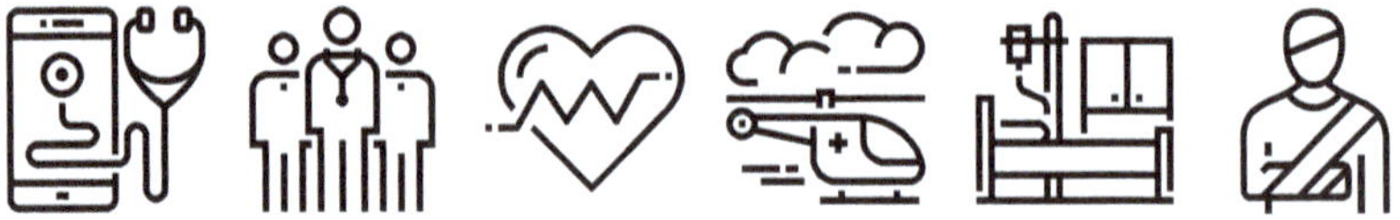

Fonte: AHA, 2020b, p. 7.

É possível observar que os três primeiros elos são, na grande maioria das vezes, de responsabilidade do público leigo e são eles os protagonistas para a vida ou a morte da vítima. Isso porque o foco principal no tratamento da parada cardíaca em adultos inclui o reconhecimento rápido, fornecimento imediato de RCP de qualidade e desfibrilação precoce da fibrilação ventricular e taquicardia ventricular sem pulso (AHA, 2020b). O atendimento em si deve ser sistematizado, obedecendo aos tópicos que seguem.

6.2.1 Controle e segurança da cena

Já foi mencionado em outras seções deste livro que, antes de prestar os primeiros socorros a uma pessoa, qualquer que seja seu acometimento, é necessário cuidado para que o socorrista não se torne mais uma vítima. Dessa maneira, é essencial que a pessoa que estiver prestando o socorro inicial preze pela própria segurança antes de tudo. Esse cuidado é chamado de *controle da cena*, durante o qual aquele que presta socorro deve avaliar o cenário do evento de modo a não se expor a situações que possam representar risco à própria vida.

Então, quando você se depara com uma situação de possível PCR, seu primeiro foco deve ser você mesmo, caso contrário, serão duas vítimas necessitando de atendimento. Se a cena for segura, os próximos passos do SBV devem ser instituídos (AHA, 2020b).

6.2.2 Avaliação da responsividade da vítima e reconhecimento da PCR

Ao suspeitar de uma PCR, aproxime-se da vítima, chamando-a em tom de voz elevado e tocando-a. Quando não houver resposta aos estímulos verbal e tátil aplicado na vítima e ela estiver com respiração ausente ou anormal (*gasping*), o socorrista leigo deve concluir que se trata de uma PCR (Bernoche et al., 2019).

Se você for um socorrista já treinado ou profissional da área da saúde, a identificação da PCR pode ser feita por meio da rápida checagem do pulso carotídeo, porém, essa verificação não pode demorar mais do que dez segundos para não retardar o início das manobras de ressuscitação.

É fato que a RCP iniciada precocemente pelo socorrista leigo aumenta sobremaneira as chances de sobrevivência do indivíduo. Assim, é recomendado que, mesmo que haja dúvida se a pessoa está ou não em PCR, é preferível que se iniciem as manobras de RCP. O texto das últimas atualizações sobre PCR ressalta que o benefício de administrar RCP nessa situação supera qualquer risco potencial de aplicar compressões torácicas em alguém que está inconsciente, mas não em parada cardíaca, mencionando que o risco de lesão por RCP é baixo nessas vítimas. Os eventos adversos observados nesses casos, mencionados nas diretrizes, incluíram dor na área das compressões torácicas (8,7%), fratura óssea (costelas e clavícula) (1,7%) e rabdomiólise (0,3%), sem lesões viscerais descritas (AHA, 2020b).

6.2.3 Acionamento do serviço de emergência (1º elo da cadeia de sobrevivência)

Uma vez presumido que a pessoa está em PCR, o próximo passo é chamar ajuda, acionando o serviço de emergência. Se você for socorrista, estiver em um **ambiente com outras pessoas**, direcione essa atividade a outro indivíduo presente, como, por exemplo, efetuar a ligação ao serviço de emergência: 192 (Serviço de Atendimento Móvel de Urgência – Samu); 193 (Corpo de Bombeiros); 190 (Polícia Militar). Se você estiver **prestando socorro sozinho**, você mesmo deverá providenciar essa chamada. Inclusive, você pode ligar para o serviço de emergência e colocar o telefone no modo viva-voz enquanto, simultaneamente, aplica as manobras de SBV.

Um ponto importante é que a ajuda acionada venha com um desfibrilador portátil e, ainda, atentar se, no ambiente da ocorrência da PCR, há um DEA disponível. Nesse caso, o DEA deve ser utilizado antes da chegada do serviço especializado, como será explorado mais adiante.

Tendo realizado o controle/segurança da cena, a identificação da PCR e a busca por ajuda por meio do acionamento do serviço de emergência especializado, os procedimentos de ressuscitação devem seguir a ordem do mnemônico C-A-B-D, em que:

1. C = circulação (compressões torácicas);
2. A = abertura das vias aéreas;

3. B = ventilação;
4. D = desfibrilação.

As especificações de cada um desses procedimentos encontram-se nas seções subsequentes deste capítulo, as quais estão estruturadas de modo a se enquadrarem nos respectivos elos da cadeia da sobrevivência explanada anteriormente.

6.2.4 RCP de alta qualidade (2º elo da cadeia de sobrevivência)

Após o reconhecimento da parada cardíaca e chamada por ajuda com um DEA, a cadeia de sobrevivência continua com o início imediato da RCP.

Não há obrigatoriedade de serem aplicadas ventilações na vítima se o socorrista não for treinado para isso ou não disponha de dispositivos de barreira para realizar ventilação boca a boca. Esses dispositivos são máscaras especiais de proteção facial, com válvula unidirecional, que geram uma barreira bucal durante a ventilação boca a boca. A ênfase maior é dada a uma RCP de alta qualidade por meio de compressões torácicas (massagem cardíaca) bem realizadas, as quais correspondem à letra "C" do mnemônico C-A-B-D. No atendimento realizado por um leigo, é recomendada a realização de compressões torácicas contínuas, pois elas aumentam substancialmente a sobrevida de indivíduos que sofreram PCR fora de hospitais (Bernoche et al., 2019).

A vítima deve estar deitada com o abdômen para cima e sobre uma superfície rígida para que a força exercida pelo socorrista sobre o tórax seja efetiva para proporcionar o bombeamento do sangue. Assim, caso a pessoa em PCR esteja em uma cama, por exemplo, deve ser colocada no chão rapidamente e em segurança antes de se iniciarem as compressões. Outra possibilidade seria a colocação de uma prancha rígida entre o tórax da vítima e o colchão da cama, caso esse objeto esteja disponível na cena. É importante dizer que o socorrista precisa ser criativo nessas ocasiões, sem, contudo, comprometer sua segurança, a segurança da vítima ou retardar o início da RCP, pois tempo é vida!

Apresentamos, a seguir, os passos para a realização de compressões torácicas efetivas e de alta qualidade, segundo recomendações de Bernoch et al. (2019) e reafirmadas pelas diretrizes 2020-2025 da American Heart Association (AHA, 2020b):

- posicionar-se ao lado da vítima, com os joelhos na altura dos ombros dela e mantendo-os afastados um do outro, para que haja melhor estabilidade;
- afastar ou cortar a roupa da vítima (se uma tesoura estiver disponível) para deixar o tórax desnudo (evitar exposição desnecessária dos seios se a vítima for mulher);
- colocar a região hipotenar (parte inferior da palma das mãos) da mão dominante sobre a metade inferior do osso esterno (no meio do peito da vítima) e a outra mão sobre a primeira, entrelaçando-as;
- estender os braços e os mantê-los formando um ângulo de 90° com o tórax da vítima;
- comprimir na frequência de 100 a 120 compressões/minuto;
- comprimir com profundidade de, no mínimo, 5 cm (evitando compressões com profundidade maior que 6 cm);
- permitir o retorno completo do tórax após cada compressão, evitando apoiar-se no tórax da vítima;
- minimizar interrupções das compressões, pausar, no máximo, por 10 segundos para a realização de duas ventilações (caso estejam sendo realizadas);

- havendo mais pessoas na cena, revezar com outro socorrista a cada 2 minutos, para evitar cansaço e compressões de má qualidade.

A Figura 6.5 demonstra o correto posicionamento do socorrista para a execução das compressões torácicas.

Figura 6.5 – Posicionamento do socorrista para a execução das compressões torácicas no adulto

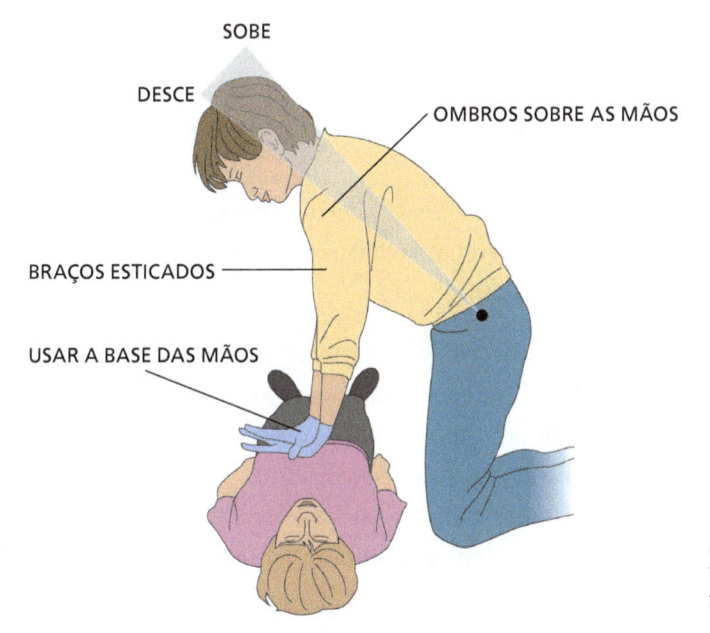

6.2.5 Ventilação da vítima em PCR fora do hospital

Como já descrito, as ventilações de uma vítima durante a RCP já não são mais obrigatórias segundo os protocolos vigentes, pois a realização de compressões torácicas de alta qualidade é responsável pelo possível bom prognóstico do indivíduo. Entretanto, elas podem ser efetuadas por socorrista devidamente treinado para isso e que se sinta seguro para sua realização, por exemplo, fazendo uso de dispositivos de barreira que o protejam durante o procedimento boca a boca.

Caso se opte por realizar as ventilações, elas devem ter início apenas após 30 compressões torácicas, começando pela correta abertura das vias aéreas da vítima (letra "A" do mnemônico C-A-B-D). A prioridade para as compressões torácicas justifica-se na necessidade de gerar fluxo de sangue, assim como de serem evitados os atrasos práticos inerentes às tentativas de ventilações adequadas.

Para abrir as vias aéreas, independentemente da técnica utilizada para aplicar ventilações, podem ser utilizadas duas manobras (Bernoche et al., 2019):

1. *chin lift*: essa manobra consiste na inclinação da cabeça e elevação do queixo da vítima (Figura 6.6) e deve ser empregada em caso clínicos, nos quais o socorrista tenha certeza que não haver possibilidade de lesão cervical;
2. *jawthrust*: essa manobra consiste na elevação do ângulo da mandíbula da vítima (Figura 6.7), preservando a coluna cervical de qualquer movimentação e deve ser realizada se houver suspeita de trauma.

Com a via aérea devidamente aberta, o socorrista deve intercalar 30 compressões torácicas com 2 ventilações, com duração de apenas 1 segundo cada, fornecendo quantidade de ar suficiente para promover a elevação do tórax. Em hipótese alguma deve-se perder tempo em demasia com as ventilações (Bernoche et al., 2019).

Figura 6.6 – Manobra de *chinlift* (inclinação da cabeça e elevação do queixo da vítima)

Toywork/Shutterstock

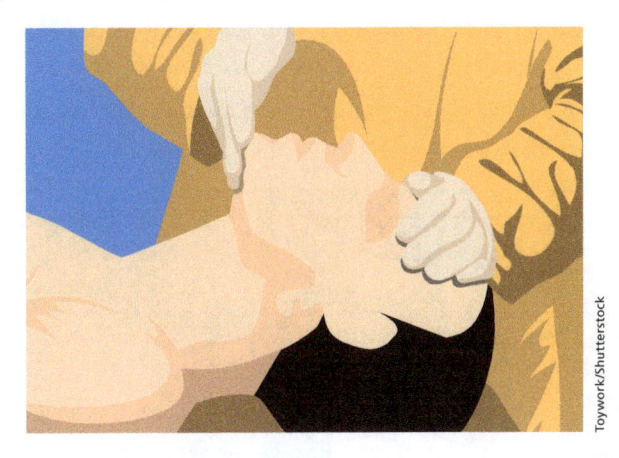

Figura 6.7 – Manobra de *jaw thrust* (elevação do ângulo da mandíbula da vítima)

Toywork/Shutterstock

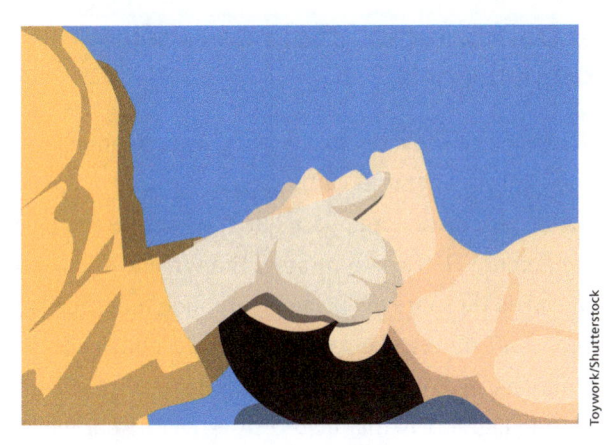

As ventilações correspondem à letra "B" do mnemônico C-A-B-D e, apenas como reforço, profissionais de saúde e socorristas leigos devidamente treinados podem hesitar em realizar ventilações boca a boca, sendo indicado uso de dispositivo de barreira, como, por exemplo, uma máscara de bolso (*pocket mask*) para realização das ventilações, conforme demonstra a Figura 6.8.

Figura 6.8 – Posicionamento utilizando máscara de bolso com hiperextensão da cabeça

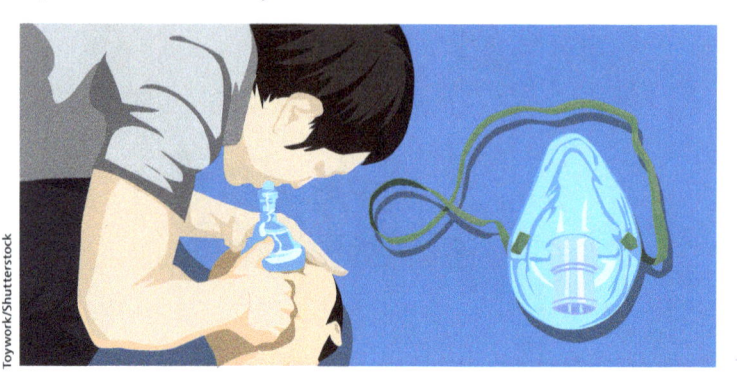

6.2.6 Desfibrilação (3º elo da cadeia de sobrevivência)

No adulto, é grande a chance de a PCR ter acontecido em virtude de alguma alteração cardíaca que requeira a aplicação de choque na parede do tórax para que seja recuperado o ritmo de funcionamento elétrico do coração. Em virtude disso, o terceiro elo da cadeia de sobrevivência corresponde à desfibrilação. No entanto, ainda que esse procedimento corresponda à letra "D" do mnemônico C-A-B-D e apareça apenas no terceiro elo, o choque deve ser deflagrado assim que o DEA estiver disponível na cena, pois, desse modo, a possibilidade de sobrevida da vítima é maior.

Dessa maneira, a interrupção das compressões torácicas deve ser realizada assim que o desfibrilador estiver disponível, quando será feita a avaliação do ritmo e a aplicação de choque, caso indicado. É recomendado que a RCP seja fornecida enquanto as pás adesivas do DEA são posicionadas e até que esse aparelho esteja pronto para analisar o ritmo, almejando reduzir ao máximo o tempo sem as compressões torácicas.

O DEA é um equipamento portátil programado para interpretar o ritmo cardíaco, selecionar o nível de energia e carregar automaticamente, cabendo ao operador apenas pressionar o botão de choque, quando indicado. Ele mesmo detecta se o choque na parede do tórax da vítima é ou não indicado.

Assim que o DEA estiver disponível, o socorrista, se estiver sozinho, deve parar a RCP para conectar o aparelho à vítima. No entanto, se houver mais de um socorrista, o segundo indivíduo manuseia o DEA e, nesse caso, a RCP só é interrompida quando o DEA emitir um alerta verbal como: "Analisando o ritmo cardíaco", "Não toque no paciente" e/ou "Choque recomendado, carregando, afaste-se do paciente" (Bernoche et al., 2019).

O DEA é de fácil manuseio, e os eletrodos têm superfície adesiva com figura de indicação para seu correto posicionamento, de modo a garantir que a carga deflagrada passe pelo músculo cardíaco, objetivando restabelecer a função de bomba do coração, conforme demonstrado na Figura 6.9.

Figura 6.9 – Posicionamento do DEA

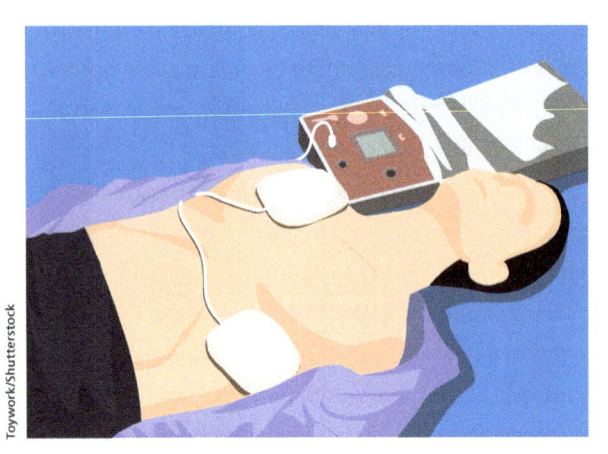

Toywork/Shutterstock

Os passos para utilização do DEA não foram alterados na atualização das diretrizes em 2020 (AHA, 2020b) e, segundo Bernoche et al. (2019, p. 465), são os seguintes:

1) Ligue o DEA, apertando o botão *on-off* (alguns dispositivos ligam automaticamente ao abrir a tampa). Isso ativa os alertas verbais que orientam todas as etapas subsequentes.

2) Conecte as pás (eletrodos) ao tórax desnudo da vítima, observando o desenho nas próprias pás acerca do posicionamento correto (selecionar pás do tamanho correto, adulto ou pediátrico, para o tamanho/idade do paciente. Rremover o papel adesivo protetor das pás);

3) Encaixar o conector das pás (eletrodos) ao aparelho.

4) Quando o DEA indicar "analisando o ritmo cardíaco, não toque no paciente", solicitar para que todos se afastem efetivamente [da vítima].

5) Se o choque for indicado, o DEA emitirá a frase "choque recomendado, afaste-se do paciente". O socorrista que estiver manuseando o DEA deverá solicitar para que todos se afastem.

6) Pressionar o botão indicado pelo aparelho para aplicar o choque, o qual produz uma contração repentina dos músculos do paciente.

7) A RCP deverá ser reiniciada pelas compressões torácicas imediatamente após o choque. A cada 2 minutos, o DEA analisará o ritmo novamente e poderá indicar novo choque, se necessário. Se não indicar choque, deve-se reiniciar a RCP imediatamente, caso a vítima não retome a consciência.

8) Mesmo se a vítima retomar a consciência, o aparelho não deve ser desligado e as pás não devem ser removidas ou desconectadas até que o serviço médico de emergência assuma o caso.

9) Se não houver suspeita de trauma e a vítima já apresentar respiração normal e pulso, o socorrista pode lateralizar a vítima [...], porém deve permanecer no local até que o serviço médico de emergência chegue.

6.2.7 4°, 5° e 6° elos da cadeia de sobrevivência

Os três últimos elos da cadeia da sobrevivência já fazem parte das atividades exercidas por serviços especializados de atendimento de emergência, não mais correspondendo ao SBV. Contudo, cabe ressaltar que o sucesso desses últimos elos depende da correta execução dos elos anteriores, daí a importância de os primeiros socorros serem prestados de maneira adequada.

Após a chegada, o serviço de emergência deve fornecer ao paciente o suporte avançado de vida (SAV) **(4° elo da cadeia)** juntamente ao transporte para o serviço hospitalar, priorizando os cuidados e as intervenções pós-PCR **(5º elo da cadeia)** (AHA, 2020b).

O **6º elo da cadeia** foi introduzido nas atualizações de 2020 e chamado de *recuperação*, no qual se dá uma importância maior ao apoio psicológico e físico aos sobreviventes e às pessoas que os cercam.

Para entender esse elo, é necessário considerar que, nos casos de pacientes vítimas de PCR com reanimação bem-sucedida, suas famílias e seus cuidadores também necessitam de assistência. Assim, é recomendada uma avaliação estruturada para possíveis transtornos de ansiedade e depressão em pacientes e familiares. Ademais, os sobreviventes, muitas vezes, enfrentarão problemas físicos, neurológicos, cognitivos, emocionais e/ou sociais, que nem sempre estão evidentes após a alta hospitalar.

Dessa forma, a jornada pela reabilitação e recuperação tem início com um minucioso planejamento, englobando avaliação multidisciplinar, de fonoaudiologia, neurologia, cardiologia, fisioterapia, terapia ocupacional, psicologia/psiquiatria, serviço social, cujas disponibilizações devem acontecer após a alta hospitalar.

Ainda com relação ao 6º elo, vale mencionar que o socorrista também pode, eventualmente, sofrer ansiedade ou transtorno de estresse pós-traumático depois de fornecer o SBV e deve receber apoio psicológico após o evento (AHA, 2020b).

Finalizamos aqui a explanação acerca dos passos que um socorrista leigo deve percorrer para prestar os primeiros socorros a uma vítima adulta em PCR por meio do SBV. Todavia, se você é profissional da saúde, deve aprofundar seus estudos e buscar capacitação específica para cumprir etapas que requeiram maior fundamentação científica e que são pertinentes à sua formação profissional. Ainda que não seja o foco deste capítulo, é recomendado que esses profissionais tenham conhecimento também sobre o SAV, cuja sugestão de leitura encontra-se na seção "Para saber mais".

6.3 SBV em pediatria

Retomando a informação apresentada ao final da introdução deste capítulo, primeiramente, é necessário entender que se classificam como bebês pacientes de 0 a 1 ano (com exceção dos que estão na sala de parto). A partir de 1 ano até os primeiros sinais de puberdade (nos meninos, os pelos no corpo, e nas meninas, o início da formação das mamas), eles são considerados crianças. Assim, nesta seção, apresentaremos as condutas de SBV a crianças e bebês. Aos adolescentes, que apresentem sinais de puberdade, aplicam-se as recomendações dos adultos (Bernoche et al., 2019).

A PCR em crianças e bebês no ambiente extra-hospitalar é mais rara do que no adulto. Isso porque, diferentemente do que acontece com o adulto, a maioria dos casos de PCR em crianças e bebês acontece como consequência secundária a problemas com a função respiratória ou a quadros de choque, que geram diminuição da oferta de oxigênio ao sistema nervoso central (hipóxia). Em outras palavras, em pediatria, a PCR primária de causa cardíaca é uma ocorrência menos frequente (apenas 5 a 15% das PCR pediátricas fora dos hospitais) (Bernoche et al., 2019).

Assim como em relação ao adulto, em pediatria há uma cadeia de sobrevivência (AHA, 2020b) que norteia a correta sequência dos atos para o atendimento à PCR fora dos hospitais (demonstrada na Figura 6.10). Ela também é constituída de seis elos, sendo eles:

1. prevenção;
2. acionamento do serviço de emergência;
3. RCP de alta qualidade;
4. ressuscitação avançada;
5. cuidados pós-PCR
6. recuperação.

Figura 6.10 – Cadeia de sobrevivência extra-hospitalar em pediatria

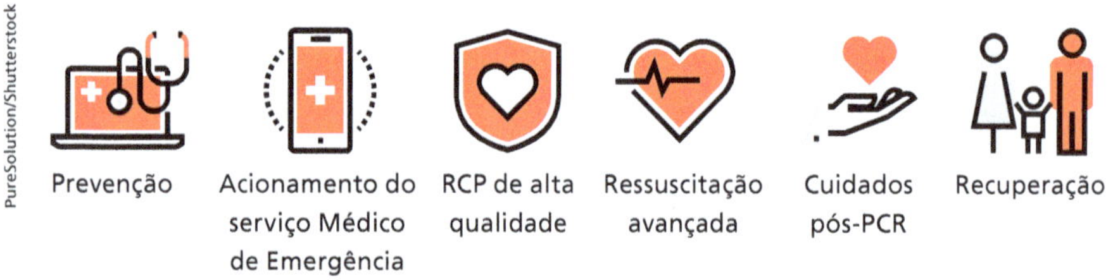

| Prevenção | Acionamento do serviço Médico de Emergência | RCP de alta qualidade | Ressuscitação avançada | Cuidados pós-PCR | Recuperação |

Fonte: AHA, 2020b, p. 17.

6.3.1 Prevenção (1º elo da cadeia de sobrevivência)

Em virtude da diferença de etiologia entre a PCR pediátrica e a adulta, a prevenção ocupa importante lugar na cadeia de sobrevivência. A maioria de bebês e crianças que são acometidos pela parada cardiorrespiratória desenvolve uma lesão cerebral grave em decorrência da necessidade de oxigenação que uma criança tem. Portanto, nesses casos, é mais importante ainda evitar essa emergência e a possível sequela neurológica (AHA, 2020b).

Além de monitorar crianças e bebês que, eventualmente, já apresentem algum problema de saúde instalado, é fundamental valorizar a fala dos pais, pois ninguém melhor do que eles para conhecer seus filhos. Por exemplo, se uma mãe diz que sua criança não está bem e pede para que seja avaliada, é importante atender ao pedido e ficar atento aos sinais de possível deterioração do quadro da vítima.

6.3.2 Controle da cena, identificação da PCR e acionamento do serviço de emergência (2° elo da cadeia de sobrevivência)

Infelizmente, nem sempre o elo inicial da cadeia funciona, e uma PCR pode vir a acontecer. Nesses casos, é importante reconhecer os sinais para poder acionar o serviço de emergência. Todavia, antes de tudo, é necessário realizar o controle da cena, e aqui valem as mesmas premissas citadas no SBV do adulto, checando a segurança do local para que o ressuscitador não se torne mais uma vítima.

Feito isso, o próximo passo é identificar a PCR. Para tanto, deve-se checar a responsividade da vítima da seguinte maneira:

- no bebê – bater na região plantar de um dos pés (sola dos pés) por três vezes;
- em crianças – chamar e tocar nos ombros por três vezes.

Se a vítima não responder e se encontrar fora do ambiente hospitalar, gritar por socorro ou ativar o serviço de emergência por telefone – 192 para chamar o Samu no caso de atendimentos clínicos, e 193 para acionar o Corpo de Bombeiros no caso de atendimentos de trauma, se disponível. Se um segundo socorrista estiver disponível, ele deve chamar ajuda do serviço médico de emergência e buscar um DEA.

6.3.3 RCP de alta qualidade (3º elo da cadeia de sobrevivência)

A confirmação da PCR por **profissionais da saúde** pode ser feita, ainda, verificando a presença ou não de pulso (braquial em bebês e carotídeo em crianças) em um tempo máximo de 10 segundos, lembrando que as checagens da respiração e do pulso podem ser simultâneas, sempre demorando menos de 10 segundos. O **socorrista leigo** não checa o pulso, assim, se a criança ou o bebê estiver inconsciente e não respirar, a compressão torácica está indicada (Bernoche et al., 2019; AHA, 2020b).

Também no atendimento a crianças e bebês em PCR, os procedimentos de ressuscitação devem seguir a ordem do mnemônico C-A-B-D. Depois de ter sido realizado o controle/segurança da cena, se o local não for seguro, é indicado remover a vítima para um local estável e iniciar o atendimento. As manobras começam pela identificação da PCR, e a busca por ajuda por meio do acionamento do serviço de emergência especializado (Bernoche et al., 2019; AHA, 2020b). Elencamos, a seguir, os passos a serem seguidos para o atendimento:

- checar respiração e pulso central simultaneamente (braquial em bebês e carotídeo em crianças) por, no mínimo, 5 e, no máximo, 10 segundos;
- as novas diretrizes de 2020 trazem a seguinte modificação: para bebês e crianças com pulso, mas com respiração ausente

ou anormal, recomenda-se fornecer uma ventilação a cada 2 ou 3 segundos (20 a 30 respirações por minuto);
- para as ventilações, realizar a abertura das vias aéreas utilizando a técnica da inclinação da cabeça para trás e elevação do mento;
- se a frequência do pulso for menor do que 60 bpm e não aumentar rapidamente após o início das ventilações de resgate, observar se há sinais de má perfusão – na presença de hipoperfusão, a bradicardia apresenta repercussão hemodinâmica e está indicado o início precoce das compressões torácicas intercaladas com ventilação;
- reavaliar em 2 minutos – se o pulso estiver ausente ou houver dúvida da presença de pulso após 10 segundos, reiniciar compressões torácicas;
- para compressões torácicas e ventilações, a frequência deve ser de 100 a 120 compressões por minuto – a relação compressão/ventilação é de 30 compressões e 2 ventilações com um socorrista, ou 15 compressões e 2 ventilações com dois socorristas.

No que diz respeito à técnica das compressões torácicas, para encontrar o adequado local de realização em bebês, traçar uma linha imaginária entre os mamilos e colocar dois dedos logo abaixo da linha intermamilar (Bernoche et al., 2019; AHA, 2020b), como demonstrado na Figura 6.11.

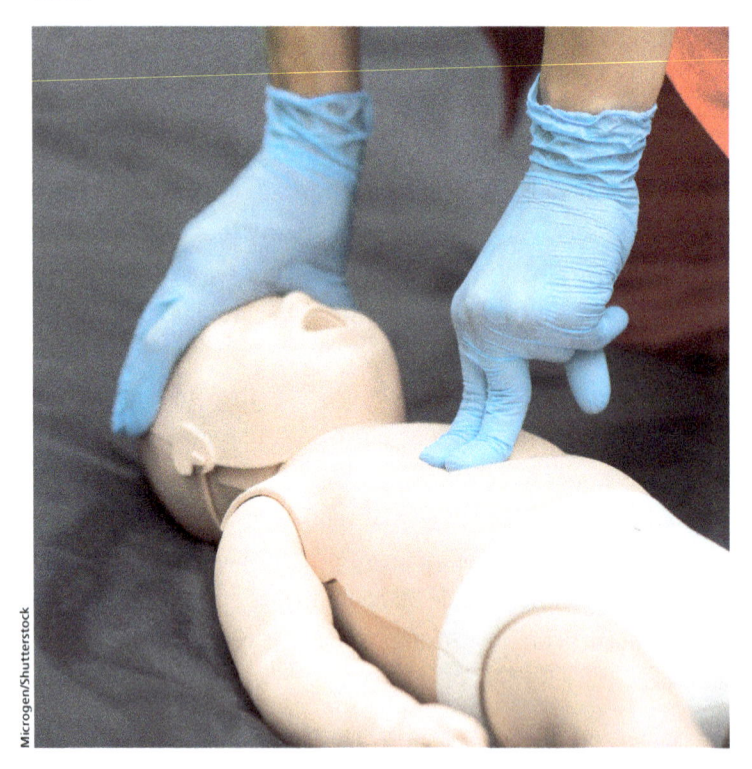

Figura 6.11 – Local de realização das compressões torácicas em bebês

Outra possibilidade é envolver o tórax e sustentar as costas com os dedos de ambas as mãos, utilizando os polegares lado a lado, para realizar as compressões torácicas no terço inferior do esterno, evitando o apêndice xifoide (porção final do osso do meio do peito), conforme apresentado na Figura 6.12. Os polegares do socorrista podem sobrepor-se em bebês muito pequenos, em vez de ficarem lado a lado durante as compressões do tórax (Bernoche et al., 2019; AHA, 2020b). Em crianças, usar uma ou duas mãos no terço inferior do osso esterno, evitando-se o apêndice xifoide (como mostra a Figura 6.13).

Um ponto importantíssimo na RCP, tanto do bebê quanto da criança é que, para que as compressões torácicas sejam de alta qualidade, é necessário que o socorrista comprima com uma força suficiente para deprimir um terço ou mais do diâmetro torácico anteroposterior (aproximadamente 4 cm em bebês e 5 cm em crianças), nunca menos do que isso, pois não haverá o efeito de bombeamento do sangue. As compressões devem ser rápidas, de 100 a 120 por minuto, minimizando as interrupções, e os responsáveis pelas compressões devem ser alternados a cada 2 minutos ou antes, em caso de cansaço (AHA, 2020b).

Figura 6.12 – Técnicas de compressões torácicas em bebês

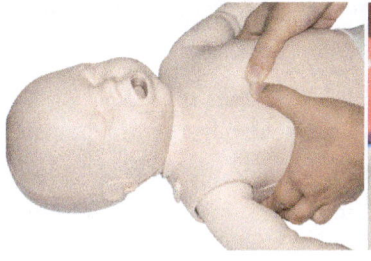

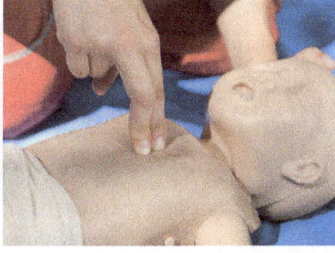

Figura 6.13 – Técnica de compressões torácicas em crianças

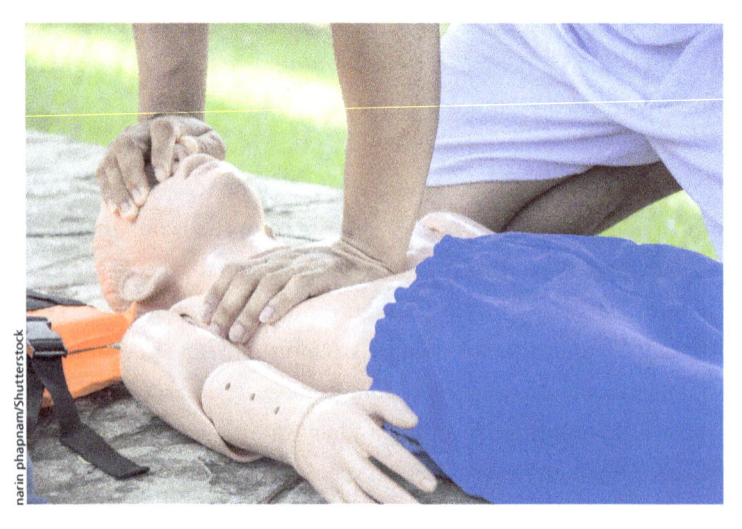

Nos casos em que haja frequência cardíaca acima de 60 bpm com respiração regular, deixar a criança em posição de recuperação (decúbito lateral). Se não houver pulso central ou ele estiver menor que 60 bpm, manter as compressões torácicas.

Quanto à desfibrilação, utilizar o DEA assim que disponível no extra-hospitalar, se a criança não tiver pulso central palpável. O DEA analisa o ritmo e informa se o choque está indicado ou não. Se o choque estiver indicado, deverá ser realizado seguindo os passos de segurança verbalizados pelo aparelho. Após o choque, reiniciar as compressões torácicas imediatamente. Se o choque não for indicado, manter a RCP de alta qualidade.

Os passos até aqui apresentados especificam detalhes do SBV pediátrico para **profissionais de saúde**, seja com o atendimento realizado por apenas um socorrista, seja para dois ou mais. No entanto, quando se trata de **público leigo**, há diferenças nos primeiros socorros durante o SBV a crianças e bebês (Bernoche et al., 2019):

- não há necessidade de o socorrista leigo verificar presença ou não de pulso, basta iniciar as compressões torácicas se a criança ou o bebê estiver inconsciente e não respirar;
- o leigo deve manter a relação de 30 compressões para 2 ventilações qualquer que seja a faixa etária;
- independentemente se há um ou dois socorristas, promover as compressões com dois dedos no tórax do bebê;
- manter somente as compressões, até que o serviço médico de emergência chegue ao local, caso o socorrista leigo não se sinta apto a realizar as ventilações.

6.3.4 4º, 5º e 6º elos da cadeia de sobrevivência

Para os três últimos elos da cadeia de sobrevivência em pediatria, as informações são as mesmas já apresentadas no SBV do adulto. Esses elos fazem parte do atendimento fornecido por serviços especializados de atendimento de emergência, não mais correspondendo ao SBV.

A ressuscitação avançada **(4º elo da cadeia)** é aquela que acontece com o intuito defornecer ao paciente o SBV, seguida dos cuidados pós-PCR **(5º elo da cadeia)** (AHA, 2020b).

A recuperação **(6º elo da cadeia)** obedece às mesmas premissas já apresentadas anteriormente. Assim como no adulto, trata-se de uma novidade recém-introduzida nas diretrizes de 2020 para RCP, valorizando o apoio psicológico e físico aos sobreviventes de RCP, às pessoas que os cercam e àqueles que realizaram o socorro (AHA, 2020b).

Sugerimos que as informações ora finalizadas no tocante ao atendimento à PCR em pediatria sejam mais bem exploradas por aqueles socorristas que têm formação na área da saúde. Assim, o recomendado é que, nesses casos, amplie-se o horizonte de conhecimentos por meio do estudo sobre o SAV a essa clientela. A sugestão de leitura para tal está citada na seção "Para saber mais" deste capítulo.

Para saber mais

Conheça mais sobre aspectos legais da omissão de socorro em:

BRASIL. Decreto-Lei n. 2.848, de 7 de dezembro de 1940.
Diário Oficial da União, Poder Executivo, Rio de Janeiro, 31 dez. 1940. Disponível em: <http://www.planalto.gov.br/ccivil_03/decreto-lei/del2848.htm>. Acesso em: 10 fev. 2022.

Conheça mais sobre fisiologia do sistema cardiovascular em:

HALL, J. E.; GUYTON, A. C. **Tratado de fisiologia médica**. 13. ed. Rio de Janeiro: Elsevier, 2017.

Conheça mais sobre SAV no adulto em:

AHA – American Heart Association. **ACLS** – Avanced Cardiac Life Suport: Provider Handbook by Dr. Karl Disque. Las Vegas: Satori Continuum Publishing, 2020. Disponível em: <https://www.feiradesantana.ba.gov.br/samu192/protocolos/tecnicos/ACLS-2020-PORTUGUES.pdf>. Acesso em: 10 fev. 2022.

Conheça mais sobre SAV em pediatria em:

> DUFF, J. P. et al. 2019 American Heart Association Focused Update on Pediatric Advanced Life Support: an Update to the American Heart Association Guidelines for Cardiopulmonary Resuscitation and Emergency Cardiovascular Care. **Circulation**, v. 140, n. 24, p. e904-e914, 2019. Disponível em: <https://pubmed.ncbi.nlm.nih.gov/31722551>. Acesso em: 10 fev. 2022.

Síntese

Neste capítulo, verificamos que:

- PCR é a cessação da atividade mecânica do coração, confirmada pela ausência de sinais de circulação, devendo ser instituídas as manobras de RCP por meio de uma intervenção rápida, apropriada, coordenada e padronizada, almejando sua reversão.
- No adulto, uma RCP de alta qualidade inclui a minimização das interrupções nas compressões torácicas, proporcionando compressões com frequência de 100 a 120 por minuto e profundidade de 5 a 6 cm, evitando apoiar-se no tórax entre as compressões e ventilar excessivamente.
- tanto na RCP do bebê quanto na RCP da criança, para que as compressões torácicas sejam de alta qualidade, é necessário que o socorrista comprima com uma força suficiente para deprimir um terço ou mais do diâmetro torácico anteroposterior (aproximadamente 4 cm em bebês e 5 cm em crianças), nunca menos do que isso, pois não haverá o efeito de bombeamento do sangue nesses casos – as compressões

devem ser rápidas, de 100 a 120 por minuto, minimizando as interrupções, e os responsáveis pelas compressões deverão ser alternados a cada 2 minutos ou antes, em caso de cansaço.

Questões para revisão

1. A cadeia de sobrevivência é uma série ordenada e encadeada de procedimentos durante o atendimento a uma PCR. Assinale a alternativa que apresenta a sequência correta desses procedimentos (elos da cadeia) ao se detectar a PCR em um adulto:
   a) 1 – RCP de alta qualidade; 2 – desfibrilação; 3 – acionamento do serviço de emergência; 4 – ressuscitação avançada; 5 – recuperação; 6 – cuidados pós-PCR.
   b) 1 – acionamento do serviço de emergência; 2 – RCP de alta qualidade; 3 – desfibrilação; 4 – ressuscitação avançada; 5 – cuidados pós-PCR; 6 – recuperação.
   c) 1 – acionamento do serviço de emergência; 2 – ressuscitação avançada; 3 – RCP de alta qualidade; 4 – desfibrilação; 5 – recuperação; 6 – cuidados pós-PCR.
   d) 1 – RCP de alta qualidade; 2 – ressuscitação avançada; 3 – desfibrilação; 4 – Acionamento do serviço de emergência; 5 – cuidados pós-PCR; 6 – recuperação.
   e) 1 – RCP de alta qualidade; 2 – desfibrilação; 3 – acionamento do serviço de emergência; 4 – recuperação; 5 – ressuscitação avançada; 6 – cuidados pós-PCR.

2. Com relação às manobras de RCP propriamente ditas, no SBV do adulto, qual é a correta ordem de execução?
   a) Abertura de vias aéreas – duas ventilações de resgate – compressões torácicas – desfibrilação.

b) Compressões torácicas – abertura de vias aéreas – desfibrilação – ventilações.
c) Desfibrilação – abertura de vias aéreas – ventilações – compressões torácicas.
d) Compressões torácicas – abertura de vias aéreas – ventilações – desfibrilação.
e) Abertura de vias aéreas – duas ventilações de resgate – desfibrilação – compressões torácicas.

3. Explique com suas palavras sobre o novo elo da cadeia de sobrevivência, chamado de *recuperação*, que foi inserido a partir das atualizações nas diretrizes de RCP realizadas em 2020, tanto para o adulto quanto em pediatria.

4. Com relação à frequência e à profundidade das compressões torácicas da RCP aplicadas em adultos e em pediatria, assinale a alternativa que apresenta as informações corretas:

a) Adultos – pelo menos 100 por minuto e profundidade mínima de 6 cm (evitando compressões com profundidade maior que 7 cm); pediatria – 100 a 120 por minuto e profundidade de um terço ou mais do diâmetro torácico anteroposterior (aproximadamente 4 cm em bebês e 5 cm em crianças).

b) Adultos – 100 a 120 por minuto e profundidade mínima de 5 cm (evitando compressões com profundidade maior do que 6 cm); pediatria – pelo menos 140 por minuto e profundidade de um terço ou mais do diâmetro torácico anteroposterior (aproximadamente 4 cm em bebês e 5 cm em crianças).

c) Adultos – 100 a 120 por minuto e profundidade mínima de 5 cm (evitando compressões com profundidade maior que 6 cm); pediatria – 100 a 120 por minuto e profundidade de um terço ou mais do diâmetro torácico anteroposterior (aproximadamente 4 cm em bebês e 5 cm em crianças).

d) Adultos – acima de 120 por minuto e profundidade mínima de 5 cm (evitando compressões com profundidade maior do que 6 cm); pediatria – 100 a 120 por minuto e profundidade de dois terços ou mais do diâmetro torácico anteroposterior (aproximadamente 5 cm em bebês e 6 cm em crianças).

e) Adultos – 100 a 120 por minuto e profundidade mínima de 5 cm (evitando compressões com profundidade maior do que 6 cm); pediatria – 12 a 140 por minuto e profundidade de um terço ou mais do diâmetro torácico anteroposterior (aproximadamente 4 cm em bebês e 5 cm em crianças).

5. Quais são as principais diferenças entre as manobras de RCP em crianças e bebês no SBV aplicado por profissionais da saúde e por socorrista leigo?

Questões para reflexão

1. Em sua opinião, qual é a importância de pessoas leigas conhecerem as técnicas de SBV para prestarem os primeiros socorros a vítimas de PCR nas diferentes faixas etárias?

2. No texto, menciona-se a prevenção como primeiro elo da cadeia da sobrevivência no SBV em pediatria. Faça reflexões sobre isso e procure responder: De que modo você, como cidadão, poderia contribuir, em seu meio social, para que houvesse efetivamente a prevenção de PCR em crianças e bebês?

3. Imagine que você está em um almoço de família e seu pai perde a consciência pouco antes da refeição ser servida, caindo no chão repentinamente. Você saberia como proceder em uma situação como essa? O que fazer primeiro? Quais cuidados devem ser providenciados até que haja um atendimento por profissionais devidamente treinados? Reflita sobre como você agiria e, em caso de dúvidas, retome a leitura do texto para sanar possíveis lacunas de conhecimento.

4. Em países desenvolvidos, as condutas sobre primeiros socorros, incluindo as manobras de RCP ao adulto e em pediatria, fazem parte das disciplinas regulares ensinadas na escola desde os primeiros anos de estudo da criança. Infelizmente, essa não é a realidade no Brasil. De que forma as práticas educativas poderiam ser mais efetivas para que a sociedade se conscientizasse sobre esse importante problema de saúde pública em nosso país? Como os governantes poderiam viabilizar que esses ensinamentos também fossem difundidos em nossa realidade?

5. Como vimos, a aplicação da desfibrilação por meio do DEA é fundamental para o sucesso de uma RCP. Para isso, recomenda-se que haja DEA em locais públicos com grande circulação de pessoas, como metrôs, *shoppings*, supermercados etc. Procure prestar atenção, de hoje em diante, por onde você transitar, se há DEA disponível para uso caso aconteça uma PCR. Caso você já tenha percebido a existência do DEA em algum lugar, já teve a curiosidade de se aproximar do aparelho para observá-lo? Reflita e faça isso quando possível.

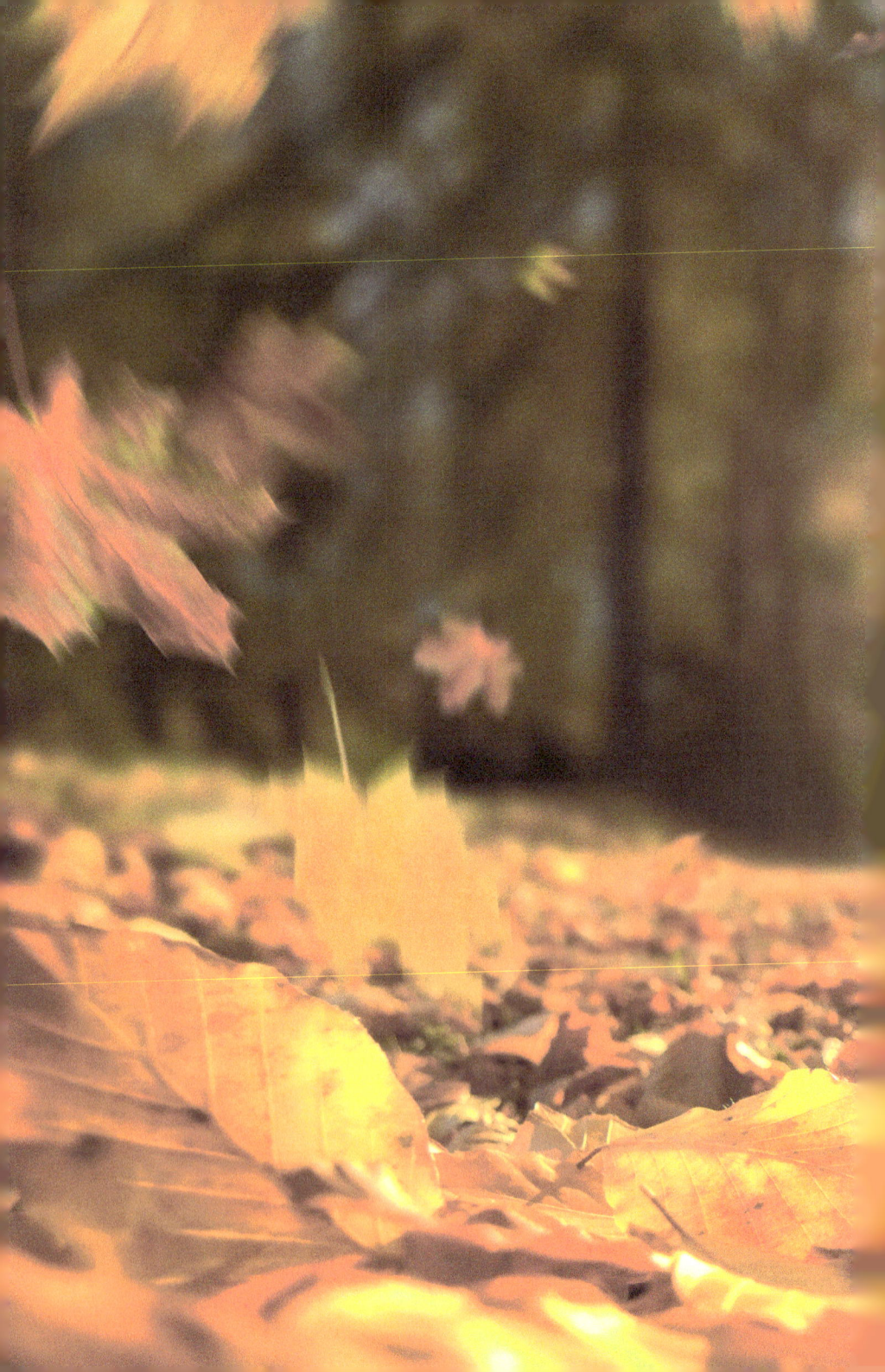

Considerações finais

Em uma sociedade complexa e globalizada como a atual, não há mais espaço para que as pessoas vivam à margem da responsabilidade ética, moral e legal de fornecer ajuda ao próximo em situações que ameacem a vida. No entanto, é essencial ter o mínimo de conhecimento para que esse auxílio siga os princípios de beneficência, e não de maleficência, e que preserve a integridade vital do ser humano até o que o atendimento por especialistas esteja disponível.

Diante disso, a obra ora finalizada apresentou um arcabouço teórico de ações que podem ser praticadas por pessoas leigas nos acometimentos súbitos à saúde em diversas ambiências, bem como sinalizou para possibilidades de aprofundamento nos estudos aos profissionais de saúde que se dedicam ao nobre ofício de prestar assistência em cenários emergenciais.

Sabemos que o objetivo central da prestação dos primeiros socorros é minimizar danos à vítima, evitando a piora do quadro até a chegada de profissionais aptos a garantir o tratamento definitivo. Com os construtos descritos neste livro, esperamos que cada leitor seja capaz de conseguir responder ao questionamento propositalmente lançado em seu título: **O que fazer antes do socorro especializado?** Ademais, fazemos votos de que os momentos de reflexão pontuados na redação possam instigar, cada vez mais, o público leigo a buscar conhecimentos nessa área e, assim, que cada cidadão possa contribuir com cuidados simples, capazes de salvar vidas nas emergências.

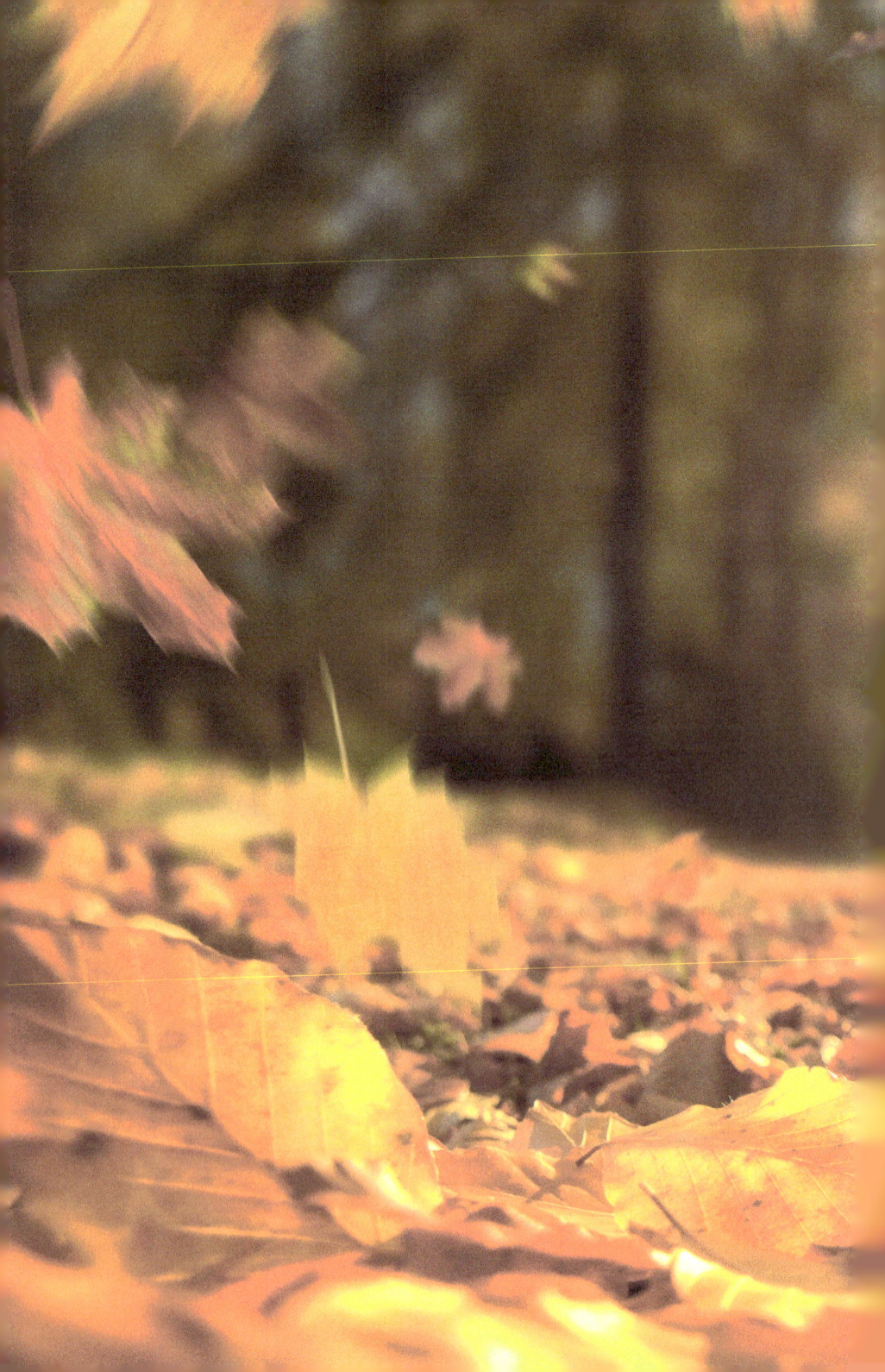

Referências

ABRAMOVICI S; WAKSMAN R. **Abordagem à criança vítima de trauma**. Rio de Janeiro: Sociedade Brasileira de Pediatria, 2013.

AHA – American Heart Association. **ACLS** – Avanced Cardiac Life Suport: Provider Handbook by Dr. Karl Disque. Las Vegas: Satori Continuum Publishing, 2020a. Disponível em: <https://www.feiradesantana.ba.gov.br/samu192/protocolos/tecnicos/ACLS-2020-PORTUGUES.pdf>. Acesso em: 10 fev. 2022.

AHA – American Heart Association. **Destaques das diretrizes de RCP e ACE de 2020 da American Heart Association**. 2020b. Disponível em:<https://cpr.heart.org/-/media/cpr-files/cpr-guidelines-files/highlights/hghlghts_2020eccguidelines_portuguese.pdf>. Acesso em: 10 fev. 2022.

ACS – American College of Surgeons. Thermal Injuries. In: ACS – American College of Surgeons. **ATLS-Advanced Trauma Life Support**: Student Course Manual. 10. ed. Chicago, 2018. p. 168-185.

ANDRADE, A. C. O.; MADUREIRA, D. S. Emergências e urgências obstétricas e ginecológicas. In: SALLUM, A. M. C.; PARANHOS, W. Y. **O enfermeiro e as situações de emergências**. 2. ed. São Paulo: Atheneu, 2010. p. 617-639.

ANTONIOLLI, L. et al. Conhecimento da população sobre os primeiros socorros frente à ocorrência de queimaduras: uma revisão integrativa. **Revista Brasileira de Queimaduras**, v. 13, n. 4, p. 251-259, 2014.

ARAÚJO, A. S. Campanha de prevenção de queimados. In: MACIEL, E.; SERRA, M. C. (Org.). **Tratado de queimaduras**. São Paulo: Atheneu, 2006. p. 407-420.

ARAÚJO, L. A.; PORTO, F. Complexidade do período gestacional. In: ARAÚJO, L. A.; REIS, A. T. **Enfermagem na prática materno-neonatal**. Rio de Janeiro: Guanabara Koogan, 2012. p. 99-130.

BARBIERI, J. F.; BULGARELLI, P. L. **Primeiros socorros em educação física**. Porto Alegre: Sagah, 2018.

BARBIERI, R. L. **S.O.S**: cuidados emergenciais. São Paulo: Rideel, 2002.

BERNOCHE, C. et al. Atualização da diretriz de ressuscitação cardiopulmonar e cuidados cardiovasculares de emergência da Sociedade Brasileira de Cardiologia. **Arquivos Brasileiros de Cardiologia**, v. 113, n. 3, p. 449-663, 2019. Disponível em: <http://publicacoes.cardiol.br/portal/abc/portugues/2019/v11303/pdf/11303025.pdf>. Acesso em: 10 fev. 2022.

BOCHNER, R. Informação sobre intoxicações e envenenamentos para a gestão do SUS: um panorama do Sistema Nacional de Informações Tóxico-Farmacológicas – Sinitox. **Reciis**; v. 7, n. 2, jun. 2013. Disponível em: <http://www.reciis.icict.fiocruz.br/index.php/reciis/article/view/472/1123>. Acesso em: 10 fev. 2022.

BRASIL. Constituição (1988). **Diário Oficial da União**, Brasília, 5 out. 1988. Disponível em: <http://www.planalto.gov.br/ccivil_03/constituicao/constituicao.htm>. Acesso em: 10 fev. 2022.

BRASIL. Decreto-Lei n. 2.848, de 07 de dezembro de 1940. **Diário Oficial da União**, Poder Executivo, Rio de Janeiro, 31 dez. 1940. Disponível em: <http://www.planalto.gov.br/ccivil_03/decreto-lei/del2848.htm>. Acesso em: 10 fev. 2022.

BRASIL. Lei n. 12.026, de 9 de setembro de 2009. **Diário Oficial da União**, Poder Legislativo, Brasília, 10 set. 2009a. Disponível em: <https://www.planalto.gov.br/ccivil_03/_ato2007-2010/2009/lei/l12026.htm>. Acesso em: 10 fev. 2022.

BRASIL. Ministério da Saúde. Fundação Nacional de Saúde. **Manual de diagnóstico e tratamento de acidentes por animais peçonhentos**. 2. ed. Brasília: Fundação Nacional de Saúde, 2001. Disponível em: <https://www.icict.fiocruz.br/sites/www.icict.fiocruz.br/files/Manual-de-Diagnostico-e-Tratamento-de-Acidentes-por-Animais-Pe–onhentos.pdf>. Acesso em: 10 fev. 2022.

BRASIL. Ministério da Saúde. **Insolação**: causas, sintomas, diagnóstico, tratamento e prevenção. 20 nov. 2020. Disponível em: <https://www.gov.br/saude/pt-br/assuntos/saude-de-a-a-z/i/insolacao>. Acesso em: 10 fev. 2022.

BRASIL. Ministério da Saúde. Portaria n. 1.273, de 21 de novembro 2000. Dispõe sobre a organização e implantação de Redes Estaduais de Assistência a Queimados. **Diário Oficial da União**, Brasília, 23 nov. 2000a. Disponível em: <https://bvsms.saude.gov.br/bvs/saudelegis/gm/2000/prt1273_21_11_2000.html>. Acesso em: 10 fev. 2022.

BRASIL. Ministério da Saúde. Portaria n. 1.274, de 22 de novembro de 2000. Inclui procedimentos relativos a queimados na Tabela do SUS. **Diário Oficial da União**, Brasília, 23 nov. 2000b. Disponível em: <https://www.saude.mg.gov.br/index.php?option=com_gmg&controller=document&id=3545>. Acesso em: 10 fev. 2022.

BRASIL. Ministério da Saúde. Portaria n. 1.600, de 7 de julho de 2011. **Diário Oficial da União**, Brasília, 8 jul. 2011. Disponível em: <https://bvsms.saude.gov.br/bvs/saudelegis/gm/2011/prt1600_07_07_2011.html>. Acesso em: 10 fev. 2022.

BRASIL. Ministério da Saúde. **Queimados**. 2017. Disponível em: <https://www.saude.gov.br/component/content/article/842-queimados/40990-queimados>. Acesso em: 10 fev. 2022.

BRASIL. Ministério da Saúde. Secretaria de Atenção à Saúde. Departamento de Atenção Especializada. **Cartilha para tratamento de emergência das queimaduras**. Brasília: Ministério da Saúde, 2012. Disponível em: <http://bvsms.saude.gov.br/bvs/publicacoes/cartilha_tratamento_emergencia_queimaduras.pdf>. Acesso em: 10 fev. 2022.

BRASIL. Ministério da Saúde. Secretaria de Atenção à Saúde. **Diretrizes de atenção à reabilitação da pessoa com traumatismo cranioencefálico**. Brasília: Ministério da Saúde, 2015. Disponível em: <https://bvsms.saude.gov.br/bvs/publicacoes/diretrizes_atencao_reabilitacao_pessoa_traumatisco_cranioencefalico.pdf>. Acesso em: 10 fev. 2022.

BRASIL. Ministério da Saúde. Secretaria de Atenção à Saúde. Política Nacional de Humanização da Atenção e Gestão do SUS. **Acolhimento e classificação de risco nos serviços de urgência**. Brasília: Ministério da Saúde, 2009b. (Série B: textos básicos de saúde). Disponível em: <http://bvsms.saude.gov.br/bvs/publicacoes/acolhimento_classificaao_risco_servico_urgencia.pdf>. Acesso em: 10 fev. 2022.

BRASIL. Ministério da Saúde. Secretaria de Atenção à Saúde. **Protocolos de Intervenção para o SAMU 192**: Serviço de Atendimento Móvel de Urgência. 2. ed. Brasília: Ministério da Saúde, 2016. Disponível em <http://bvsms.saude.gov.br/bvs/publicacoes/protocolo_suporte_avancado_vida.pdf.>. Acesso em: 10 fev. 2022.

BRASIL. Ministério da Saúde. **Sistema de informações sobre mortalidade (SIM)**. Brasília, 27 jul. 2021. Disponível em: <https://www.gov.br/saude/pt-br/composicao/vigilancia-em-saude-svs/sistemas-de-informacao/sistema-de-informacoes-sobre-mortalidade-sim>. Acesso em: 10 fev. 2022.

BRAZ, J. R. C. Fisiologia da termorregulação normal. **Revista Neurociências**, v. 13, n. 3, p. 12-17, jul./set. 2005. Disponível em: <http://www.revistaneurociencias.com.br/edicoes/2005/RN%2013%20SUPLEMENTO/Pages%20from%20RN%2013%20SUPLEMENTO-2.pdf>. Acesso em: 10 fev. 2022.

BUTLER, K. et al. The Hidden Costs of Drug and Alcohol Use in Hospital Emergency Departments. **Drug Alcohol Ver.**, v. 35, n. 1, p. 359-66, 2016. Disponível em: <https://pubmed.ncbi.nlm.nih.gov/26194638>. Acesso em: 10 fev. 2022.

CAMARGO, M. G.; FURLAN, M. M. D. P. Resposta fisiológica do corpo às temperaturas elevadas: exercício, extremos de temperatura e doenças térmicas. **Revista Saúde e Pesquisa**, v. 4, n. 2, p. 278-288, maio/ago. 2011. Disponível em: <https://periodicos.unicesumar.edu.br/index.php/saudpesq/article/view/1723/1286>. Acesso em: 10 fev. 2022.

CAMPOS, S. C. et al. Toxicidade de espécies vegetais. **Revista Brasileira de Plantas Medicinais**, 2016, v. 18, n. 1. Disponível em: <https://www.scielo.br/j/rbpm/a/LYfYqbbr4vBXgGXfxxcqZqt/?lang=pt>. Acesso em: 10 fev. 2022.

CARVALHO, C. C.; SILVA, B. T. F. Características epidemiológicas de acidentes por mordedura de cão atendidos em uma unidade básica de saúde no nordeste do Brasil. **Revista Brasileira em Promoção da Saúde**, v. 20, n. 1, p. 890-903, 2007. Disponível em: <https://periodicos.unifor.br/RBPS/article/view/996>. Acesso em: 10 fev. 2022.

CASEY, G. Oedema: cases, physiology and nursing management. **Nurs Stand.**, v. 18, n. 51, p. 45-51, 2004. Disponível em: <http://anaesthesiaconference.kiev.ua/downloads/Oedema%20causes,%20physiology%20and%20nursing%20management_2004.pdf>. Acesso em: 10 fev. 2022.

CFM – Conselho Federal de Medicina. **Tratamento de emergência das queimaduras**. Brasília, 2012. Disponível em: <https://portal.cfm.org.br/images/stories/pdf/queimados.pdf>. Acesso em: 10 fev. 2022.

DUFF, J. P. et al. 2019 American Heart Association Focused Update on Pediatric Advanced Life Support: an Update to the American Heart Association Guidelines for Cardiopulmonary Resuscitation and Emergency Cardiovascular Care. **Circulation**, v. 140, n. 24 p. e904-e914, 2019. Disponível em: <https://pubmed.ncbi.nlm.nih.gov/31722551>. Acesso em: 10 fev. 2022.

DUTRA, A. F. et al. Anatomia e fisiologia cardiovascular. In: SILVA, A. P.; BENETTI, C. F. A.; FRANÇA, A. A. F. **Enfermagem em cardiologia intervencionista**. São Paulo: Editora dos Editores, 2019. p. 1-20. Disponível em: <https://editoradoseditores.com.br/wp-content/uploads/2019/01/Cap.01-HCOR-ECI.pdf>. Acesso em: 10 fev. 2022.

ÉVORA, P. R. B.; GARCIA, L. V. Equilíbrio ácido-base. **Revista de Medicina da USP**, v. 41, n. 3. p. 301-311, 2008.

EZEQUIEL, P. Mortalidade infantil retorna com aumento das desigualdades sociais. **Jornal da USP**, 10 jan. 2019. Disponível em: <https://jornal.usp.br/atualidades/mortalidade-infantil-retorna-com-aumento-das-desigualdades-sociais>. Acesso em: 10 fev. 2022.

FEIRA DE SANTANA. **POP 02**: acidente vascular cerebral. 2020. Disponível em: <https://www.feiradesantana.ba.gov.br/samu192/protocolos/POP_AVC.pdf>. Acesso em: 10 fev. 2022.

FIOCRUZ – Fundação Oswaldo Cruz. Sistema Nacional de Informações Tóxico-Farmacológicas (Sinitox). **Tabela 5**: casos registrados de intoxicação por regiões do país e agente tóxico e trimestre. Brasil, 2017. Disponível em: <https://sinitox.icict.fiocruz.br/sites/sinitox.icict.fiocruz.br/files//Brasil5_1.pdf>. Acesso em: 10 fev. 2022.

FIOCRUZ – Fundação Oswaldo Cruz. Sistema Nacional de Informações Tóxico-Farmacológicas (Sinitox). **Dados de intoxicação**. Disponível em: <https://sinitox.icict.fiocruz.br/dados-nacionais>. Acesso em: 10 fev. 2022.

FONSECA, S. C. Atendimento pré-hospitalar. In: SALLUM, A. M. C.; PARANHOS, W. Y. **O enfermeiro e as situações de emergências**. 2. ed. São Paulo: Atheneu, 2010. p. 334-348.

FURONI, R. M. et al. Distúrbios do equilíbrio ácido-básico. **Revista da Faculdade de Ciências Médicas de Sorocaba**, v. 12, n. 1, p. 5-12, mar. 2010.

GOIÁS. Corpo de Bombeiros Militar do Estado de Goiás. **Manual operacional de bombeiros**: resgate pré-hospitalar. Goiânia, 2016. Disponível em: <https://www.bombeiros.go.gov.br/wp-content/uploads/2015/12/MANUAL-DE-RESGATE-PR%C3%89-HOSPITALAR.pdf>. Acesso em: 10 fev. 2022.

HADDAD JÚNIOR, V.; CAMPOS NETO, M. F.; MENDES, A. L. Mordeduras de animais (selvagens e domésticos) e humanas. **Revista de Patologia Tropical**, v. 42, n. 1, p. 34-49, 2013.

HAFEN, B. Q; KARREN, K. J; FRANDSEN, K. F. **Primeiros socorros para estudantes**. 7. ed. Barueri: Manole, 2002.

HALL, J. E.; GUYTON, A. C. **Tratado de fisiologia médica**. 13. ed. Rio de Janeiro: Elsevier, 2017.

HAUBERT, M. **Primeiros socorros**. Porto Alegre: Sagah, 2018.

HEHN, R.; BUENO, A. L. M. Perfil epidemiológico dos atendimentos de um pronto atendimento privado no sul do Brasil. **REUFSM – Revista de Enfermagem UFSM**, Santa Maria, v. 10, n. 58, p. 1-20, jul./ago. 2020.

KARREN, K. J. et al. **Primeiros socorros para estudantes**. 10. ed. Barueri: Manole, 2013.

LA COUSSAYE, J. E. **Les Urgences Préhospitalières**. Paris: Elsevier Masson, 2003.

LA TORRE, F. P. F. et al. **Emergências em pediatria**: protocolos da Santa Casa. 2. ed. Barueri: Manole, 2013.

LAMBERT, E. G. **Guia prático de primeiros socorros**. 3. ed. São Paulo: Riedel, 2019.

LIMA JÚNIOR, E. M.; SERRA, M. C. V. F. **Tratado de queimaduras**. 2. ed. São Paulo: Atheneu, 2008.

LUCENA, S. A. P.; VASCONCELOS, J. M. B.; CAMPOS, M. G. C. A. Queimaduras. In: CAMPOS, M. G. C. A. et al. (Org.). **Feridas complexas e estomias**: aspectos preventivos e manejo clínico. João Pessoa: Ideia, 2016. p. 321-347.

LUND, C. C.; BROWDER, N. C. Skin Estimation of Areas of Burns. *Surgery, Gynecology & Obstetrics*, v. 79, n. 1, p. 352-358, 1944.

LUONGO, J. **Tratado de primeiros socorros**. São Paulo: Rideel, 2014.

MAGALHÃES, L. Sistema circulatório. **Toda Matéria**, 12 nov. 2020. Disponível em: <https://www.todamateria.com.br/sistema-circulatorio>. Acesso em: 10 fev. 2022.

MARTINS, H. S. et al. **ATLS** – Advanced Trauma Life Support. 9. ed. Barueri: Manole, 2014.

MELO, M. do C. de; VASCONCELOS, M. C. de (Org.) **Atenção às urgências e emergências em pediatria**. Belo Horizonte: ESPMG, 2005. Disponível em: <https://www.nescon.medicina.ufmg.br/biblioteca/imagem/4642.pdf>. Acesso em: 10 fev. 2022.

MESCHIAL, W. C.; SALES, C. C. F.; OLIVEIRA, M. L. F. Fatores de risco e medidas de prevenção das queimaduras infantis: revisão integrativa da literatura. **Revista Brasileira de Queimaduras**, v. 15, n. 4, p. 267-273, 2016. Disponível em: <http://www.rbqueimaduras.com.br/details/325/pt-BR/fatores-de-risco-e-medidas-de-prevencao-das-queimaduras-infantis–revisao-integrativa-da-literatura>. Acesso em: 10 fev. 2022.

MORTALIDADE materna cai 43% no Brasil entre 1999 e 2013, diz OMS. **BBC News**, 6 maio 2014. Disponível em: <https://www.bbc.com/portuguese/noticias/2014/05/140506_queda_mortalidade_materna_lgb>. Acesso em: 10 fev. 2022.

MORTON, P. G. et al. **Intensive care nursing:** a holistic approach. 8. ed. Philadelphia: Lippincott Williams & Wilkins, 2005.

NAEMT – National Association of Emergency Medical Technicians. **AMLS** – Advanced Medical Life Support. 2. ed. São Paulo: Artmed, 2017a.

NAEMT – National Association of Emergency Medical Technicians. **PHTLS**: Atendimento pré-hospitalar ao traumatizado. 8. ed. Rio de Janeiro: Elsevier; 2017b.

NÓBREGA, H. O. S. et al. Intoxicações por medicamentos: uma revisão sistemática com abordagem nas síndromes tóxicas. **Revista Saúde e Ciência**, v. 4, n. 2, p. 109-119, 2015. Disponível em: <https://rsc.revistas.ufcg.edu.br/index.php/rsc/article/view/256>. Acesso em: 16 out. 2021.

OHL, I. C. B. et al. Avaliação do delirium em idosos atendidos em um serviço hospitalar de emergência. **Revista Brasileira de Enfermagem**, v. 72, n. 2, p. 153-160, 2019. Disponível em: <https://www.scielo.br/j/reben/a/CrQLCf4hMVFXN7nJXppLGsq/?lang=pt&format=pdf>. Acesso em: 10 fev. 2022.

OLIVEIRA, L. C. F.; ASSIS, M. M. A.; BARBONI, A.R. Assistência farmacêutica no Sistema Único de Saúde: da Política Nacional de Medicamentos à Atenção Básica à Saúde. **Ciência & Saúde Coletiva**. v. 15, n. 3, p. 3.561-3.567, 2010. Disponível em: <https://www.scielo.br/j/reben/a/CrQLCf4hMVFXN7nJXppLGsq/?lang=pt&format=pdf>. Acesso em: 10 fev. 2022.

OPAS – Organização Panamericana de Saúde. **OMS revela principais causas de morte e incapacidade em todo o mundo entre 2000 e 2019**. 9 dez. 2000. Disponível em: <Disponível em: <https://www.paho.org/pt/noticias/9-12-2020-oms-revela-principais-causas-morte-e-incapacidade-em-todo-mundo-entre-2000-e>. Acesso em: 10 fev. 2022.

PIANCA, T. G. et al. Identificação e manejo inicial de intoxicações por álcool e outras drogas na sala de emergência pediátrica. **Jornal de Pediatria**, Porto Alegre, v. 93, n. 1, p. 46-52, 2017.

PIZZICHINI, M. M. M. et al. 2020 Brazilian Thoracic Association recommendations for the management of asthma. **Jornal Brasileiro de Pneumologia**, v. 46, n. 1, 2020. Disponível em: <https://www.jornaldepneumologia.com.br/details/3118/en-US/recomendacoes-para-o-manejo-da-asma-da-sociedade-brasileira-de-pneumologia-e-tisiologia--2020;>. Acesso em: 10 fev. 2022.

RISSARDO, L. K.; KANTORSKI, L. P.; CARREIRA, L. Avaliação da dinâmica do cuidado ao idoso em unidade de pronto atendimento. **Revista Brasileira de Enfermagem**, v. 72, n. 2, p. 161-168, 2019.

ROTH, J. J.; HUGHES, W. B. **Tratamento de Queimaduras**: manual prático. Rio de Janeiro: Revinter, 2006.

SÁ, N. N. B. et al. Atendimentos de emergência por tentativas de suicídio: Brasil 2007. **Revista Médica de Minas Gerais 2010**, v. 20, n. 2. p. 145-152, 2010. Disponível em: <http://rmmg.org/artigo/detalhes/307>. Acesso em: 10 fev. 2022.

SALOMONE, J. P. et al. **PHTLS**. 9. ed. Rio de Janeiro: Elsevier, 2010.

SANTANA, F. S. N. et al. **Atuação da enfermagem em urgências-gestação de alto risco-hipertensão arterial**. Barueri: Manole, 2010.

SANTOS, R. C. et al. Síndrome da fragilidade e fatores associados em idosos no pronto atendimento. **Acta Paulista de Enfermagem**, v. 33, n. 22, p.12-24, 2020.

SANTOS, R. R. et al. **Manual de socorro de emergência**. São Paulo: Atheneu, 2005.

SBCP – Sociedade Brasileira de Cirurgia Plástica. **Queimaduras**: diagnóstico e tratamento inicial, 2008. (Projeto Diretrizes da Associação Médica Brasileira e do Conselho Federal de Medicina). Disponível em: <https://amb.org.br/files/_BibliotecaAntiga/queimaduras-diagnostico-e-tratamento-inicial.pdf>. Acesso em: 10 fev. 2022.

SBD – Sociedade Brasileira de Dermatologia. **Conheça a pele**. Disponível em: <https://www.sbd.org.br/dermatologia/pele/cuidados/conheca-a-pele/>. Acesso em: 10 fev. 2022.

SBQ – Sociedade Brasileira de Queimaduras. **Campanha de prevenção**. 2020. Disponível em: <https://sbqueimaduras.org.br/campanha-prevencao>. Acesso em: 10 fev. 2022.

SECUNDO, C. O.; SILVA, C. C. M.; FELISZYN, R. S. Protocolo de cuidados de enfermagem ao paciente queimado na emergência: Revisão integrativa da literatura. **Revista Brasileira de Queimaduras**, v. 18, n. 1, p. 39-46, 2019. Disponível em: <http://www.rbqueimaduras.com.br/details/458/pt-BR/protocolo-de-cuidados-de-enfermagem-ao-paciente-queimado-na-emergencia–revisao-integrativa-da-literatura>. Acesso em: 10 fev. 2022.

SILVA, E. A. C. et al. Aspectos históricos da implantação de um serviço de atendimento pré-hospitalar. **Revista Eletrônica de Enfermagem**, v. 12, n. 3, p. 571-577, 29 set. 2010. Disponível em: <https://revistas.ufg.br/fen/article/view/10555>. Acesso em: 10 fev. 2022.

SOARES, F. Primeiros socorros: técnico em enfermagem – 2013.1. **Instituto Formação**, 2013. Disponível em: <http://www.ifcursos.com.br/sistema/admin/arquivos/13-50-03-ap0stilaprimeir0ss0c0rr0s.pdf>. Acesso em: 10 fev. 2022.

SPINA, L. Sufocamento/engasgo: prevenção para escolas. **Creche Segura**, 15 ago. 2017. Disponível em: <https://www.crechesegura.com.br/prevencao-de-sufocamento-na-escola>. Acesso em: 10 fev. 2022.

STOLT, L. R. O. G. et al. Internação hospitalar, mortalidade e letalidade crescentes por quedas em idosos no Brasil. **Revista Saúde Pública**, n. 54, v. 76, 2020. Disponível em: <https://www.revistas.usp.br/rsp/article/view/173520/162664>. Acesso em: 10 fev. 2022.

TAKEJIMA, M. L. et al. Prevenção de queimaduras: avaliação do conhecimento sobre prevenção de queimaduras em usuários das unidades de saúde de Curitiba. **Revista Brasileira de Queimaduras**, v. 10, n. 3, p. 85-88, 2011. Disponível em: <http://www.rbqueimaduras.com.br/details/74/pt-BR/prevencao-de-queimaduras–avaliacao-do-conhecimento-sobre-prevencao-de-queimaduras-em-usuarios-das-unidades-de-saude-de-curitiba>. Acesso em: 10 fev. 2022.

UNIC RIO – Centro de Informações das Nações Unidas no Brasil. Mundo terá 2 bilhões de idosos em 2050; OMS diz que 'envelhecer bem deve ser prioridade global'. **UNIC Rio**, 7 nov. 2014. Disponível em: <https://unicrio.org.br/mundo-tera-2-bilhoes-de-idosos-em-2050-oms-diz-que-envelhecer-bem-deve-ser-prioridade-global>. Acesso em: 10 fev. 2022.

VALE, E. C. S. Primeiro atendimento em queimaduras: a abordagem do dermatologista. **Anais Brasileiros de Dermatologia**, v. 80, n. 1, p. 9-19, 2005. Disponível em: <https://www.scielo.br/j/abd/a/TwnrQGbRB7MJFTr5G9tDmMD/abstract/?lang=pt>. Acesso em: 10 fev. 2022.

VIEIRA, L. S. et al. Quedas em idosos no sul do Brasil: prevalências e determinantes. **Revista de Saúde Pública**, v. 55, n. 22, 2018. Disponível em: <https://www.scielo.br/j/rsp/a/Zq76tNNmwsjPDq4qnSBHYGr/?format=pdf&lang=pt>. Acesso em: 10 fev. 2022.

WIGGERS, M. A. H. et al. Classification of Emergency Care in a Pediatric Hospital. **Research, Society and Development**, v. 9, n. 10, p. 321-328, 2020. Disponível em: <https://rsdjournal.org/index.php/rsd/issue/view/69>. Acesso em: 10 fev. 2022.

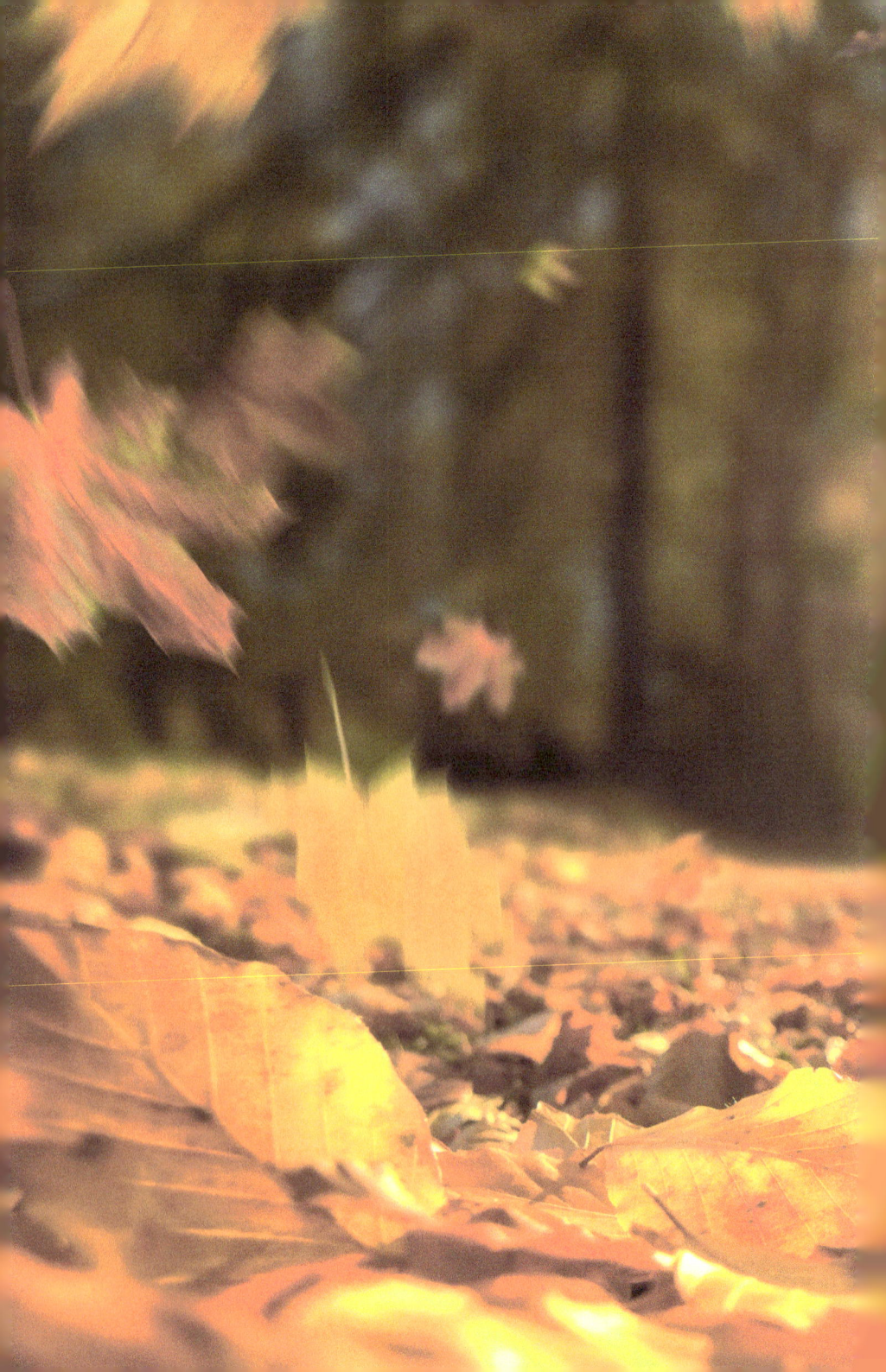

Respostas

Capítulo 1
Questões para revisão
1. e. O atendimento humanizado deve também ser exercido nas emergências, devendo ser preservadas, sempre que possível, as questões de foro íntimo da vítima.
2. d. O país apresenta alto índice de emergências; os primeiros socorros não substituem o tratamento definitivo; as guerras persistem, a despeito da invenção dos primeiros socorros.
3. c. Essa alternativa contém a sequência que correlaciona corretamente as características das emergências intra e extra-hospitalares
4. A abordagem sistematizada pode ser entendida como a técnica de atendimento às emergências de maneira intuitiva, por meio de passos sequenciados. Entre as principais vantagens, podem ser citadas a diminuição no tempo e a assertividade nas tomadas de decisão, bem como a diminuição da tensão do socorrista ao atender a vítima.
5. A monitorização contínua por equipamento de pacientes tem como principais vantagens a rapidez na aquisição dos sinais vitais e a diminuição da utilização de recursos humanos para esse fim. Já os principais cuidados em sua utilização são os de realizar os ajustes adequados nos valores e na altura sonora dos alarmes, além do risco de se ter a vigilância do caso diminuída pela equipe assistencial.

Capítulo 2
Questões para revisão

1. a. Os corpos estranhos em globo ocular jamais podem ser removidos nos primeiros socorros, visto que a lesão pode ser agravada e ocasionar uma lesão irreversível. As queimaduras químicas oculares devem ser irrigadas por aproximadamente 30 minutos. A aplicação de compressa fria no globo ocular reduz a hemorragia, por exemplo. Os dentes perdidos não podem ser armazenados no gelo, recomenda-se limpá-los com solução fisiológica e armazená-los nessa mesma solução.

2. c. Hemotórax: acúmulo de sangue no espaço pleural, o qual possibilita o colapso do pulmão; pneumotórax: presença de ar entre as duas camadas da pleura (membrana fina, transparente, de duas camadas, que reveste os pulmões e o interior da parede torácica), resultando em colapso parcial ou total do pulmão; pneumotórax hipertensivo: o acúmulo de ar no espaço pleural sob pressão, comprimindo os pulmões e diminuindo o retorno venoso para o coração; pneumotórax aberto: ocorre quando o ar se acumula entre a parede torácica e o pulmão como resultado de uma ferida torácica aberta ou outro defeito físico.

3. a. Hemotórax é um acúmulo de sangue entre o pulmão e a parede torácica. As pessoas podem ter sensação de desmaio iminente e falta de ar e sentir dor no peito, e a pele pode ficar fria, suada ou azulada.

4. Fraturas medulares, traumatismo craniano e fraturas na caixa torácica, fraturas pélvicas, fraturas nos membros inferiores, fraturas nos membros superiores.

5. Desobstruir as vias aéreas.

Questão para reflexão

1. Acione o SRM. Avalie ABCDs. Mantenha as vias aéreas abertas, controle o sangramento e imobilize o pescoço e/ou a mandíbula se suspeitar de fratura.

Capítulo 3

Questões para revisão

1. b. O desmaio é caracterizado pela perda de consciência, e a tontura é a alteração na percepção do posicionamento do corpo em relação ao entorno.
2. a. Infecções virais comuns (como a gripe) podem evoluir para formas graves. O tabagismo é a principal causa de DPOC, mas não a única, podendo ocorrer por exposição contínua a fumaças de outras etiologias, como na queima de lenha por exemplo. Apesar de o DPOC ter prova broncodilatadora negativa, o uso dessa classe de medicação é altamente recomendada durante as crises de broncoespasmo.
3. e. A sequência que correlaciona corretamente os achados com o DPOC e com a asma é o da alternativa e.
4. a) hipovolêmico: caracterizado pela diminuição do volume no intravascular, cursando com redução da pressão de pulso, aumento da frequência cardíaca e do tempo de enchimento capilar; b) distributivo: caracterizado pela queda na resistência vascular sistêmica, cursando com elevação da pressão de pulso, aumento da frequência cardíaca e redução do tempo de enchimento capilar; c) cardiogênico: caracterizado por falha no próprio coração, cursando com queda na pressão de pulso, queda na frequência cardíaca e elevação do tempo de enchimento capilar; d) obstrutivo: caracterizado pela obstrução ao fluxo de sangue na artéria pulmonar, cursando com queda na pressão de pulso, grande aumento da frequência cardíaca e dilatação da veia jugular.

5. a) grau 1 – perda de até 15% do volume corporal de sangue, caracterizado por não haver alteração dos sinais vitais; b) grau 2 – perda de sangue entre 15 e 30%, caracterizado por ocorrer alteração de sinais vitais (aumento da FC e da FR), mas ainda com poucos sinais de hipoperfusão; c) grau 3 – perda entre 30 e 40% de sangue, caracterizado por alterações mais proeminentes nos sinais vitais associado a sinais francos de hipoperfusão, como hipotensão em decúbito, extremidades frias, palidez e ausência de pulso radial; d) grau 4 – perda sanguínea acima de 40%, caracterizado por taquicardia e taquipneia extrema, colapso circulatório, como diminuição do pulso carotídeo, hipotensão severa, pele cianótica e coma.

Capítulo 4
Questões para revisão

1. b. A síndrome do pânico e as crises de ansiedade provocam hipoxemia e ventilação mal ajustada, causando desequilíbrio metabólico com aumento de pH; covid-19 e outras síndromes respiratórias agudas graves provocam redução de pH; o uso em excesso do bicarbonato de sódio, principalmente nas ocorrências de parada cardiorrespiratória, tende a alcalinizar o metabolismo; a exposição do organismo a atividades físicas em alta demanda, ou seja, muito superior àquela acostumada, favorece que o metabolismo se descompense e, por conta do desequilíbrio de sódio e potássio, fique mais ácido.
2. a. A exposição do organismo à substância tóxica e sua absorção podem ocorrer de várias maneiras, que, por ordem decrescente de rapidez e eficiência, são as seguintes: endovenosa, respiratória, subcutânea, intramuscular, intradérmica, oral e tópica.
3. c.
   - As características clínicas das mordeduras variam de acordo com o agente causador. Os dentes rombos dos cachorros, associados à força da mandíbula, causam esmagamento de

tecidos e lacerações, o que pode ocasionar lesões em estruturas profundas, como músculos, vasos, tendões e até mesmo ossos. Já as mordeduras causadas por gatos são puntiformes, profundas e sem esmagamento.
- A maioria dos acidentes ocorre em regiões das extremidades corporais.
- Os atendimentos iniciais, se possível no local do acidente, para casos de picaduras de animais peçonhentos envolvem fundamentalmente o monitoramento dos sinais vitais, em especial o padrão respiratório, como frequência, ritmo, esforço, cianose, tosse e sons adventícios. Ademais, o profissional de saúde deve monitorar o nível de consciência.
- Os atendimentos por mordeduras e picaduras são distintos, principalmente pela natureza da lesão.

4. d. A administração de medicamentos, inclusive para alívio da dor, é realizada somente após a chegada do atendimento especializado.
5. e.
- A reserva funcional da criança é maior, o que acarreta sinais clínicos tardios de choque.
- Tanto a via aérea superior quanto a inferior são menores do que as do adulto, o que acarreta maior risco de obstrução e, consequentemente, de falência respiratória na presença de secreções, sangue, edema e corpo estranho.
- A língua do lactente é proporcionalmente maior do que a orofaringe, podendo mais facilmente obstruir a via aérea.

Capítulo 5
Questões para revisão
1. c. A água-viva é um animal marinho, logo, causa queimaduras de etiologia biológica; a água fervente causa queimadura térmica por

escaldadura – o calor é um agente físico que queima a pele; a eletricidade é um agente físico que causa queimadura; a soda cáustica provoca queimaduras por ser um composto químico alcalino forte.
2. a. De acordo com a regra dos nove, o tronco anterior (tórax e abdome) corresponde a 18% da superfície corporal em uma criança de 7 anos.
3. b. Verificar o Quadro 5.1.
4. Considerando o contexto e a sintomatologia, a suspeita é de insolação. Os sintomas da insolação são: pele quente e corada; pulso rápido e fino; alterações no nível de consciência; elevação da temperatura corporal; dor de cabeça intensa; irritabilidade; vertigem; transtornos visuais; náuseas. Os primeiros socorros a serem providenciados nesse caso são: remover a vítima para um local fresco, à sombra e ventilado; retirar o máximo de peças de roupa da vítima; se a vítima estiver consciente, com condições de deglutir, oferecer bastante água fria ou gelada ou qualquer líquido não alcoólico; borrifar água fria em todo o corpo da pessoa; aplicar compressas de água fria na testa, no pescoço, nas axilas e nas virilhas da vítima; se possível, a pessoa deve ser imersa em banho frio ou envolta em panos ou roupas encharcadas; monitorar a temperatura corporal com termômetro; procurar atendimento médico.
5. Procedimentos:
   - Realizar o controle da cena, prezando da própria segurança, cuidando para que as chamas não se desloquem para o corpo do socorrista. Nesse caso, há presença de chamas na vítima, logo, há uma tendência que ela saia correndo quando se percebe envolta pelo fogo e isso pode aumentar ainda mais o fogo; é importante que as chamas sejam abafadas, deitando a vítima no chão, fazendo com que ela role de um lado para outro e cobrindo-a com uma coberta ou similares. Para esse abafamento, nunca utilizar artefato de tecido sintético, pois pode ativar ainda mais as chamas e aderir à pele da vítima.

O processo de abafamento deve começar na cabeça e seguir em direção aos pés, objetivando que a vítima inale a menor quantidade possível de fumaça.

- Resfriar a lesão com água em temperatura ambiente. Em casos de queimaduras menores e localizadas (no caso do indivíduo da questão, as queimaduras pareciam ser nos braços), pode-se manter a região sob água corrente. No entanto, quando se trata de queimaduras extensas, a exposição prolongada à água pode fazer com que a vítima perca calor e desenvolva hipotermia, sendo desaconselhável esse processo. Nunca utilizar água gelada (risco de hipotermia) ou outros produtos refrescantes, como creme dental ou hidratantes. Além de promover a limpeza da ferida, removendo possíveis agentes nocivos, a água em temperatura ambiente é capaz de interromper a progressão do calor, limitando o aprofundamento da lesão e, se aplicada precocemente, pode aliviar a dor e reduzir o edema.
- Remover roupas e adornos que não estejam aderidos à vítima. O indivíduo queimado tende a edemaciar rapidamente, e esses artefatos podem gerar interrupção do fluxo sanguíneo. Além disso, adornos de metal podem preservar o calor agravar a queimadura.
- Não romper flictenas (bolhas).
- Não aplicar absolutamente nada nas lesões (nenhum tipo de pomada, óleo ou qualquer outra substância).
- Não tocar nas lesões, evitando infecções.
- Cobrir a área acometida com tecido seco estéril (de preferência) ou limpo, que não seja sintético, para evitar a adesão à lesão. Em grandes queimados, cobrir a vítima com lençol seco limpo e aquecê-lo com cobertores para evitar a hipotermia.

Capítulo 6
Questões para revisão

1. b. Essa é a ordem os elos da cadeia da sobrevivência para o SBV do adulto em ambiente extra-hospitalar explicitado pela American Heart Association nas Diretrizes de RCP 2020-2025 (AHA, 2020).
2. d. Tendo realizado o controle/segurança da cena, a identificação da PCR e a busca por ajuda por meio do acionamento do serviço de emergência especializado, os procedimentos de ressuscitação devem seguir a ordem do mnemônico C-A-B-D, em que: C = circulação (compressões torácicas); A = abertura das vias aéreas; B = ventilação; D = desfibrilação.
3. O 6º elo da cadeia, introduzido nas atualizações de 2020 e chamado de *recuperação*, no qual se dá uma importância maior ao apoio psicológico e físico aos sobreviventes e às pessoas que os cercam. Para entender esse elo, é necessário considerar que, nos casos de pacientes vítimas de PCR com reanimação bem-sucedida, suas famílias e seus cuidadores também necessitam de assistência. Assim, recomenda-se uma avaliação estruturada para transtornos de ansiedade e depressão em pacientes e familiares. Ademais, pacientes sobreviventes, muitas vezes, enfrentarão problemas físicos, neurológicos, cognitivos, emocionais ou sociais, que nem sempre estão evidentes após a alta hospitalar. Dessa forma, a jornada pela reabilitação e recuperação tem início com um minucioso planejamento, englobando avaliação multidisciplinar, de fonoaudiologia, neurologia, cardiologia, fisioterapia, terapia ocupacional, psicologia/psiquiatria, serviço social, cujas disponibilizações deverão acontecer após a alta hospitalar. Ainda neste 6º elo, vale mencionar que socorrista pode, eventualmente, sofrer ansiedade ou transtorno de estresse pós-traumático após fornecer o SBV e deve receber apoio psicológico após o evento.

4. c. As demais alternativas não condizem com as preconizações c diretrizes de RCP vigentes.
5. Se o socorrista não é profissional da saúde, enfatizam-se, a seguir, as diferenças ao público leigo na realização do SBV a crianças e bebês:
    - o socorrista leigo não checa o pulso, assim, se a criança ou o bebê apresentar-se inconsciente e não respirar, a compressão torácica já está indicada;
    - manter a relação de 30 compressões para duas ventilações para todas as faixas etárias;
    - utilizar a técnica de compressão com dois dedos nos lactentes com um ou dois socorristas;
    - se o socorrista leigo não souber realizar as ventilações, ele pode manter somente as compressões até que o serviço médico de emergência chegue ao local.

Sobre os autores

Cristiano Caveião é doutor em Enfermagem pela Universidade Federal do Paraná (UFPR), mestre em Biotecnologia Aplicada à Saúde da Criança e do Adolescente pelas Faculdades Pequeno Príncipe (FPP) e graduado em Enfermagem pela Faculdade de Pato Branco (Fadep). É especialista em Enfermagem de Urgência e Emergência, Enfermagem em UTI (Unidade de Terapia Intensiva) e em Gestão em Saúde e Auditoria. Tem experiência na área de saúde do adulto e do idoso.

Juliana Helena Montezeli é doutora em Enfermagem pela Universidade Estadual de Maringá (UEM), mestre em Enfermagem pela Universidade Federal do Paraná (UFPR) e graduada em Enfermagem pela Universidade Estadual de Londrina (UEL). É especialista em Projetos Assistenciais de Enfermagem pela UFPR e em Enfermagem em Emergência pela Pontifícia Universidade Católica do Paraná (PUCPR). Tem expertise nas áreas de urgência/emergência, cuidado ao paciente crítico e gerência em enfermagem. Atua como docente adjunta no Departamento de Enfermagem do Centro de Ciências da Saúde da UEL.

Pedro Henrique de Almeida é graduado em Medicina pela Universidade Federal do Paraná (UFPR), com residência em Medicina Interna pelo Hospital de Clínicas da UFPR. É especialista em Medicina Intensiva pela Associação de Medicina Intensiva Brasileira (Amib), em Medicina de Emergência pela Associação Brasileira de Medicina de Emergência (Abramede), em Transporte Aeromédico pela Universidade Positivo e em

Urgências e Emergências pela Faculdade Inspirar. Desempenha a função de diretor do Departamento de Urgências e Emergências da Secretaria Municipal de Saúde de Curitiba. Na área acadêmica, desenvolveu funções de preceptor de residência médica no programa de Clínica Médica do Hospital de Clínicas da UFPR e no programa de Medicina de Família e Comunidade da Secretaria Municipal de Saúde de Curitiba.

Vanessa Bertoglio Comassetto Antunes de Oliveira é doutora em Ciências da Saúde pela Escola de Enfermagem da Universidade de São Paulo (USP), mestre em Ciências da Saúde pela mesma instituição e graduada em Enfermagem pela Universidade Federal do Paraná (UFPR). É especialista em Cuidados Intensivos Neonatais e Docência no Ensino Superior. Atua como docente na disciplina de Urgência e Emergência no Departamento de Enfermagem da UFPR.

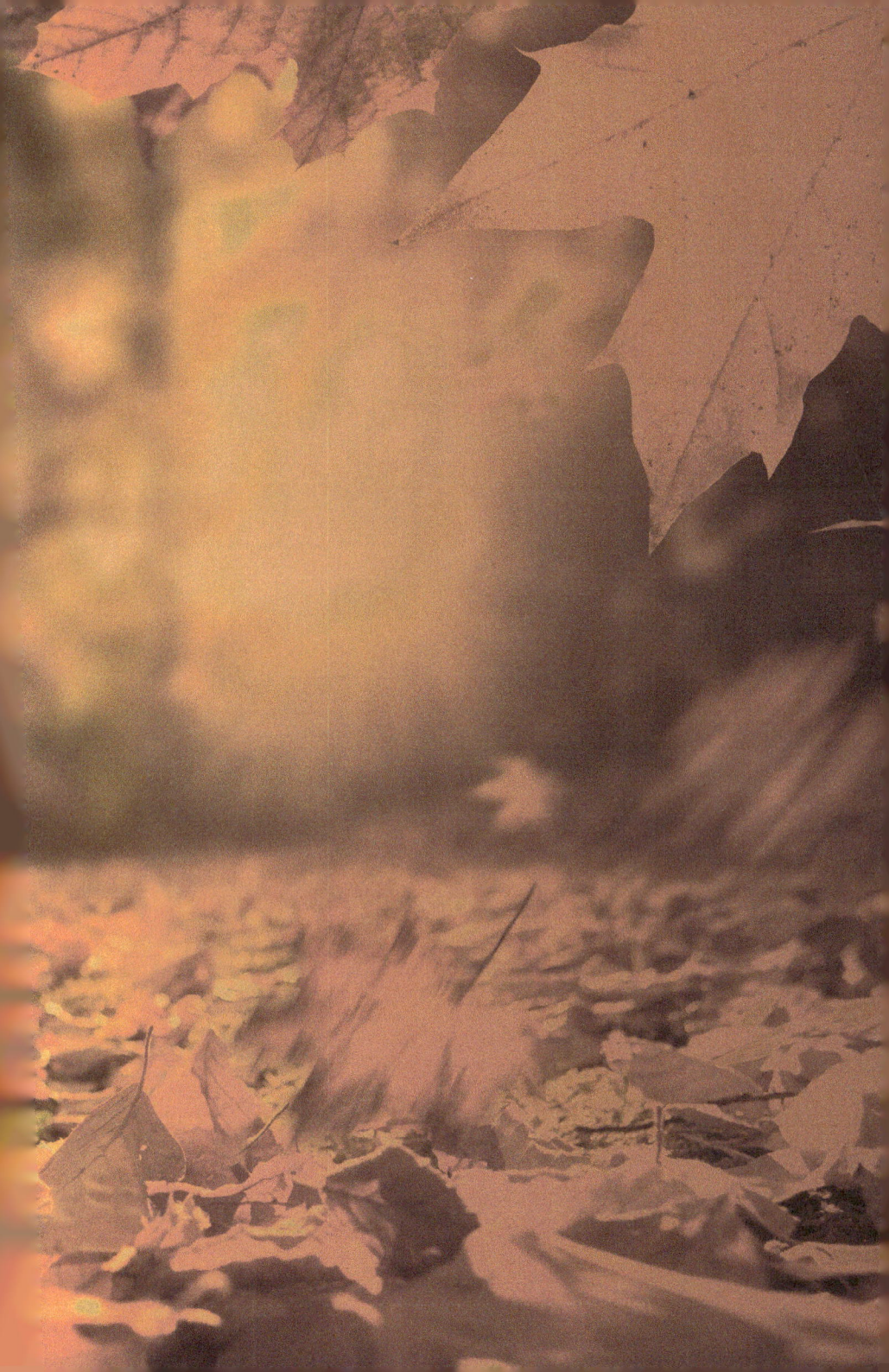

Os papéis utilizados neste livro, certificados por instituições ambientais competentes, são recicláveis, provenientes de fontes renováveis e, portanto, um meio **respons**ável e natural de informação e conhecimento.

FSC
www.fsc.org
MISTO
Papel | Apoiando o manejo florestal responsável
FSC® C103535

Impressão: Reproset
Junho/2023

4. c. As demais alternativas não condizem com as preconizações das diretrizes de RCP vigentes.
5. Se o socorrista não é profissional da saúde, enfatizam-se, a seguir, as diferenças ao público leigo na realização do SBV a crianças e bebês:
   - o socorrista leigo não checa o pulso, assim, se a criança ou o bebê apresentar-se inconsciente e não respirar, a compressão torácica já está indicada;
   - manter a relação de 30 compressões para duas ventilações para todas as faixas etárias;
   - utilizar a técnica de compressão com dois dedos nos lactentes com um ou dois socorristas;
   - se o socorrista leigo não souber realizar as ventilações, ele pode manter somente as compressões até que o serviço médico de emergência chegue ao local.

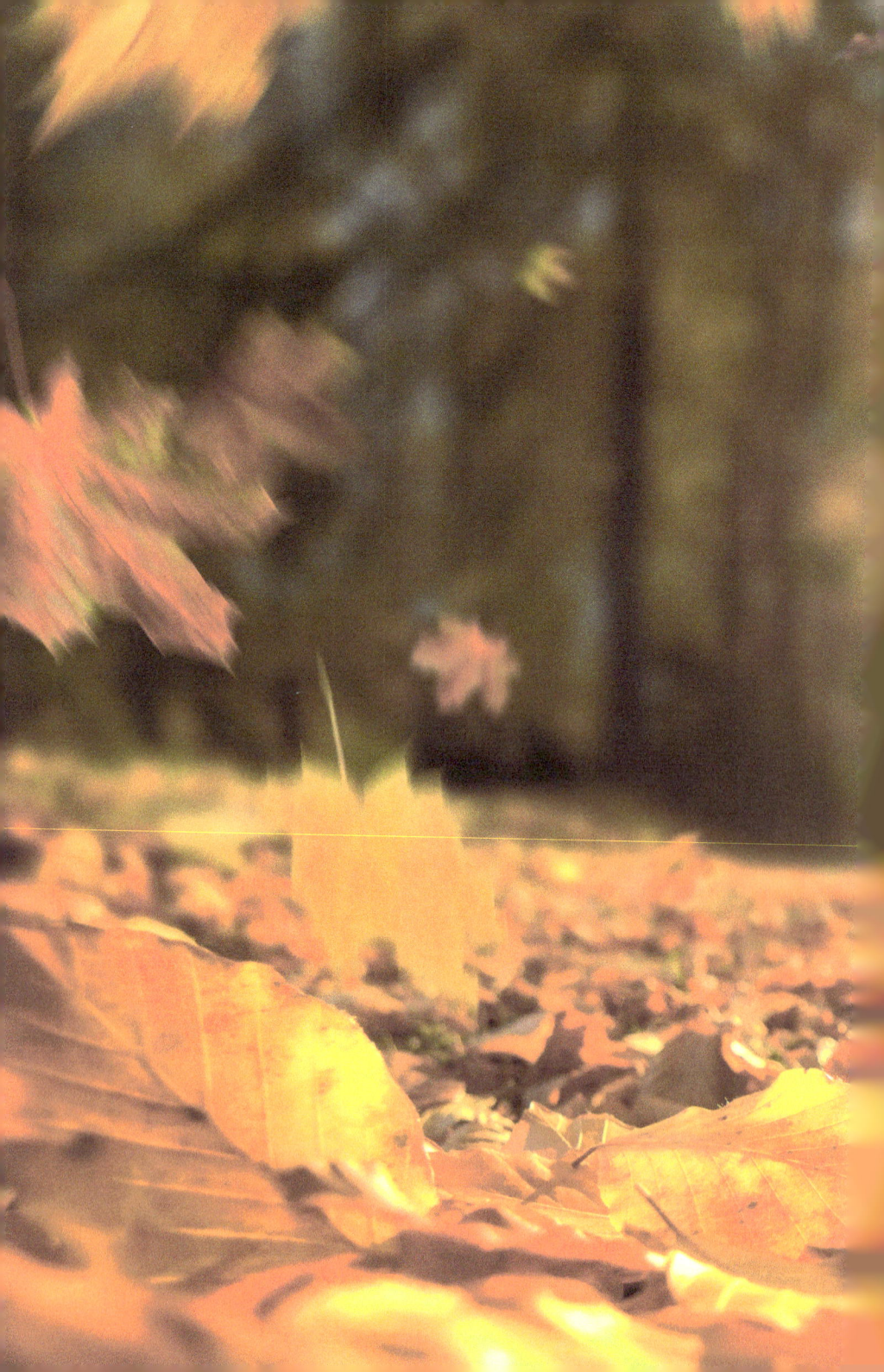